Sir Lauder [Brunton]

Membre de la Société Ro[yale]
Médecin honoraire de l'Hôpital S[...]
Membre du Collège Ro[yal...]

Thérapeutique

de

La Circulation

TRADUIT D'APRÈS LA SECONDE ÉDITION ANGLAISE

PAR

Le Dr A. Françon

Médecin consultant à Aix-les-Bains

Avec 111 figures dans le texte.

LIBRAIRIE FÉLIX ALCAN

THÉRAPEUTIQUE

DE

LA CIRCULATION

THÉRAPEUTIQUE

DE

LA CIRCULATION

PAR

SIR LAUDER BRUNTON

Membre de la Société Royale de médecine,
Médecin honoraire de l'Hôpital Saint-Barthélemy (Londres),
Membre du Collège Royal des Médecins

TRADUIT D'APRÈS LA SECONDE ÉDITION ANGLAISE

PAR

LE Dr A. FRANÇON

Médecin consultant à Aix-les-Bains

Avec 111 figures dans le texte.

PARIS
LIBRAIRIE FÉLIX ALCAN
108, BOULEVARD SAINT-GERMAIN, 108

1919

À M. KRONECKER

Professeur de physiologie à Berne,
Ancien Directeur de l'Institut Marey, à Paris

L'AUTEUR DÉDIE CE LIVRE

TABLE DES MATIÈRES

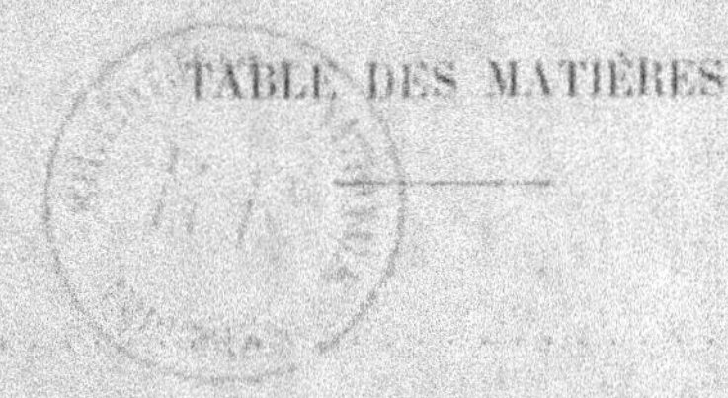

CHAPITRE PREMIER

PHYSIOLOGIE GÉNÉRALE DE LA CIRCULATION

CHAPITRE II

PHYSIOLOGIE DU CŒUR

CHAPITRE III

PHYSIOLOGIE DU CŒUR DES MAMMIFÈRES   42

CHAPITRE IV

PHYSIOLOGIE DES VAISSEAUX. — PRESSION SANGUINE   69

CHAPITRE V

EXAMEN DE LA PRESSION SANGUINE CHEZ L'HOMME   82

CHAPITRE VI

EXAMEN DE LA CIRCULATION 101

CHAPITRE VII

PATHOLOGIE DE LA CIRCULATION 122

CHAPITRE VIII

SYMPTOMES DES TROUBLES DE LA CIRCULATION 144

CHAPITRE IX

MALADIES ORGANIQUES DU CŒUR — 173

CHAPITRE X

MÉTHODES DE TRAITEMENT DANS LES MALADIES DU CŒUR — 190

CHAPITRE XI

ACTION DES REMÈDES VASCULAIRES ET CARDIAQUES — 218

CHAPITRE XII
ACTION DES TONIQUES CARDIAQUES 241

CHAPITRE XIII
ACTION DES DÉPRESSEURS CARDIAQUES 265

CHAPITRE XIV
ACTION DES MÉDICAMENTS SUR LES VAISSEAUX SANGUINS 272

CHAPITRE XV
ACTION DES MÉDICAMENTS SUR LES SYSTÈMES URINAIRE, DIGESTIF ET NERVEUX 284

CHAPITRE XVI
TRAITEMENT DES MALADIES AIGUËS DU CŒUR 301

La première édition de cet ouvrage consistait en huit conférences faites au printemps de 1905, sur la demande du professeur Waller, au Laboratoire physiologique de l'Université de Londres, et publiées sous les auspices de l'Université. Le but de ces conférences, comme l'avait indiqué l'Université en les instituant, était de faire exposer les résultats des recherches récentes par les expérimentateurs eux-mêmes. C'est pour cela que mes propres recherches sur la circulation occupaient une partie vraiment trop considérable pour un manuel ordinaire. Les conférences étaient accompagnées de figures représentant les expériences, et il était parfois nécessaire d'adapter les conférences aux expériences, de sorte que la succession des sujets n'était pas ordonnée comme elle aurait dû l'être. En préparant une seconde édition, j'ai tâché d'éviter ces deux défauts, et j'ai dû faire beaucoup de modifications et d'additions, afin que ce livre ait une portée plus pratique. L'arrangement des sujets a été modifié : les questions ont été sériées en chapitres pour plus de commodité, et j'ai fait de si nombreuses additions que le livre a été véritablement écrit à nouveau. Le retard de sa publication est dû au fait que d'autres travaux m'ont empêché de l'écrire, sauf pendant les vacances d'automne, de sorte qu'un intervalle de plus de dix mois s'est écoulé entre la rédaction de la première et de la seconde partie, et de même entre la seconde et la troisième partie. Lorsque ces conférences ont été faites en 1905, la mensuration de la pression sanguine ne se faisait guère dans notre pays, et je donnai une description complète des instruments qui servaient à la mesurer. Cette mensuration est actuellement tellement entrée dans la pratique journalière que je n'ai pas donné la description de tous les instruments. D'un autre côté, les tracés graphiques du pouls veineux et l'examen électrique du cœur sont devenus d'une importance pratique telle, que j'ai dû faire un court exposé de ces méthodes. Cet ouvrage est destiné à venir s'ajouter aux manuels classiques qui traitent de la circulation, et non à les remplacer. J'ai consacré beaucoup de texte à l'exposé de la physiologie, de la pharmacologie et à la pathologie des tissus vivants qui forment la base de la thérapeutique scientifique ; au contraire l'anatomie pathologique, le diagnostic, qui habituellement sont exposés en détail dans les manuels traitant du cœur et de la circulation sont ici simplement mentionnés.

On me permettra peut-être de répondre dès maintenant à une critique parfaitement juste que cet ouvrage contient beaucoup de physiologie, de pathologie et de pharmacologie par rapport à la thérapeutique vraie, en faisant remarquer que la clef de voûte d'un pont, qui fait qu'on peut passer dessus, est rapidement mise en place, mais qu'il faut un temps plus long pour bâtir les piles sur lesquelles il doit s'appuyer et qu'un chirurgien peut ne mettre que quelques minutes pour pratiquer une opération, et que cependant il lui faut plusieurs années pour apprendre son anatomie assez complétement pour qu'il puisse se servir rapidement de son bistouri et obtenir un bon résultat.

En préparant cette édition, j'ai consulté les ouvrages et les mémoires de Cushny, Dixon, Gaskell, Gottlieb, Huchard, Langley, Lewis, Mackenzie, Osler, Schmiedeberg, Waller et beaucoup d'autres qu'il serait trop long de mentionner : mais j'ai été particulièrement aidé par les traités de Gibson et Hirschfelder sur *Diseases of the Heart and Aorta*, l'ouvrage de Kraus et Nicolaï, *Das Elektrocardiogramm*, l'*Experimentelle Pharmacologie* de Meyer et Gottlieb, et l'admirable *Lehrbuch der Physiologie des Kreislaufes de Tigerstedt*. Je tiens aussi à remercier cordialement le professeur Kronecker pour ses aimables critiques et pour l'aide qu'il m'a donnée, et à exprimer toute ma gratitude au Dr W.-J. Dilling, qui non seulement a relu et corrigé toutes les épreuves de l'ouvrage, mais a vérifié toutes les références bibliographiques des quinze premiers chapitres, et a lui-même fourni les références des chapitres suivants.

Bien que j'aie vérifié moi-même presque toutes les références des quinze premiers chapitres, en me reportant au travail original, cependant il s'était glissé dans la copie de mon manuscrit, tant d'erreurs que la bibliographie aurait été inexacte : je crois que maintenant elle est absolument correcte, et sera d'un grand secours pour tous ceux qui désirent avoir des détails complémentaires sur un quelconque des sujets exposés dans cet ouvrage.

THÉRAPEUTIQUE DE LA CIRCULATION

CHAPITRE PREMIER

PHYSIOLOGIE GÉNÉRALE DE LA CIRCULATION

Introduction. — Découverte d'Harvey. — Le cœur. — Repos du cœur. — Les artères. — Action motrice et péristaltique des artérioles. — Observations de Lister. — Capillaires et veines. — Auto-massage des artères. — Action des aponévroses. — Muscles accessoires de la circulation. — Lymphe et sang. — Circulation de la lymphe. — Tension artérielle ou pression sanguine. — Mesure de la pression sanguine. — Régulation de la pression sanguine. — Coordination du cœur et de la pression sanguine. — Artères et pression sanguine. — Influence de l'aire musculaire. — Influence de l'aire splanchnique. — Distension du foie. — Aire cutanée. — Aire cérébrale. — Nerfs dépresseurs. — Indépendance des pulsations de la veine cave et de celles des veines pulmonaires.

Les Conférences sur la « Thérapeutique de la circulation » ont pour objet d'exposer les moyens à mettre en œuvre pour remédier aux troubles qui peuvent se développer dans la circulation. Que je remette ma montre à quelqu'un d'entre vous, en lui disant qu'elle ne marche pas, il s'empressera de me la rendre en me conseillant de la porter à un horloger, parce qu'il ignore complètement comment elle est construite, comment elle peut être dérangée et comment on peut la réparer. De même, avant de pouvoir remédier à quelque trouble dans la circulation, vous devez connaître :

1° Son fonctionnement normal, c'est-à-dire la physiologie ;

2° Les troubles qu'elle peut présenter, autrement dit, sa pathologie ;

3° Les moyens à mettre en œuvre pour y remédier, ce qui est la pharmacologie ;

4° Les signes qui permettent de reconnaître un trouble donné, ce qui constitue la séméiologie ;

5° Enfin les méthodes d'application des remèdes aux troubles qui ont été constatés, ce qui est la thérapeutique.

Il est évident que, avant d'étudier d'une façon fructueuse la thérapeutique, il faut s'occuper, dans une certaine mesure, des autres questions avec lesquelles elle est en rapport ; et quoique vous les connaissiez déjà en partie, je crois que néanmoins il est utile de les revoir rapidement, surtout parce que j'aurai plus à envisager leur côté pratique qu'à m'appesantir sur leur côté scientifique, qui, vraisemblablement, n'a que peu de rapports avec la pratique médicale. L'exposé de ces questions sera forcément très bref, parce que un développement complet nous entraînerait trop loin.

Découverte d'Harvey. — Il n'existe peut-être pas, soit dans les temps anciens, soit dans les époques modernes, une découverte qui ait eu une aussi grande influence sur la santé de l'homme que la découverte de la circulation par Harvey. Au début, cette découverte fut d'abord contestée ; puis, on voulut diminuer son importance, et enfin on l'attribua à d'autres ; mais actuellement, personne ne conteste plus sa valeur ni les droits que Harvey s'est acquis par cette merveilleuse trouvaille. Quand on considère le travail d'Harvey, il semble incroyable que pendant des milliers d'années, on ne se soit pas plus tôt rendu compte de l'existence de la circulation. En lisant la description que Harvey donne de sa découverte, elle paraît tellement simple qu'on est amené à croire qu'il n'a eu besoin de personne pour lui aider. Il dit en propres termes qu'il lui semblait « qu'il pourrait y avoir un mouvement du sang comme dans un cercle ». Harvey montrait que le sang circulait comme dans un cercle, en faisant voir que le sang s'écoulait par l'extrémité proximale d'une artère sectionnée, et que les veines se gonflaient toutes les fois qu'on plaçait un obstacle sur leur trajet de la périphérie au centre.

Une des raisons principales pour croire que le sang ne circulait pas dans un cercle, mais qu'il avait des mouvements de

translation en arrière et en avant, était probablement due à ce
que les anciens considéraient que les artères transportaient de
l'air au lieu de sang, ou un mélange d'air et de sang. Cette
conception reposait sur le fait qu'on trouvait les artères vides
de sang chez les animaux qui avaient été immolés pour les
sacrifices ; plus loin à la page 7, je discuterai la raison de leur
état de vacuité.

PHYSIOLOGIE DE LA CIRCULATION

LE CŒUR. — Le cœur est le grand moteur qui fait circuler le
sang dans un cercle, bien que son action soit aidée par d'autres
mécanismes existant dans les vaisseaux et les tissus. Nous par-
lons souvent de cet organe « qui ne se repose jamais », mais
c'est là une erreur absolue. Chez un adulte le cœur se repose
plus de treize heures sur vingt-quatre, le temps de repos consistant dans la diastole, et celui du travail dans la systole. Avec
un pouls à 70, Edgren a montré que la durée de la systole est
de 0,379 secondes, celle de la diastole est de 0,483 secondes
(Schäfer, *Textbook of Physiology*, vol. II, p. 38.) La durée
totale du cycle cardiaque est donc de $0,379 + 0,483 = 0,862$ secondes ; le temps employé par la diastole est par conséquent
$0,862 : 0,483 :: 24 : 13,44$; c'est-à-dire plus de treize heures.
Dans son introduction de l'*Human Physiology* (p. 32), Waller
admet que, à l'état normal, dans les vingt-quatre heures, le
cœur a neuf heures de travail et quinze heures de repos. Dans
ses conférences Oliver Sharpey de 1913[1], il considère qu'un
cœur qui travaille à cette allure est un cœur ordinaire ; celui
qui travaille huit heures est très bon, et que celui qui travaille
plus de douze heures par jour est en mauvais état.

REPOS DU CŒUR. — On peut donc dire que le cœur, au point
de vue pratique, a plus de repos que le cerveau ou le corps.
Mais la grande différence entre le repos du cœur et celui du

[1] *Lancet*, 1913, vol. I, p. 1386.

cerveau est que ce repos est chaque fois très court. Il y a peu d'hommes bien portants qui ne pourraient pas parcourir une distance de mille milles en six semaines, en marchant à une allure modérée pendant plus de huit heures par jour et en se reposant le reste du temps, mais il n'y a pas beaucoup de sujets qui pourraient, comme le capitaine Barclay, faire une marche de mille milles en mille heures, parce qu'ils ne tarderaient pas à être complètement épuisés par les interruptions fréquentes de leur sommeil ; il y en a encore beaucoup moins qui pourraient faire un trajet de mille milles en mille demi-heures, comme cela a été fait par divers individus depuis l'époque où vivait le capitaine Barclay. Dans de pareilles épreuves de marche, un homme peut habituellement faire deux milles consécutivement, le premier mille étant parcouru au bout d'une heure ou d'une demi-heure, et le deuxième mille au commencement de l'heure ou de la demi-heure suivante. Si l'on suppose qu'il marche à l'allure de quatre milles à l'heure, c'est-à-dire qu'il fait le mille en un quart d'heure, il a une heure et demie de repos entre chaque marche lorsqu'il parcourt mille milles en mille heures, mais il n'a qu'un tiers de ce temps de repos, c'est-à-dire une demi-heure, entre ces marches lorsqu'il parcourt cette même distance en mille demi-heures. Il est évidemment impossible de faire mille milles en mille quart d'heure ; si un sujet marchait à l'allure de quatre milles à l'heure, il n'y aurait pas d'intervalle pour le repos, tout le temps étant employé à marcher. Sans doute, on pourrait gagner un peu de temps en accélérant l'allure ; mais cela nécessiterait forcément un plus grand effort, et le temps ainsi gagné serait tout à fait insuffisant pour pouvoir récupérer de la force.

De même, lorsque le cœur doit battre plus vite qu'à l'état normal, il s'épuise d'autant plus rapidement que le nombre des pulsations augmente, parce que presque tout ce temps employé à ce travail supplémentaire est pris sur la pause de ce repos diastolique, même si la systole est quelque peu raccourcie. De là l'importance d'obtenir le ralentissement du pouls par le repos, les applications froides, les médicaments ou tout autre moyen, lorsqu'il a une tendance à devenir trop rapide.

Il est important de signaler ici que le cœur, à certains moments, résiste à toute excitation de cause externe. Lorsque le capitaine Barclay se reposait entre ses marches, il aurait été d'autant plus près à répondre à un appel que celui-ci aurait été fait à un moment plus rapproché de l'instant où il recommençait à marcher ; au contraire, alors qu'il était occupé à marcher, son attention était trop concentrée sur ce qu'il faisait pour qu'il réponde à un appel de n'importe qui. De même, nous constatons que pendant la période de contraction du cœur, celui-ci ne répondra pas à une excitation qui, si elle est faite immédiatement après que sa contraction est terminée, le ferait de nouveau contracter. Cette période, que nous aurons à étudier plus loin, s'appelle la période réfractaire.

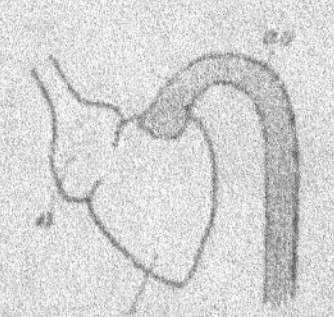

Fig. 1. — Diagramme montrant comment le sang sous pression dans l'aorte est séparé du reste du cœur pendant la diastole par l'occlusion des valvules sigmoïdes. o, oreillette; ao, aorte; v, ventricule.

LES ARTÈRES : LEUR TRIPLE FONCTION. — Si le cœur ne travaille que pendant onze heures sur vingt-quatre, et s'il est séparé de l'aorte par les valvules aortiques qui sont fermées (fig. 1), quelle est la force qui entretient la circulation pendant les treize autres heures ? Cette force est la rétraction élastique des artères, qui ont été distendues par le sang lancé par la systole ventriculaire, et qui, lorsqu'elles sont saines, se contractent de nouveau pendant la diastole. Les vaisseaux sont donc de vrais réservoirs d'énergie, exactement comme un ressort de montre qui est remonté chaque soir, ou comme l'eau qui grâce à un système de pompe a été refoulée dans un réservoir pour fournir l'eau nécessaire à une maison ou à une ville, ou enfin comme la poire élastique d'un pulvérisateur.

Les artères ont en réalité trois fonctions : non seulement elles ont une action comme réservoir de force, comme on

vient de le dire, mais encore comme régulateur (2) et comme
moteur (3).

ACTION D'EMMAGASINER DE LA FORCE. — Elle est surtout réalisée
par l'aorte et les grosses artères, qui contiennent une grande
quantité de tissu élastique.

ACTION DE RÉGULATEUR. — Harvey avait bien vu que les artères
réglaient l'apport du sang aux différentes parties du corps quand
il disait : « Il est évident que le sang ne passe pas à la même
vitesse, ni avec la même force dans tous les points, et à tous les
moments de son parcours. Qu'un sujet soit subitement effrayé
ou éprouve de la honte, sa face devient pâle, mais ses oreilles
rougissent, comme si elles entendaient ou allaient entendre
quelque chose de pénible. » Comme avait coutume de le dire,
mon vieux maître, le professeur Ludwig : « Il s'en faut que dans
le corps il y ait assez de sang pour remplir tous les vaisseaux
en même temps, et le système vaso-moteur qui règle le volume
des artères est comme le fontainier d'une grande ville qui fait
manœuvrer les robinets qui permettent de distribuer la provision d'eau nécessaire à un quartier, à mesure qu'il vient de
fermer ceux qui réglaient la distribution de l'eau dans une autre
partie de la ville » ; c'est ce qui se passe dans l'observation de
Harvey, les vaisseaux de la face se contractent en même temps
que se dilatent ceux des oreilles. Tout organe, au moment où
il est en plein fonctionnement, a besoin d'une quantité de sang
plus grande que lorsqu'il est à l'état de repos, et pendant son
fonctionnement, les artères qui l'irriguent se dilatent de façon
à permettre un afflux de sang plus considérable ; lorsqu'il s'arrête de fonctionner, les artères se contractent de nouveau.

ACTION MOTRICE ET PÉRISTALTIQUE DES ARTÈRES. — On n'a guère
apporté d'attention à l'action motrice des artères ; mais, à mon
avis, c'est là une propriété très importante, qui explique pourquoi les artères sont vides après la mort, et c'est là la raison

qui a empêché que la découverte d'Harvey ait été plus tôt faite. Lorsque, en 1869, je travaillais avec le professeur Ludwig, il m'avait fait remarquer que les artérioles pouvaient se contracter en dehors de toute influence du système nerveux, et pendant que je surveillais leurs mouvements, j'ai vu parfois se produire un mouvement péristaltique régulier, qui faisait progresser le sang, comme le fait le bol fécal dans l'intestin (3). C'est certainement ce phénomène qui vide le système artériel après la mort.

OBSERVATIONS DE LISTER. — Depuis que ces Conférences ont été faites, j'ai vu que Lord Lister avait déjà fait les mêmes observations. Il rappelle que chez la grenouille, lorsqu'on a amputé un de ses membres, il avait constaté que l'artère « était parfois complètement obturée par contracture dans une partie de son trajet, et que dans un autre point, elle était considérablement dilatée, environ 3 fois et demie plus. Cependant, plus fréquemment l'artère, quoiqu'elle n'ait jamais le même calibre comme à l'état normal, avait une tendance à être soit modérément contractée, soit dilatée. Il se produisait de nombreuses variations dans les vingt-quatre heures, et, dans un cas, je vis l'artère se contracter lentement dans un point pour chasser le sang dans une partie dilatée peu éloignée ».

CAPILLAIRES ET VEINES. — Des artères, le sang passe dans les capillaires, et une partie de ce sang, renfermant quelques globules blancs, pénètre à travers les parois pour assurer la nutrition des tissus, tandis que le reste contenant les globules rouges passe dans les veines.

CIRCULATION DU SANG DANS LES VEINES. — Comme Kronecker le fait remarquer, la pression hydraulique dans le système vasculaire a une tendance à faire arriver le sang dans les veines à la même hauteur que dans les artères, de même que le mercure se tient au même niveau dans les deux branches d'un tube

en U. Cela permet au sang veineux d'un sujet qui se tient
debout de s'élever des pieds au cœur, ce qui fait une distance
moyenne d'un mètre, alors que l'impulsion que le sang des
veines inférieures reçoit de l'impulsion de l'aorte est environ
de cinq millimètres. Il est évident que cette impulsion serait
insuffisante pour assurer la circulation et ramener le sang au
cœur, s'il n'existait d'autre facteurs qui lui viennent en aide.

FACTEURS AUXILIAIRES DE LA CIRCULATION. — L'un d'eux est
l'aspiration produite par les mouvements d'inspiration : un autre

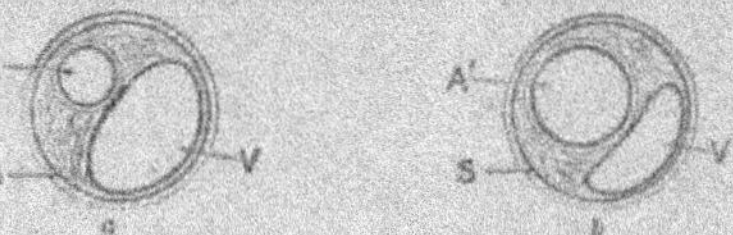

Fig. 2. — Diagramme montrant l'influence du pouls artériel pour aider la progression du sang veineux et de la lymphe, par un processus que l'on peut
appeler auto-massage.

A, est une artère pendant la diastole. V, est une veine remplie de sang. S, est le gaine fibreuse
qui renferme l'artère, la veine et l'espace lymphatique qui les entoure. A', est l'artère distendue
par le sang à la suite de la systole ventriculaire. Comme le gaine S' est inextensible, la distension de l'artère pousse le sang dans la veine et la lymphe dans l'espace lymphatique, et comme
ces liquides ne peuvent revenir en arrière à cause des valvules des veines et des lymphatiques,
la circulation est accrue dans ces deux canaux.

est l'aspiration faite par le cœur lui-même pendant la contraction ventriculaire, qui en même temps qu'elle chasse le sang en
dehors du thorax et à travers l'aorte, l'aspire des grosses
veines (p. 126).

Un facteur très important pour le cœur pour entretenir la
circulation veineuse est la contraction intermittente des veines
elles-mêmes, qui est aidée par les nombreuses valvules situées
à leur intérieur : chaque contraction fait progresser le sang en
avant, sans qu'il lui soit possible de revenir en arrière. En outre,
les couches musculaires voisines exercent une pression de
dehors en dedans. Chaque contraction musculaire comprime le
sang et la lymphe et les chasse dans les veines et les lymphatiques, qui présentent de nombreuses valvules en des points
très rapprochés. Mais chaque battement artériel aide aussi en
général à la circulation veineuse, car le plus souvent, les

artères et les veines ont une gaine commune formée d'un tissu
fibreux résistant (fig. 2, *a*), et chaque fois que l'artère est distendue pendant la systole ventriculaire, elle tend à faire progresser la même quantité de sang dans la veine qui l'accompagne (fig. 2, *b*).

AUTO-MASSAGE DES ARTÈRES. — En même temps les *vasa vasorum*
de l'artère elle-même subissent la même compression, et chaque
pulsation du cœur constitue une sorte de gymnastique des
artères et tend à préserver leur cohésion, leur élasticité et leur
contractilité.

Dans les premières expériences de Ludwig avec une circulation artificielle, il se servait de sang à une pression constante,
mais au cours de l'expérience, il s'aperçut que la pression
nécessaire devenait de plus en plus forte et que les tissus
avaient une tendance à devenir œdémateux. Hamel, sous la
direction de Kronecker, constata qu'on pouvait faire passer
plus de sang à travers les vaisseaux en un temps donné en les
remplissant d'une manière rhythmée qu'en se servant d'un courant à pression constante. Ils conservent ainsi leur constitution
normale, et il ne survient pas d'œdème (5).

ACTION DES APONÉVROSES. — En outre de ces mécanismes,
nous avons aussi la pression exercée sur les veines par les aponévroses des membres : Braune a montré que lorsque les veines
sont élargies, leur capacité s'accroît et elles aspirent le sang à
leur intérieur. Les veines des membres supérieurs sont très
étirées, si les poings sont fermés et que les mains sont un peu
pendantes, les bras étant étendus et rejetés légèrement en
arrière ; c'est là l'attitude que prend un sujet qui a été assis à
son bureau pendant un certain temps et qui ressent des crampes.
Les veines se relâchent quand la jambe est fléchie et légèrement tournée en dedans, tandis qu'elles sont étirées si le pied
est tourné, la jambe étendue et ramenée un peu en arrière. La
jambe prend presque toujours la première de ces positions

quand on la lance en avant pour marcher, et c'est la seconde de ces positions qu'on prend lorsqu'on porte le corps et l'autre jambe en avant.

MUSCLES ACCESSOIRES DE LA CIRCULATION — Le regretté professeur Sharpey avait l'habitude d'insister beaucoup sur les fonctions des muscles rotateurs de la jambe, et il faisait remarquer que dans les livres d'anatomie, on considère le tronc comme un point fixe et que l'on étudie la rotation en se basant sur cette donnée : de sorte qu'on dit que le muscle couturier a pour fonction de produire la rotation de la jambe en dedans sur le corps, et que le grand fessier détermine au contraire la rotation en dehors. En réalité, disait-il, si le pied repose sur le sol, c'est la jambe qui est le point fixe dans la marche ; ces muscles ont pour fonction de produire la rotation du corps sur la jambe : le couturier faisant tourner non pas la jambe en dedans, mais le corps en dehors de façon à amener le centre de gravité au dessus du pied. Mais d'après les idées de Braune, ces muscles ont acquis une nouvelle importance. Nous entendons souvent parler des muscles accessoires de la respiration, mais je n'ai jamais vu signaler le couturier et le muscle grand fessier comme muscles accessoires de la circulation, et cependant tous les deux aussi bien que les muscles du mollet et de la cuisse méritent de recevoir cette appellation.

LYMPHE ET SANG. — La vieille formule : Le sang est la vie, est vraie jusqu'à un certain point, car lorsque la circulation s'arrête, le corps meurt, et si par la circulation artificielle, on entretient la circulation dans quelque partie du corps, on peut y entretenir la vie pendant des heures et même des jours, alors que le reste du corps ne vit plus. *Ueberlebende Organe, de Ludwig.*

De plus le sang lui-même est un irritant, et si on le met en contact avec la substance musculaire ou des ganglions nerveux, il produit des lésions à leur niveau (7). C'est la sérosité des tissus ou lymphe, qui assure la nutrition des tissus, et c'est dans ce milieu que les tissus vivent. Comme l'a bien dit Claude Bernard, nous vivons dans un milieu interne liquide. Un poisson nageant dans l'eau ne vit pas dans l'air, quoique le globe de verre qui contient l'eau soit placé sur une table entourée d'air de tous les côtés, et quoique notre corps soit complètement entouré d'air, nos tissus vivent dans le liquide intercellulaire qui les baigne, comme le poisson vit dans l'eau. Mais de même que l'eau a besoin d'être aérée, et qu'il est nécessaire de fournir de la nourriture au poisson, de même la lymphe a besoin d'oxygène et d'éléments nutritifs, et elle les reçoit d'une façon continue par l'intermédiaire du sang des capillaires. Vraisemblablement, une partie des déchets provenant du métabolisme des tissus retourne aux capillaires, et une autre partie est ramenée avec la lymphe dans la circulation générale.

Un des plus importants des déchets de la nutrition est l'acide carbonique qui est un véritable poison pour les tissus et dont il faut constamment les débarrasser. C'est par les sels alcalins du sérum que s'effectue cette opération. Tous les tissus et tous les animaux ne sont pas également influencés par l'acide carbonique. Ainsi, d'après Kronecker, le poisson rouge peut vivre toute une journée dans de l'eau qui a été bouillie, puis refroidie, et placée dans un flacon hermétiquement fermé à la cire, tandis que les truites de rivière y meurent en quelques minutes; beaucoup de personnes ont besoin d'avoir constamment de l'air frais, tandis que d'autres se trouvent parfaitement dans des chambres exiguës et peu aérées.

CIRCULATION DE LA LYMPHE. — Il est évident que toute description de la circulation serait incomplète, si on n'étudiait pas comment circule la lymphe; car la circulation de la lymphe est aussi indispensable que celle du sang lui-même. Ici aussi ce sont les muscles qui sont les moteurs importants. Chaque relâchement du muscle détermine un vide dans les fascias environnants, vide dans lequel s'écoule la lymphe qui s'échappe du tissu musculaire (9). A chaque contraction, le muscle chasse la lymphe en dehors de lui, et ces mouvements alternatifs agissent en réalité comme un cœur accessoire et tiennent la place, chez les mammifères, des cœurs lymphatiques qu'on voit chez la grenouille.

Au niveau de la plèvre et du diaphragme, les mouvements respiratoires ont la même action aspiratrice sur les liquides pleuraux ou péritonéaux (10).

Il peut sembler que je consacre trop de temps à des questions de circulation que vous connaissez tous, mais j'aurai encore à y revenir, quand je discuterai le traitement, et si je ne les avais pas exposées ici comme je viens de le faire, vous n'auriez pas aussi facilement saisi la raison d'être des moyens thérapeutiques que j'aurai à décrire plus loin.

TENSION ARTÉRIELLE OU PRESSION SANGUINE. — Pendant le long repos du cœur, treize heures sur vingt-quatre, la circulation est entretenue par la force contractile des artères, qui pousse le sang dans les seuls espaces ouverts, qui, à l'état de santé, sont béants, c'est-à-dire les capillaires. Cette puissance contractile est naturellement due en grande partie, à l'élasticité surtout des grosses artères, bien que dans les artérioles elle est probablement due principalement à la contractilité. La force avec laquelle le sang s'écoulerait d'un vaisseau, soit qu'il soit ouvert, soit qu'on lui ait adapté une canule, est ce qu'on appelle la pression sanguine.

MESURE DE LA PRESSION SANGUINE. — On la mesure habituellement en reliant une artère à un manomètre à mercure et en observant le niveau atteint par la colonne mercurielle pour contre-balancer la pression existant dans les vaisseaux. C'est un clergyman, le Révérend Stephen Hales (11) qui essaya le premier de le mesurer : ayant sectionné une artère chez un animal, il la relia à un tube de verre et nota la hauteur à laquelle le sang s'élevait dans le tube. Poiseuille (12) améliora

cette technique en faisant communiquer l'artère avec un manomètre à mercure ; puis le plus grand progrès pour cette mensuration est due à Ludwig (13), qui enregistra sur un cylindre
tournant les mouvements du manomètre à mercure, et il donna
à cet instrument le nom de kymographe (fig. 3).

C'est en 1847 qu'il créa cette innovation, et cependant en 1865,
quand je commençai à étudier l'action des médicaments sur la

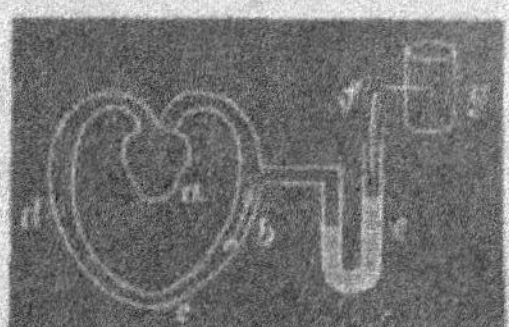

Fig. 3. — Diagramme de la circulation.

a, Le cœur complètement isolé par les valvules pendant la diastole des b, artères ; c, capillaires ; d, veines ; e, manomètre à mercure ; f, flotteur ; g, cylindre enregistreur.

pression sanguine, il n'y avait, je crois, en Angleterre aucun
manomètre enregistreur (14), et ce n'est qu'à cette époque que
sir John Burdon Sanderson (15) en fit construire un qui lui
servit à ses recherches sur les rapports de la respiration et la
circulation. C'est juste quelque temps avant que Marey (16)
inventa son sphygmographe qui a donné les meilleurs ensei-
gnements dans l'étude de la circulation chez l'homme.

RÉGULATION DE LA PRESSION SANGUINE. — La pression sanguine,
d'une manière générale, dépend de la différence entre deux facteurs, à savoir : 1° la quantité de sang lancée par la pompe cardiaque dans l'extrémité cardiaque du système artériel en un
temps donné, et 2° la quantité qui pendant la même période
s'écoule de l'autre extrémité du système artériel pour arriver
dans les veines en passant par les capillaires. On conçoit facilement que s'il n'existait pas quelque moyen qui permette de
maintenir l'équilibre entre ces deux facteurs, il surviendrait
des accidents.

Si le cœur continuait à chasser du sang alors que les arté-

rioles sont fortement contractées, la pression s'élèverait à un
degré tel que, ou bien un vaisseau éclaterait comme cela arrive
dans l'apoplexie, ou bien le cœur serait forcé ; ou bien, comme
l'a montré Waller (17), l'oreillette gauche pourrait s'arrêter complètement. D'un autre côté si les artérioles étaient dilatées et
que les battements du cœur soient trop faibles pour faire progresser une quantité suffisante de sang, les artères seraient si
peu remplies et la pression à leur intérieur serait si faible que
la circulation au niveau des divers organes ne suffirait pas à
maintenir leur activité fonctionnelle, et il en résulterait une
syncope parce que le cerveau est particulièrement sensible aux
modifications de la circulation.

CORRÉLATION DE L'ACTIVITÉ CARDIAQUE ET DE LA PRESSION SANGUINE.
LES CENTRES DE LA MOELLE ALLONGÉE. — La corrélation est maintenue grâce au système nerveux ; le centre principal est dans la
moelle allongée, où est localisée la partie la plus importante
du centre vaso-moteur et où se trouvent les racines du nerf
vague. Si l'on irrite (a) les racines du nerf vague, ou (b) leur
tronc, ou (c) leurs terminaisons dans le cœur, les mouvements
du cœur se ralentissent et souvent deviennent plus faibles ;
cependant le ralentissement et l'affaiblissement peuvent se produire plus ou moins indépendamment l'un de l'autre. Toute
tension excessive dans les vaisseaux, se propageant naturellement au sang qui irrigue la moelle, agit comme un irritant sur
le centre du nerf vague, excite ce nerf, ralentit le cœur et empêche
ainsi que la tension s'élève trop haut[1]. D'un autre côté, si la
pression baisse dans le système artériel, l'excitation normale
du centre du nerf vague est diminuée ; le nerf a une action
moindre sur le cœur et on voit les battements s'accélérer et la
pression s'élever.

1. François Franck (Travaux du laboratoire de Marey 1877, vol. III, p. 276, a
montré ce phénomène sur un cerveau maintenu vivant par la circulation artificielle et séparé du reste du corps ; seuls les nerfs vagues restés intacts permet-
taient encore au cerveau d'exercer son action sur le cœur.

ARTÈRES ET PRESSION SANGUINE. — D'autre part, le centre vaso-
moteur quand il est en activité, fait contracter les artérioles,
surtout celles de l'intestin et de la peau, de sorte que le calibre
des vaisseaux par lesquels le sang s'écoule des artères dans
les veines est diminué, et par suite, la pression tend à
s'élever.

EFFET DE L'ANÉMIE ET DE LA SUFFOCATION. — Tous les centres de
la moelle allongée sont excités par l'anémie; les racines du nerf
vague, le centre accélérateur, le centre vaso-moteur et même
les centres convulsivants sont excités par l'anémie et la suffocation; mais dans ces conditions l'inhibition l'emporte sur
l'action accélératrice, de sorte que dans l'asphyxie le pouls a
une tendance à se ralentir.

INFLUENCE DE L'AIRE MUSCULAIRE. — Lorsque la moelle cervicale est excitée toutes les artères ne se contractent pas également; il y a nombre d'artères qui ne sont que peu influencées
par le centre vaso-moteur, car, lorsque ce centre est irrité au
point de provoquer la contraction maxima des vaisseaux de la
peau et de l'intestin, le sang peut néanmoins s'écouler par les
vaisseaux qui irriguent les muscles assez rapidement pour que
l'on ne s'aperçoive presque pas de l'action du centre vaso-
moteur (18). Néanmoins Waller constatait que parfois en excitant ce centre, la tension peut s'élever assez pour arrêter les
battements de l'oreillette gauche. Ewald a cependant observé
que le ventricule gauche d'un chien peut supporter une pression
quatre fois plus forte que la normale (19). Ces résultats différents dépendent, naturellement, des différents animaux en
expérience et des conditions variables dans lesquelles est faite
l'expérience. La force de réserve d'un ventricule normal est
considérable et présente un contraste frappant avec cette même
force si diminuée quand il est malade.

INFLUENCE DE L'AIRE SPLANCHNIQUE. — Les quatre grands dis-

tricts vasculaires du corps sont ceux 1° de l'aire splanchnique ;
2° des muscles ; 3° du cerveau ; 4° de la peau. L'aire splanchnique
est spécialement sous l'influence du centre vaso-moteur. Tout
trouble de la circulation dans l'aire splanchnique modifie la
pression sanguine, et la section des nerfs splanchniques la fait
baisser considérablement. Cette aire splanchnique sert donc
dans une grande mesure à régler la pression sanguine, et,
lorsque le système porte est dilaté à la suite de la ligature de
la veine porte et de l'aorte, (20) tout le sang du corps ou
tout au moins la plus grande partie va se collecter dans
les vaisseaux de l'intestin et dans le foie de sorte que, pour
employer les termes de Ludwig, « un animal peut être saigné dans ses propres veines ». C'est ce que l'on observe dans
la mort subite, où l'on constate que les artères sont vides (voir
pages 3 et 6).

DISTENSION DU FOIE. — A l'état normal, on ne constate pas
de grandes modifications du volume du foie, parce que la pression dans le système porte ne présente que de légères variations.
Cependant lorsqu'il y a une pression en arrière du côté du
cœur, par suite d'une insuffisance de la valvule tricuspide, le
foie peut parfois devenir énorme, atteindre l'ombilic et même
la fosse iliaque, puis il peut de nouveau redevenir plus petit,
lorsque la pression veineuse a disparu.

En 1868, Ludwig (21) et un de ses élèves firent quelques
expériences sur la sécrétion de la bile sur un foie qui avait été
enlevé et dans lequel ils faisaient passer un courant de sang
artificiel; un ou deux ans plus tard, (22) reprenant moi-même
ces expériences, je fus extrêmement frappé de voir à quel point
ce foie pouvait se distendre. On est étonné de cette propriété
quand on constate combien le foie est dur et ferme après la
mort, mais pendant la vie, le foie est tout à fait comme une
éponge, et il réagit comme une éponge à la moindre variation
de la pression; il gonfle, lorsque la pression s'élève, et il
diminue de volume dès qu'elle s'abaisse.

AIRE CUTANÉE. — Les observations d'Harvey au sujet de la couleur de la face et des oreilles montrent que les vaisseaux cutanés peuvent se contracter en un point et se dilater en un autre. D'une façon générale, cependant, les vaisseaux cutanés tendent à se dilater lorsque ceux de l'aire splanchnique se contractent, et vice versa. C'est ainsi que s'explique que, lorsque les vaisseaux cutanés sont dilatés par la chaleur, le sang est attiré des vaisseaux splanchniques, et la congestion est diminuée, tandis que le froid appliqué sur la peau chasse le sang dans les vaisseaux intestinaux (23). Cela n'est pas simplement le résultat d'un déplacement mécanique du sang d'une aire dans une autre; ce phénomène est produit d'une façon réflexe par le système nerveux.

AIRE CÉRÉBRALE. — On a nié l'existence de nerfs vaso-moteurs dans les artères cérébrales, et on a attribué les modifications de la circulation cérébrale à une simple action passive en rapport avec la pression sanguine générale. Néanmoins il est presque certain que les vaisseaux cérébraux se contractent et se relâchent d'une façon indépendante de celle des vaisseaux des autres parties du corps, et parfois même, ils se relâchent, tandis que les autres se contractent et vice versa (25). Certains médicaments qui ont une action locale sur les vaisseaux, comme l'adrénaline, font dilater les vaisseaux du cerveau, alors qu'ils déterminent la contraction de la plupart des autres vaisseaux (26).

En injectant de la paraffine dans les vaisseaux cérébraux pour en déterminer la capacité, Kronecker, Marckwald et Henriques ont constaté que les artères du cerveau contiennent peu de sang, pas plus d'un dixième de centimètre cube chez les lapins (27). En même temps, le sang qui passe à travers le cerveau, comme l'indique la capacité des carotides et la vitesse de l'écoulement dans ces vaisseaux, semble être en quantité considérable (28).

NERFS DÉPRESSEURS. — Comme je l'ai déjà indiqué, lorsque

la tension s'élève trop dans le cœur et l'aorte, elle agit comme
un excitant des nerfs ; cette excitation commence au cœur et à
l'aorte et détermine une dilatation réflexe des vaisseaux abdominaux, de sorte que la tension intra-cardiaque est ainsi diminuée. Ces nerfs peuvent, soit avoir un trajet qui leur est propre
et on les appelle le nerf dépresseur (29), ou bien ils peuvent
être incorporés dans le tronc du nerf vague (30) p. 54.

PULSATION INDÉPENDANTE DE LA VEINE CAVE ET DE CELLE DES VEINES
PULMONAIRES. — Dans tout le système veineux, la circulation est
régulière et uniforme, et ce n'est qu'au niveau de la veine cave
et des veines pulmonaires que nous constatons que ces vaisseaux
peuvent avoir une contraction pulsatile qui leur est propre,
comme celle du sinus veineux de la grenouille. On avait,
semble-t-il, perdu de vue cette propriété de ces veines, lorsque
Fayrer et moi nous l'avons redécouverte en 1871, et nous n'avons
pu la trouver signalée dans aucun des traités classiques de physiologie (31). Cependant elle était bien connue de Meïbomius (32)
de Haller (33) et aussi de Senac (34) un siècle et demi auparavant, et depuis nous avons constaté que Colin (35) l'avait
signalé un ou deux ans avant nous. Cette contraction n'existe
pas toujours et on ne peut pas la considérer comme faisant
partie d'une façon constante de la pulsation cardique. Il se peut
cependant que dans certains états pathologiques comme le
rétrécissement mitral, elle puisse prendre beaucoup d'importance.

Bibliographie

1. HARVEY'S WORKS. Syd. Soc. Éd., 1847, p. 46.
2. Id., pp. 128 et 129.
3. LARMOR BUCAROS. Sitzungsb. d. K. sächs Gesellch. d. Wiss., 1860,
   p. 289. Ludwig's Arbeiten, 1869, p. 101.
4. LISTER. Report of the Meeting of the British Association, Dublin, 1857,
   p. 114. Publié aussi dans ses Collected Papers, vol. I, p. 30, Oxford,

Clarendon Press, 1909. Schiff. Archiv. f. physiologische Heilk., 1854, vol. XIII, p. 527.
5. Hamel. Zeitschr. f. Biol., 1889, vol. XXV, p. 474.
6. Braune. Beiträge z. Anat. u. Physiol. als Festgabe, Carl Ludwig gewidmet, 1874, p. 5.
7. Kuhne. Setschenow et Paschutin, cités par Hermann. Handb. d. Physiol., 1889, vol. I, Partie I, p. 103.
8. Claude Bernard. Leçons de Pathologie expérimentale, p. 439.
9. Genersich. Ludwig's Arbeiten für, 1870, p. 53.
10. Dybkowsky. Ludwig's Arbeiten für, 1866, p. 46.
11. Hales. Statical Essays. London, 1733, vol. II, p. 1.
12. Poiseuille. Magendie's Journal de la Physiologie, VIII, p. 272, 1828, IX, 1829, p. 343.
13. Ludwig. Arch. f. Anat. u. Physiol., 1847, p. 242. Taf. X, XIV.
14. Lauder Brunton. On digitalis 1868 (London : Churchill) and Collected Papers on Circulation and Respiration, 1re série, 1907, pp. 52 et 104. London : Macmillan et Cie.
15. Burdon Sanderson. Roy. Soc. Proc., XV, 1867, p. 391. Phil. trans., CLVII, 1867, p. 571.
16. Marey. Mém. soc. Biol., 1859, p. 281. Compte rend., 1860, I, p. 634.
17. Waller. Arch. f. Anat. u. Physiol., physiol. Abtg., 1878, p. 525.
18. Ludwig et Thiry. Sitz. Ber. d. Wien. Akad., 1864, vol. XLIX, Abt. II, p. 43. Ludwig et Hafiz, Ludwig's Arbeiten, 1871, p. 106.
19. J. R. Ewald, Berlin. Klin-Woch., 1885, p. 834.
20. Ludwig et Thiry. Op. cit. Claude Bernard. Leçons sur les propriétés physiol. des liquides de l'organisme, 1859, t. I, p. 196 ; Kronecker et Gautier. Rev. de Médecine, oct. 1911, p. 373.
21. Ludwig et Schmulewitsch. Ludwig's Arbeiten 3 Jahrg., 1868, p. 114.
22. Lauder Brunton. Burton Sanderson's Handbook for the Physiological Laboratory, 1873, pp. 505 et suiv. et Lettsomian Lectures, 1885, in Disorders of Digestion, p. 25.
23. Heidenhain. Pflügers Archiv., 1870, vol. III, pp. 504 et suiv. et 1872, vol. V, pp. 113 ; Dastre et Morat. Système nerveux vaso-moteur, Paris, 1884, p. 330 et Bayliss, Journal of Physiol., 1893, vol. XIV, p. 303 et suiv.
24. Wertheimer. Arch. de Physiol., 1894, p. 308 ; Otffried Muller. Deutsch. Arch. f. Klin. Méd., 1905, 82, p. 574.
25. Pour l'étude de cette question et la bibliographie, voir F. Hofman dans Nagel's Handbuch. d. physiol. Menschen, vol. I, p. 226. Braunschweig, 1909 ; Roy et Sherrington. Journal of Physiol., 1890, vol. XI, pp. 85 et suiv. Bayliss et L. Hill. Journal of Physiol., 1895, vol. XVIII, pp. 334 et suiv.
26. D. Gow. Journ. of Physiol., 1911, vol. XVII, p. 132.
27. Kronecker. Communication orale.

28. CYBULSKI, cité par Tigerstedt. Lehrbuch der Physiologie des Kreislaufes, p. 359.
29. LUDWIG et CYON. Ludwig's Arbeiten for. 1866, p. 128 ; Aubert et Roever, Pflügers Archiv., 1868, vol. I, p. 211.
30. ROEVER, LANGENBACH et FINKELSTEIN, cités par Tigerstedt, op. cit., p. 278.
31. BRUNTON and FAYRER. Proc. Roy. Soc., 1874, vol. XXII, p. 125 et Proc. Roy. soc., 1876, XXV, p. 174.
32. D'après Rollett (Hermann's Handbuch der Physiologie, vol. IV, p. 153. C'était connu de Meibomius en 1668 et de Johannes Muller en 1835.
33. HALLER. Elementa Physiologica, 1757, t. I, pp. 410 et 399 et Mémoires sur la nature sensible et irritable des parties du corps animal, 1759, t. IV, p. 4.
34. SÉNAC. Traité de la structure du cœur etc., 2ᵉ édition, Paris, 1783, t. II, pp. 37 et 38.
35. COLIN. Compt. rend., 1862, t. LV, p. 495.

CHAPITRE II

PHYSIOLOGIE DU CŒUR

MOUVEMENTS DU CŒUR. — Dans le cœur de la grenouille, le sinus veineux se contracte le premier et chasse le sang dans les oreillettes. Dans le cœur des mammifères, il n'existe pas de sinus veineux; par conséquent, quand on étudie les mouvements du cœur, on voit qu'ils commencent à l'oreillette qui se contracte et chasse le sang dans le ventricule qui est vide, le ventricule à son tour, lance le sang dans l'artère correspondante, l'artère pulmonaire pour le ventricule droit et l'aorte pour le gauche. Cette action rhythmique se continue dans un cœur qui a été enlevé du corps, et si par les artères coronaires, on établit une circulation artificielle, le cœur ainsi séparé peut continuer à battre pendant des heures et même quelques jours.

On peut inscrire ces mouvements sur un cylindre tournant grâce à des leviers placés sur les oreillettes ou le ventricule, ou reliés à ces organes par des crochets.

Cœur de la grenouille. — Le cœur de la grenouille dont la structure est beaucoup plus simple que celui des mammifères et qui peut être plus facilement étudié, a été très utilisé pour la recherche de la cause des mouvements cardiaques. Il se compose du sinus veineux, deux oreillettes, un ventricule et le bulbe aortique (fig. 4). Les nerfs vagues passent à la jonction du sinus veineux et de l'oreillette, et forment là un plexus ou ganglion connu sous le nom de ganglion de Remak (3). De ce point, deux nerfs descendent dans le système auriculaire à la base du ventricule, où ils se terminent dans deux ganglions, appelés ganglions de Bidder (4). Il existe aussi dans le système intra-auriculaire des cellules ganglionnaires qu'on appelle ganglion de Ludwig (5).

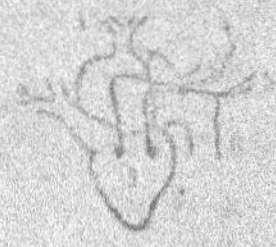

Fig. 4. — Diagramme du cœur de la grenouille. 1, Oreillette gauche et veines pulmonaires. — 2, Bulbe aortique. — 3, Ganglions de Bidder. — 4, Veines caves supérieures et nerfs vagues. — 5, Sinus veineux et ganglion de Remak. — 6, Veine cave inférieure. — 7, Ventricule.

Origine du rhythme cardiaque. — Deux séries de mouvements rhythmiques sont nécessaires à la vie : 1° cardiaque, 2° respiratoire. Le rhythme respiratoire a son origine dans un centre nerveux situé dans la moelle allongée : que ce centre vienne à être détruit, que ses connexions avec les muscles de la respiration viennent à être interrompues, les mouvements respiratoires cessent immédiatement. Comme les mouvements rhythmiques du cœur persistent après qu'il a été séparé du corps, il est clair que la cause de son mouvement rhythmique est dans le cœur lui-même.

Théorie neurogène et myogène. — Jusqu'à une époque récente, on supposait que la contraction rhythmique du cœur était due à une excitation prenant naissance dans les ganglions nerveux qui existent dans sa paroi : c'est la théorie neurogène. Dans ces dernières années, on a contesté cette théorie pour attribuer au muscle cardiaque lui-même, l'origine du mouvement rhythmique : c'est ce que l'on appelle la théorie myogène.

La différence entre ces deux théories a été exposée d'une façon si claire et si nette par Tawara que je ne puis mieux faire que de donner ses propres termes :

« La théorie myogénique suppose que l'activité rhythmique du cœur, chez tous les animaux aussi bien dans leur phase embryonnaire qu'à l'état de complet développement, réside dans les cellules du muscle cardiaque lui-même, et que le système nerveux ne possède simplement que la fonction secondaire de régulation. Cette théorie fait aussi admettre que la transmission des excitations entre les diverses parties du cœur ne se fait pas par les filets nerveux, comme le laisse croire la théorie neurogène, mais par les fibres Block. »

FIBRES BLOCK. — Tawara appelle de ce nom les fibres qui transmettent les excitations d'une partie du cœur à une autre, et il les considère comme étant de nature musculaire : elles pourraient aussi bien être regardées comme de structure nerveuse, car en réalité, elles sont formées d'un protoplasma qui n'est que partiellement différencié, de sorte qu'il peut posséder les deux propriétés combinées du muscle et du nerf, bien qu'il ne peut se contracter aussi parfaitement qu'un muscle, ni transmettre les excitations aussi rapidement qu'un nerf. Les fibres de Purkinje qui forment une partie des voies conductrices dans le cœur des mammifères en sont un exemple (fig. 20). On a donné le nom de fibres Block à la voie de transmission entre les oreillettes et les ventricules, parce que la lésion de cette voie empêche la transmission de l'excitation de l'oreillette au ventricule.

DIFFÉRENCIATION DU PROTOPLASMA. — Chez l'hydre d'eau douce, quelques cellules paraissent posséder la propriété de recevoir des excitations et aussi de se contracter, en un mot, de fonctionner à la fois comme nerf et muscle : on leur a donné le nom de cellules neuro-musculaires (fig. 5).

A mesure que s'accroît la différenciation, les cellules nerveuses acquièrent une propriété plus développée de recevoir et d'émettre des excitations, mais elles perdent presque complètement la faculté de se contracter, quoique les cellules nerveuses conservent encore la propriété de contracter leurs dendrites. D'un autre côté, le muscle voit sa propriété contractile se

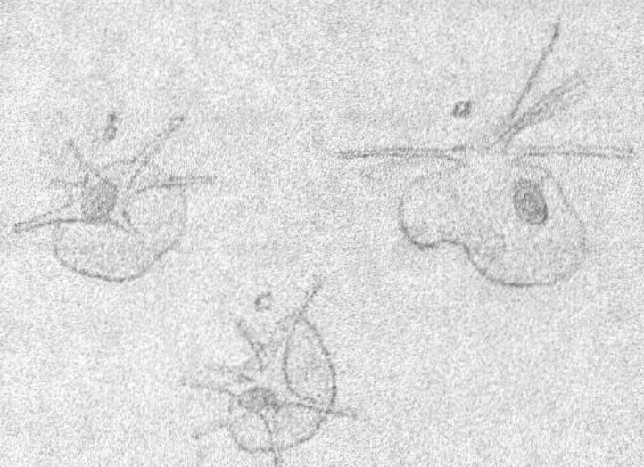

Fig. 5. — Cellules neuro-musculaires de l'hydre d'eau douce.
a, une cellule neuro-musculaire vue de profil; *b*, vue de trois quart; *c*, vue de face
(d'après Rauber.)

développer davantage, mais il perd jusqu'à un certain point la fonction d'émettre des excitations, fonction si prédominante des cellules nerveuses. Cette faculté n'est cependant pas complètement abolie, et même dans la fibre musculaire volontaire, les contractions rhythmiques peuvent être mises en jeu par des excitations constantes. Ainsi que le muscle soléaire de la cuisse d'une grenouille, dans laquelle les nerfs ont été empoisonnés par le curare, soit exposé à une excitation persistante par une immersion dans de l'eau distillée ou dans une solution de sels de sodium (10), il aura des contractions rhythmiques pendant plusieurs jours. Et cependant, dans les conditions habituelles, ce muscle ne se contractera que sous l'influence de son nerf moteur. La pointe du cœur de la grenouille que l'on dit ne pas contenir de cellules nerveuses[1], cesse aussi de se contracter quand elle est séparée du reste de l'organe ; mais si on la soumet à une excitation continue, soit en augmentant la pres-

1. Il contient un fin réseau de fibres nerveuses. Comparez plus loin les nerfs des artères et du cœur des mammifères.

sion à l'intérieur, soit par l'électricité (12), ou par des applications externes d'irritants chimiques, il se contractera d'une façon rhythmique (13).

DIFFÉRENCE ENTRE LES THÉORIES NEUROGÈNE ET MYOGÈNE. — Au sujet des théories myogène et neurogène de la contraction cardiaque, la question qui se pose n'est pas tant de savoir si le muscle cardiaque peut se contracter d'une façon rhythmique, ou s'il ne peut le faire sans une excitation nerveuse, que si c'est ainsi qu'il se contracte dans les conditions habituelles.

ORIGINE DES EXCITATIONS DANS LE CŒUR DE LA GRENOUILLE. — Dans le cœur de la grenouille, les excitations qui déterminent la contraction rhythmique ont leur point de départ à l'union des grosses veines et du sinus veineux, et à un degré moindre, à l'union de l'oreillette et du ventricule. Suivant la théorie neurogène, on suppose qu'elles débutent à ce niveau dans les cellules nerveuses de Remak et les ganglions de Bidder. D'après la théorie myogène, on suppose qu'elles ont leur origine aux mêmes points, dans des cellules musculaires qui ne sont pas parfaitement différenciées.

Bien que la pointe du cœur de la grenouille avec son ganglion se contracte d'une façon rhythmique par l'application d'une excitation continue, cependant elle ne répond que par une seule contraction à une seule excitation. Au contraire, si le ventricule qui renferme les ganglions de Bidder est excité de la même manière, il répond par plusieurs contractions rhythmiques (14), et si on l'expose à des irritants chimiques ou à de la chaleur qui n'ont aucune action sur la pointe, il répond par une série de contractions (15). Tous ces faits montrent que bien que le muscle du cœur de la grenouille possède la faculté d'avoir des contractions rhythmiques sans l'intervention d'aucun ganglion, c'est cependant des ganglions que généralement part l'excitation pour la contraction rhythmique.

Pour ces parties du cœur d'où partent les excitations pour la

contraction, il vaudrait mieux parler de conversion plutôt que
de point de départ des excitations, parce que vraisemblablement
elles ne créent pas une nouvelle excitation, elles ne font que con-
vertir une excitation constante en une excitation rhythmique :
c'est ce qui se constate pour la pointe du cœur, dépourvue de
ganglion, qui répond par des contractions rhythmiques à des
excitations continues mécaniques ou chimiques. La différence
entre la pointe qui ne possède pas de ganglions et le sinus qui
en contient n'est pas tant une question d'espèce que de degré.
Lorsqu'on applique les ligatures de Stannius sous l'huile, de
façon à éviter au cœur l'excitation due à l'air, le ventricule ne
se contracte que lorsque les ganglions de Bidder sont excités
par l'application ou l'enlèvement de la ligature (16).

CONDUCTION DES EXCITATIONS DANS LE CŒUR. — D'après la théorie
neurogène, les excitations sont transmises du sinus veineux à
l'oreillette, et de l'oreillette au ventricule par les fibres nerveuses;
mais la citation que j'ai donnée de Tawara (p. 23) montre que
les partisans de la théorie myogène n'admettent pas cette transmission par les fibres nerveuses et prétendent qu'elle ne se fait
que par les fibres Block déjà signalées et par les fibres musculaires du cœur lui-même.

BLOQUAGE DU CŒUR. EXPÉRIENCES DE GASKELL. — Gaskell a
découvert que, si on place sur le cœur d'une grenouille une
pince dont les mors reposent sur le sillon inter-auriculo-ventriculaire, il n'y a aucune modification des battements du cœur
tant qu'on n'exerce aucune pression sur le cœur. Mais si on
serre progressivement les mors de la pince, il se produit des
modifications du rhythme cardiaque, de telle sorte que le ventricule au lieu de battre autant de fois que l'oreillette, ne bat
qu'une fois pour deux battements de l'oreillette, puis pour trois,
puis pour quatre et ainsi de suite. La compression semble
arrêter le passage des excitations entre les oreillettes et le ventricule, jusqu'à ce qu'elles aient accumulé assez de force pour

les faire passer malgré l'obstacle. C'est ce phénomène qu'on appelle le bloquage du cœur (Heart block). On obtient le même résultat en sectionnant partiellement les fibres reliant les oreillettes et le ventricule.

LES NERFS CARDIAQUES SONT-ILS INUTILES ? — La théorie myogène explique facilement le rhythme du cœur et le bloquage du cœur, mais il y a d'autres phénomènes dont l'interprétation n'est pas aussi aisée, à moins que l'on admette l'hypothèse que les nerfs et les muscles participent à la fois au rhythme cardiaque. Les nerfs sont très abondants dans le cœur, et pour expliquer ce que je crois être leur utilité, je me permettrai d'employer une simple comparaison. Un train une fois parti va, sans s'arrêter, d'une

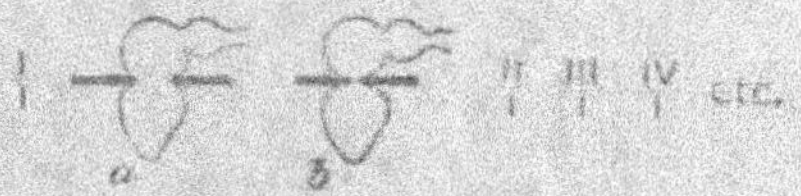

Fig. 6. — Diagramme montrant les expériences de Gaskell sur le bloquage du cœur.

En a les mors de la pince ont saisi le cœur sous le comprimeur et chaque battement de l'oreillette est suivi d'un battement du ventricule, comme l'indique la figure $\frac{1}{1}$. En b, le cœur est comprimé en son rhythme (moitié) de sorte qu'il n'en prend un battement du ventricule pour plusieurs battements de l'oreillette. Cela se voit sur les chiffres romains; la ligne supérieure indique les battements auriculaires, la ligne inférieure les battements ventriculaires.

station à une autre ; mais tout le long de la voie, courent des fils télégraphiques, et à chaque station, la marche du train peut être arrêtée grâce à une dépêche envoyée par le télégraphe. Vous savez aussi que dans beaucoup de compagnies de chemin de fer, une sonnette électrique sonne avant l'arrivée du train, de sorte que tout est prêt quand il arrive. Dans le cœur, la transmission des excitations par le muscle cardiaque correspond au passage du train ; la transmission par les nerfs correspond au télégraphe, au moyen duquel le mouvement pourrait être arrêté, alors même que l'impulsion aurait été envoyée par l'oreillette (fig. 22) ou bien d'un autre côté, le ventricule pourrait être prêt à répondre plus rapidement à l'excitation venue de l'oreillette. Les expériences de Romanes sur les méduses

démontrent l'avantage de cette sorte de préparation. En effet
chez ces animaux, les excitations ne produisent pas toujours le
propre effet à moins qu'elles aient été précédées d'une autre
excitation qui a préparé le protoplasma à réagir.

COMPARAISON ENTRE LE CŒUR ET UNE MÉDUSE. EXPÉRIENCES DE
ROMANES. — Les tissus musculaires et nerveux du cœur sont si
intimement confondus qu'il est extrêmement difficile de déterminer le rôle joué par chacun d'eux, et il est plus aisé d'observer
les rapports entre le protoplasma et les nerfs chez la méduse,

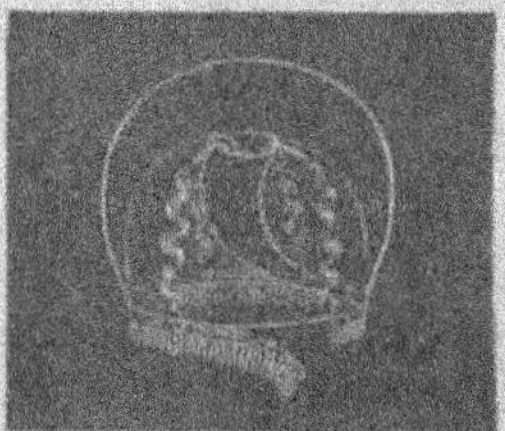

Fig. 7. — Bande de tissu contractile avec frange de tentacules.
Diagramme d'une méduse (Tiaropsis) réduite au tiers de son volume, avec une bande de tissu
contractile enlevée de la cloche, mais laissée attachée à une extrémité.

ou il est plus facile de les dissocier, et on arrive ainsi à avoir
quelque clarté sur la fonction de chacun d'eux dans le cœur.
Romanes a fait toute une série d'observations sur les méduses.
Une méduse est formée d'un fragment de protoplasma contractile en forme de cloche ; du centre du protoplasma se détache
un polype, et sur les bords de la cloche est une chaîne de
ganglions nerveux et une frange de tentacules mobiles (fig. 7).
Pour les besoins de la description, nous pouvons pour l'instant
ne pas tenir compte du polype, et si nous renversons la cloche,
nous constatons une très grande ressemblance avec le ventricule de la grenouille, qui consiste comme chez elle, en une
partie contractile avec une chaîne de ganglions sur ses bords.
Quand la méduse tout entière est placée dans de l'eau de mer,
la cloche a des contractions rhythmiques exactement comme un

cœur (19). Quand on a enlevé les nerfs en sectionnant la bande
marginale qui les renferme, la clochette cesse de se contracter ;
mais elle recommencera, si on lui applique une excitation continue soit chimique, soit électrique (20). A ce point de vue, elle
ressemble à la pointe du cœur d'une grenouille. De plus, si on
fait une première excitation, il se peut qu'elle ne détermine
rien, mais si on l'applique plusieurs fois consécutives, les contractions produites sont de plus en plus fortes jusqu'à un certain
maximum, au point de produire l'image d'un escalier, phénomène que Bowditch avait aussi observé dans le cas du cœur (21).
Si une bande de méduse renfermant les ganglions est détachée
seulement à une extrémité de l'animal et reste attachée à l'autre,
l'irritation de la bande déterminera le passage d'une onde, qui
est de deux espèces (22). La première est celle de la contraction
du protoplasma, et l'autre est une excitation nerveuse que rendent évidente les mouvements des tentacules. Ces ondes passent généralement au même moment, l'onde nerveuse précédant
légèrement l'onde de contraction ; mais cela peut aussi se produire, comme le montrent les mouvements des tentacules, sans
aucune onde de contraction dans le protoplasma de la bande.
Cette onde nerveuse est plus facilement produite que l'onde de
contraction, de sorte qu'elle peut être déterminée par des
excitations qui sont trop faibles pour affecter la substance contractile, les ganglions paraissant être plus sensibles que le
protoplasma. C'est aussi pour cette raison que lorsque l'onde
nerveuse arrive à la cloche, elle la fera contracter si elle contient encore des ganglions : mais si ceux-ci ont été enlevés,
l'onde nerveuse n'a pas la force d'exciter le protoplasma de la
cloche, qui, par conséquent, reste immobile (23).

BLOCAGE DES EXCITATIONS. — Le passage des excitations le
long de la bande de la méduse peut être gêné ou empêché,
comme dans le cœur, si on vient à la comprimer, si on la divise
la rendant ainsi plus étroite, ou si on vient à l'étirer et à produire une lésion, ou encore par des poisons, comme le chloro-

forme, l'éther, l'alcool, la strychnine. Comme on peut s'y attendre à la suite des différents traumatismes, quelquefois c'est l'onde de contraction qui est bloquée la première, d'autres fois c'est l'onde nerveuse. Lorsque le bloquage n'est que partiel, il peut se faire que, comme dans le bloquage du cœur, plusieurs de ces ondes se produisent avant que l'une d'elles puisse passer.

Pour expliquer quelques-unes des phénomènes d'inhibation chez la méduse et dans le cœur, il est bon de se reporter à l'entrechoquement des vagues en général. Lorsque deux

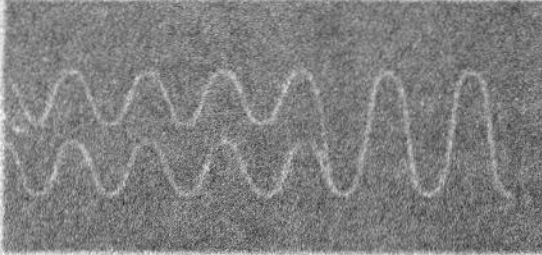

Fig. 8. — Diagramme de deux séries d'ondes se renforçant chacune de façon à produire un effet double.

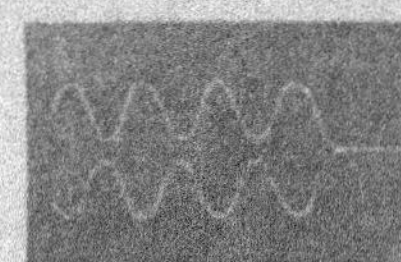

Fig. 9. — Diagramme de deux séries d'ondes.

groupes de vagues venant du même point et à la même allure, se combinent de façon à ce que leur sommet et leur base coïncide pour chaque groupe, la hauteur des vagues devient double de ce qu'elle était auparavant (fig. 8). Si au contraire un groupe de vagues vient à se briser à la moitié de la longueur de la vague en arrière de l'autre, les sommets de ce groupe viendront combler les creux de l'autre et il ne se produira aucune vague (fig. 9). C'est ce phénomène que l'on dit se produire actuellement dans le port de Batscha, où il existe deux chenaux, dont l'un est légèrement plus long que l'autre. Les vagues qui suivent l'un des chenaux sont brisées à la moitié de la longueur de la vague qui chemine dans l'autre chenal, de sorte qu'au point de rencontre des deux chenaux, l'eau est parfaitement tranquille (25).

Il en est de même avec le son, deux tons peuvent se détruire. Dans l'hiver de 1861-1862, j'ai assisté aux expériences du professeur P.-G. Tait qui montrait le moyen d'obtenir de l'obscurité

avec deux sources lumineuses. Autant que je puis me souvenir,
il le faisait en projetant sur un mur deux faisceaux égaux de
lumière solaire. L'un d'eux passait à travers une plaque de tour-
maline, ce qui mettait les ondes lumineuses de ce faisceau presque
à la moitié de la longueur en arrière de celles de l'autre faisceau.
Grâce à un prisme, ce faisceau d'ondes pouvait être projeté sur

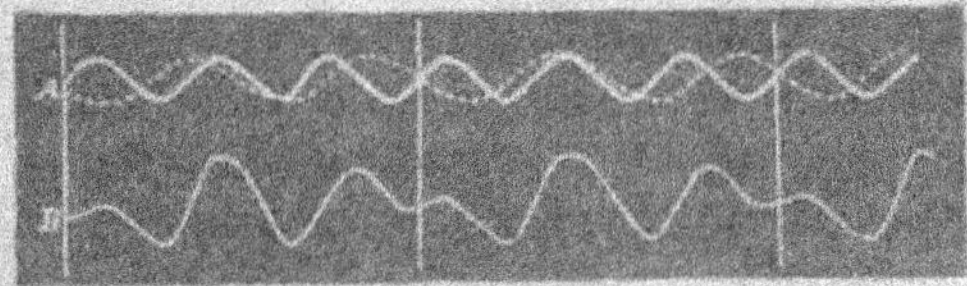

Fig. 10. — Diagramme montrant l'effet de l'entrechoquement de deux systèmes
d'ondes de longueur différente, la ligne pointillée A ayant 4 ondes sur 2 de la
ligne complète. Le résultat se voit en B d'Hy-ègre de traноб.

l'autre. Lorsque cela était réalisé, le point lumineux sur le mur
au lieu d'être plus brillant, était éclipsé, et à la fin de l'expérience, au lieu de deux points lumineux éclatant sur le mur, il
n'y en avait qu'un, qui était beaucoup plus obscur qu'il ne
l'avait été auparavant. Si l'un des rayons avait été exactement
composé d'une moitié de longueur d'onde, au lieu d'être seulement approximativement, il n'y aurait eu aucune lumière.

Si la longueur de l'onde est encore plus diminuée, au point
qu'elle ne soit que la moitié absolue de la longueur de l'autre,
le sommet des ondes coïncidera encore, et elles se renforceront
au lieu de s'entrechoquer. Si les ondes sont de longueurs différentes, parfois elles se renforceront, et parfois elles s'affai-
bliront (fig. 10)[1].

INHIBITION. — Ce terme désigne l'acte par lequel est empêché
de se produire un mouvement qui devrait s'effectuer. L'inhibition
peut être produite de différentes façons. Ainsi la main peut être
maintenue immobile quoique le biceps se contracte avec vio-

1. Alex Forbes a produit une contraction rhythmique d'un muscle volontaire
par voie réflexe en excitant concurremment les nerfs excitateurs et inhibiteurs.
Roy. Soc. Proc. 1912, vol. LXXXV, p. 222.

lence et pourrait fléchir le coude immédiatement, si le triceps
ne se contractait pas en même temps pour contre-balancer le
biceps. Mais la main peut aussi rester immobile et ces deux
muscles rester inactifs, même si la main est piquée ou lésée, et
elle serait naturellement mise en mouvement, si la volonté du
sujet ne s'y opposait pas. Dans ce cas, l'inhibition se produit
dans le système nerveux central, et on ne connaît pas encore
la façon exacte dont cela se fait, quoiqu'il soit probable que cela
est dû à une sorte d'entrechoquement des impulsions nerveuses.

INHIBITION DANS LE CŒUR DES MÉDUSES ET DES TORTUES. —
A.-G. Mayer a trouvé[1] qu'un fragment de la sous-ombrelle d'une
xypho-méduse, coupé en forme d'anneau continuera à présenter
des pulsations rhythmiques, si l'onde de contraction a été mise
en train, ce que l'on peut faire par l'application d'excitants
variés, chimiques ou électriques. La contraction débute au point
excité, quel qu'il puisse être. Elle peut se propager de ce point
sous la forme de deux ondes cheminant dans différentes directions autour de l'anneau. Si elles sont d'égale intensité, elles
peuvent se détruire au point où elles se rencontrent, et tout
mouvement cesse, jusqu'à ce qu'une nouvelle excitation soit
appliquée et qu'il se fasse une nouvelle contraction[2]. Mais si
l'une est plus forte que l'autre, elle continue alors que la plus
faible s'éteint (27).

Le ventricule du cœur de la tortue de Loggerhead, coupé en
forme d'anneau, se comporte de la même manière (28).

INHIBITION DANS LE CŒUR DE LA GRENOUILLE. ACTION DU NERF
VAGUE. — En 1845, les frères Ernest Heinrich et Édouard Weber
découvrirent que chez la grenouille, l'excitation électrique de la
moelle allongée ou du rameau du nerf vague qui va de la moelle

1. A.-G. Mayer. Tirage à part des *Proceedings of the Seventh International
zoological Congress*. Boston, 19 au 24 août 1907.

2. M. Schiff a trouvé que des ondes péristaltiques peuvent être produites dans
un muscle volontaire et que celles-ci peuvent se croiser entre elles sans s'entrechoquer. *Moleschott's Untersuchungen* 1857, vol. I, p. 84.

allongée au cœur, détermine la cessation des contractions de
l'oreillette et du ventricule et leur arrêt en diastole. Ils attri-
buaient cet arrêt à l'action des nerfs vagues sur les tissus nerveux du cœur, que l'on considérait comme le lieu d'origine de
ses contractions rhythmiques, à peu près de la même façon que
le cerveau agit sur les cellules motrices de la moelle et maintient la main immobile, si le sujet veut qu'il en soit ainsi, malgré l'irritation produite sur la main. Ils considéraient les tissus
sur lesquels les nerfs vagues exerçaient leur action comme des
ganglions d'inhibition du cœur lui-même. Cette conception
semble recevoir confirmation du fait que, si les ganglions de
Remak sont excités, les oreillettes et les ventricules cessent de
battre, alors que le sinus continue à présenter des pulsations.

GANGLIONS D'INHIBITION. EXPÉRIENCES DE STANNIUS. — En 1852,
Stannius (30) a montré que si l'on place une ligature sur le
cœur, au point exact où le sinus veineux touche les oreillettes,
ou si l'on sectionne le cœur juste à ce niveau, les oreillettes et
les ventricules s'arrêtent de battre, alors que le sinus veineux
et la veine cave continuent de battre comme auparavant
(fig. 11, a). Cela s'explique parfaitement avec la théorie myogène, qui suppose que le tissu musculaire du sinus et des
oreillettes est le point d'origine des excitations rhythmiques, et
que les oreillettes et les ventricules s'arrêtent de battre parce
que la ligature empêche le passage de ces excitations vers
l'oreillette et le ventricule, comme le fait la pince pour le ventricule dans les expériences du bloquage de Gaskell.

Mais cette théorie n'explique pas aussi facilement une autre
expérience. Si on place une seconde ligature sur le cœur juste
dans le sillon inter-auriculo-ventriculaire (fig. 11, c), ou si l'on
fait une section à ce niveau, l'oreillette reste immobile comme
auparavant, tandis que le ventricule commence à battre de nouveau, quoique cependant à une allure moins accélérée que le
sinus (fig. 11, b).

Cela semble laisser supposer qu'il y a un second centre

moteur, soit nerveux, soit musculaire, dans le ventricule lui-même, alors qu'il manque dans l'oreillette, et qui pour cela reste immobile.

Mais une troisième expérience semble montrer que cette explication est insuffisante. Si au lieu de faire la ligature à la

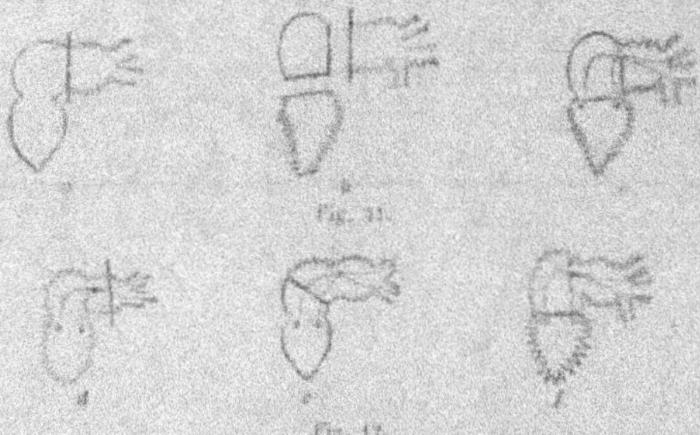

Fig. 11 et 12. — Diagramme de l'auteur pour montrer les expériences de Stannius.

Fig. 11. — a. Diagramme d'un cœur de grenouille qui a été ligaturé à la jonction du sinus veineux et des oreillettes. Les veines caves et le sinus sont représentés par une ligne ondulée, ressemblant au tracé qui serait représenté sur un cylindre enregistreur. L'oreillette et le ventricule étant immobiles se dessinant qu'une ligne pleine, s'ils étaient reliés à un cylindre enregistreur, c'est donc ainsi qu'ils sont représentés. b, diagramme d'un cœur de grenouille qui a été sectionné à la jonction du sinus et des oreillettes, et au niveau du sillon inter-auriculo-ventriculaire. Le sinus et le ventricule sont animés de battements, alors que les oreillettes restent immobiles. Les battements du ventricule sont représentés comme plus lents que ceux de l'oreillette ; c, comme en b, mais les parties du cœur sont séparées par une ligature au lieu d'une section.

Fig. 12. — d. Diagramme du cœur avec une ligature au niveau du sinus veineux ; e, diagramme du cœur avec une ligature à la partie moyenne des oreillettes ; f, diagramme du cœur avec une ligature dans le sillon inter-auriculo-ventriculaire. Les pulsations du ventricule beaucoup plus lentes que celles de l'oreillette et du sinus veineux sont représentées par des dentelures beaucoup plus grandes du ventricule.

jonction du sinus veineux et des oreillettes, on la fait dans le tiers inférieur des oreillettes, puis à leur jonction avec le ventricule, le sinus et la partie supérieure des oreillettes continuent à battre, tandis que la partie inférieure de l'oreillette et le ventricule après une ou deux pulsations (fig. 12, e) s'arrêtent de battre. Ce phénomène semble démontrer que dans la partie inférieure des oreillettes, il y a quelque appareil d'inhibition qui empêche le ventricule de battre, comme il le ferait si toute l'oreillette était isolée des ventricules, soit par une ligature, soit par une section. Il se peut que la partie de l'oreillette qui empêche le ventricule de battre soit très petite. J'ai vu le ventricule du cœur d'une grenouille, dont le sinus veineux et les oreillettes semblaient à première vue avoir été complètement isolées par section, se refuser obstinément à battre, jusqu'à ce qu'un fragment d'oreillette, de la grosseur de la tête d'une épingle que l'on n'avait d'abord pas vu ait été enlevé par section. A ce moment, le ventricule se mit immédiatement à battre d'une façon rhythmique. Ce phénomène ressemblait à ce que l'on pourrait voir pour un gros cheval qui, étant maintenu tranquille par un petit jockey, se mettrait à partir dès que le jockey aurait été éloigné. C'est un fait très difficile à expliquer par la théorie myogène, mais que l'on comprend aisément si l'on admet qu'il existe dans l'oreillette quelques cellules ganglionnaires possédant une action d'inhibition.

Il semble que dans le sinus veineux, il existe aussi une sorte d'appareil d'inhibition, car l'excitation de cette partie du cœur détermine l'arrêt de tout le cœur (31).

PÉRIODE RÉFRACTAIRE DU CŒUR. — Dans toute la nature, toutes les fois qu'une action, qui sans cela serait continue, rencontre une résistance, elle a une tendance à devenir intermittente. Ainsi le vent souffle habituellement par rafales, chacune d'elles étant suivie d'accalmie ; l'écoulement d'une fontaine se fait ordinairement par jets successifs. Il semble qu'il faut à l'énergie un certain temps pour s'accumuler pour pouvoir surmonter l'obstacle, et pour cela, l'énergie est dépensée, puis doit suivre une autre période de repos pour permettre la possibilité d'une nouvelle accumulation. Comme je l'ai déjà indiqué (p. 4), toute action est nécessairement suivie de repos. Dans le cœur de la grenouille, il y a une période pendant laquelle le ventricule ne se contracte pas, et ne répond pas à l'excitation, soit qu'elle vienne des veines ou de l'oreillette, soit qu'elle soit directement appliquée au ventricule. Ce phénomène fut découvert par Kronecker (32), puis plus tard par Marey (33) qui lui donna le nom de période réfractaire. Sir John Burdon-Sanderson et M. Page

(34) firent des recherches sur les rapports de temps de cette
période et les modifications électriques.

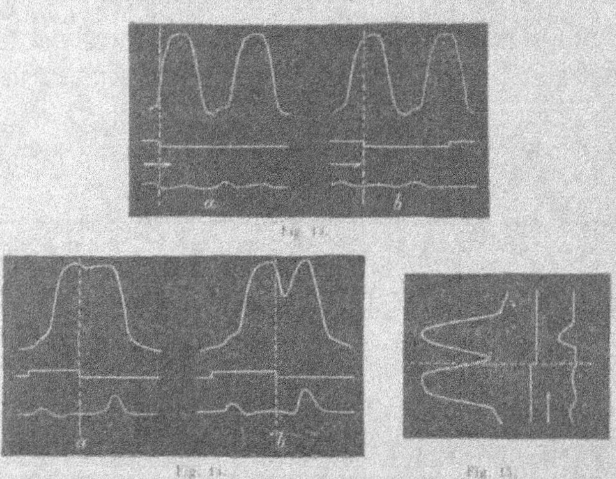

Fig. 13, 14 et 15. — Effet de l'excitation électrique sur le cœur d'une grenouille.
Le tracé supérieur montre les battements du ventricule, l'inférieur ceux de l'oreillette et la
dépression dans la ligne du milieu indique le moment d'application de l'excitation par fermeture du
courant. La ligne pointillée indique les rapports de celle-ci avec la contraction. La figure 13 montre
l'excitation pendant la période réfractaire ; les figures 14 et 15 après cette période.

EXPÉRIENCES DE BRUNTON ET CASH. — Le Dr Cash et moi-même
avons aussi refait ces expériences et les résultats que nous
avons obtenus sont représentés dans les figures qui les accompagnent (35).

PÉRIODE RÉFRACTAIRE DU VENTRICULE. — On verra sur ces figures
que pendant la plus grande partie de sa systole, une excitation
électrique du ventricule ne produit aucun effet ; mais le ventricule répond à toute excitation appliquée vers la fin de la systole
et pendant la diastole.

PÉRIODE RÉFRACTAIRE DE L'OREILLETTE. — Elle n'est point aussi
nette que celle du ventricule ; cependant le tracé de la figure 16

montre que si on l'excite pendant la diastole, il se produit une contraction. Cette contraction ainsi produite, au lieu d'être suivie de la contraction du ventricule, est suivie d'une pause prolongée, et si l'on applique l'excitation au moment du maximum de la contraction, il ne se produit qu'une pause prolongée à la fois dans les oreillettes et le ventricule.

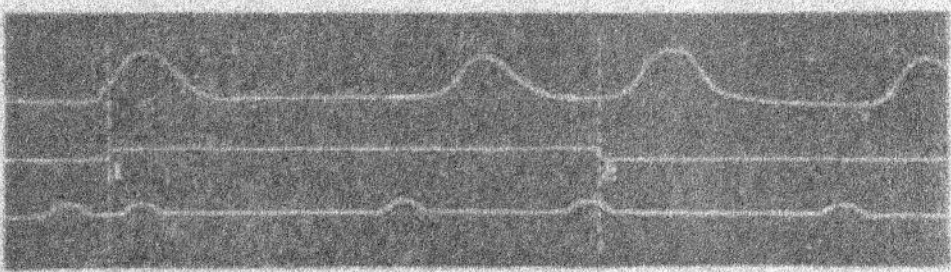

Fig. 16. — Effets de l'excitation de l'oreillette sur les battements de l'oreillette elle-même et du ventricule.

EXCITATION DU SINUS VEINEUX. — L'excitation du sinus veineux détermine un redoublement du battement de l'oreillette, mais elle provoque l'absence du battement ventriculaire qui aurait dû le suivre ; de même deux trains peuvent partir presque successivement d'une même station, mais le second peut être

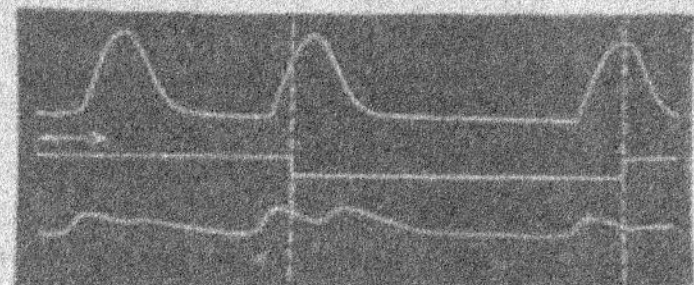

Fig. 17. — Effet de l'excitation du sinus veineux.

cessivement d'une même station, mais le second peut être arrêté par dépêche (fig. 17).

On pourrait croire que cet effet est dû à la propagation de l'excitation à l'oreillette, mais je ne pense pas que ce soit le cas dans les expériences que j'ai faites avec Cash, parce que le tracé de la figure 17 a été obtenu par une excitation très faible qui ne se serait pas propagée à l'oreillette. On peut dire que si le battement ventriculaire n'a pas suivi le battement auriculaire provoqué, c'est parce que l'excitation provenant de l'oreillette est arrivée au ventricule pendant sa période réfractaire. Mais

si on compare la figure 17 avec les figures 14 et 15, on verra
que le second battement de l'oreillette doit avoir atteint le ventricule après la fin de la période réfractaire.

Engelmann a constaté que l'excitation du sinus peut déterminer une systole du ventricule avec absence du battement de
l'oreillette (36).

EXTRA-SYSTOLES. — Sauf pendant la période réfractaire, toute
excitation appliquée au ventricule lui-même, à l'oreillette ou
au sinus veineux, produira une contraction ventriculaire. On a
donné le nom d'extra-systole à toute contraction se produisant
en dehors du rhythme habituel (37). On a classé les extra-systoles
en ventriculaire, auriculaire et veineuse, suivant la partie du
cœur où elle prend son origine (38).

PAUSE COMPENSATRICE. — Une extra-systole est généralement
suivie d'une pause plus longue qu'à l'état normal, de sorte que
si elle se produit, il ne s'en suit pas nécessairement que le
pouls soit plus rapide, et deux systoles rapprochées suivies
d'une longue diastole occupent généralement la même période
de temps que deux battements normaux. Lorsque l'extra-systole résulte d'une excitation au niveau de la veine cave, elle
n'est pas suivie d'une pause compensatrice (39).

LES NERFS COMME LES MUSCLES SERVENT À LA TRANSMISSION DES
EXCITATIONS DANS LE CŒUR. — Engelmann a montré par des
expériences que si sur un cœur, on fait des sections en zig-zag
de façon à diviser les nerfs qu'il contient, la contraction résultant
d'une excitation se propage jusqu'à l'extrémité du zig-zag, ce
qui prouve que le muscle cardiaque transmet une excitation.
Mais, mes expériences avec Casb, expériences aussi nombreuses
que variées, montrent, pensons-nous, que dans le cœur, comme
dans une méduse, il y a deux voies, l'une musculaire et l'autre
nerveuse, par lesquelles les excitations se transmettent d'une
partie du cœur à une autre. Elles semblent aussi démontrer que

la transmission nerveuse peut gêner la transmission musculaire (fig. 17).

PORTÉE PRATIQUE DE CES EXPÉRIENCES. — On a tendance actuellement à expliquer le pouls intermittent en supposant qu'il est dû à une espèce de bloquage dans les tissus chargés de la transmission, alors que ces expériences démontrent que les intermittences peuvent se produire sans aucun bloquage, sauf celui qui peut se faire entre les excitations (voir p. 30).

L'importance pratique des théories myogène et neurogène est que, si la théorie myogène était vraie à l'exclusion de la théorie neurogène, on ne se servirait dans les maladies du cœur que des médicaments qui ont une action sur le muscle cardiaque, et ceux qui, comme la strychnine qui agit puissamment sur les nerfs et peu ou pas sur les muscles, seraient inutiles ou d'un usage très restreint.

Bibliographie

1. LUDWIG BARRETT. Journal anat. and Physiol. April, 1876, vol. X, p. 602. Ranvier, Leçons d'Anatomie générale, année 1877-1778. (Paris 1880, J.-B. Baillière et fils), p. 42.
2. GASKELL. Phil. Trans., 1882, p. 994.
3. REMAK. Neurologische Erläuterungen. Müller's Arch. f. Anat. u. Phys., 1844, p. 463.
4. BIDDER AND ROSENBERG. Müller's Arch. f. Anat. u. Physiol. 1852, pp. 172 et suiv.
5. LUDWIG. Arch. f. Anat. u. Physiol., 1848, pp. 139-143.
6. S. TAWARA. Das Reizleitungssystem des Säugethierherzens (Fischer Iena, 1906), p. 185.
7. PURKINJE. Mikroscopisch. neurologische Beobachtungen, Müllers Arch. 1845, p. 281, Ranvier. Leçons d'Anat. Gén. sur le système musculaire (Paris, A. Delahaye et Cⁱᵉ, 1880, pp. 325 et suiv.
8. TAWARA. Op. cit., p. 185.
9. RANVIER. Leçons d'Anatomie générale sur le système musculaire, 1880, p. 300.
10. HERMANN Handb. der. Physiol. 1879, Bd I. p. 113; Biedermann. Sitzung.

Theil d. K. Akad. d. Wiss. math-phys. H. 1880 Bd lXXXII. 2. Abt.,
pp. 257 et suiv.; Biedermann Electro Physiol., traduction F. A. Welby,
London 1896 (London Mac Millan et C⁰) vol. I, p. 105.

11. Ranvier, Leçons, 1877-78, pp. 47 et 143.

12. Bowditch, Ber. d. sächs. Gesellch. 1871, p. 652 et Ludwigs Arbeiten 1871,
p. 176, Merunowicz, Ludwigs Arbeiten 10ᵗᵉ Jahrg. for 1875, p. 140, et
Bær, d. sächs. Gesellch., 1875, p. 254 ; Eckhard, Beiträge z. Anat. u.
Physiol., 1888, p. 453 ; Ranvier, Leçons 1877-78, pp. 47 et 143.

13. Langendorff, Arch. f. Anat. u. Physiol. Abt. 1884, supp. Bd. pp. 3 et
suiv.

14. Menz 1861. Beilage z. Tagell. d. Naturforscher Versammi. zu Speyer,
p. 56, cité par Tigerstedt, Lehrbuch der Physiol. d. Kreislaufes, p. 108.

15. Marchand, Pflüger's Arch. 1878, vol. XVIII, p. 543.

16. Goltz Arch. f. Pathol. Anatomie, 1861, vol. XXI, pp. 201 et suiv.

17. Pour l'étude de cette question voir Gaskell ; the contraction of cardiac
muscle, Schäfer's Physiologie, vol. II, pp. 169-227 (Edin. and Lond. Pentland, 1900.)

18. Gaskell, Phil. Trans. London 1882, vol. CLXXIII, pp. 999 et 1031.

19. Romanes Phil. Trans., vol. CLXVI, 1876, p. 270.

20.   —   id. vol. CLXXI, 1880, p. 163.

21.   —   id. vol. CLXVII, 1877, p. 688. Bowditch, Ludwig's Arbeiten,
1871, p. 455.

22.   —   vol. CLXXI, 1881, p. 191.

23.   —   vol. CLXVI, 1876, p. 272.

24.   —   id. vol. CLXVI, 1876, pp. 293 et suiv. Voir aussi Romanes
Jelly Fishes Star-fish and Sea-urchins, vol. IV, of International scientific Series (Kegan Paul, Trench et C⁰, London, 1885.

25. Sir John F.-W. Herschel Phil. Magazine, vol. III, 1833, p. 405.

26. Pour l'étude de cette question, voir Lauder Brunton. Inhibition peri-
pheral and Central, West Riding Asylum Reports, vol. IV, 1872 et
On the Nature of Inhibition and the Action of Drugs upon it, Nature,
1ᵉʳ mars, 1883, vol. XXVII, p. 419.

27. Romanes Phil. Trans. vol. CLXVII, pp. 718 et 729. Alfred Goldsborough
Mayer, The cause of Rhythmical Pulsation in Scyphomedusæ, Rapport
Proceedings of the seventh International Zoological Congress, Boston,
1907, Cambridge, Massachussetts, 1909, p. 1.

28. A.-G. Mayer, Op. cit.

29. Edward Weber, Wagner's Handwörterbuch d. Physiol., 1846.

30. Stannius, Müller's Arch. f. Anat. u. Physi., 1852, pp. 85-92.

31. A.-B. Meyer, Hemmungsnerven system Des Herzens, Berlin, 1869 ;
Schmiedeberg, Ludwig's Arbeiten, 1870, p. 44.

32. Kronecker, Beiträge z. Anat. Physiol ; C. Ludwig gewidmet 1874, p. 181.

33. Marey, Travaux de Laboratoire, 2, p. 78, 1876.

34. Burdon Sanderson et Page, Journ. of. Physiol. 1880, vol. II, p. 384, 1884,
vol. IV, p. 327.

35. Brunton et Cash. Roy. Soc. Proceed. 1881, vol. XXXII, p. 382, 1883, vol. XXV, p. 455.
36. Engelmann. Pflüger's Archiv. 1894, vol. LVI, p. 139.
37. — Op. cit.
38. Hirschfelder. Diseases of the Heart and Aorta. London and Philadelphia, Lippincott 1910, p. 69.
39. Martin Flack. Further Advances in Physiology, p. 52 (London, Edward Arnold, 1909.
40. Engelmann. Op. cit., 1875, vol. XI, pp. 466 et suiv.

CHAPITRE III

PHYSIOLOGIE DU CŒUR DES MAMMIFÈRES

TISSU MUSCULAIRE DU CŒUR DES MAMMIFÈRES. — Si, suivant la méthode de Purkinje, on fait bouillir un cœur de veau pendant un demi-heure dans du vinaigre, il est facile de se rendre compte que les ventricules sont composés de fibres musculaires qui sont disposées plus ou moins longitudinalement à l'intérieur et à l'extérieur, et transversalement à la partie moyenne de la paroi ventriculaire. Elles sont reliées par des fibres obliques et quelques unes d'elles se terminent dans les muscles papillaires. C. Ludwig et d'autres auteurs[1] on décrit beaucoup plus exactement la disposition de ces fibres.

NATURE DU MUSCLE CARDIAQUE. — Le muscle cardiaque diffère

1. C. Ludwig, *Lehrbuch der Physiologie des Menschen*, vol. II, pp. 73 et suiv. Leipzig et Heidelberg : Winter 1858 ; aussi Quain et les autres traités d'anatomie.

des autres muscles volontaires ou involontaires du corps. Au lieu d'être formées par des cellules en forme de fuseau, ses fibres sont constituées par des cellules plus ou moins quadrangulaires, qui sont parfois réunies bout à bout. Elles ont une ten-

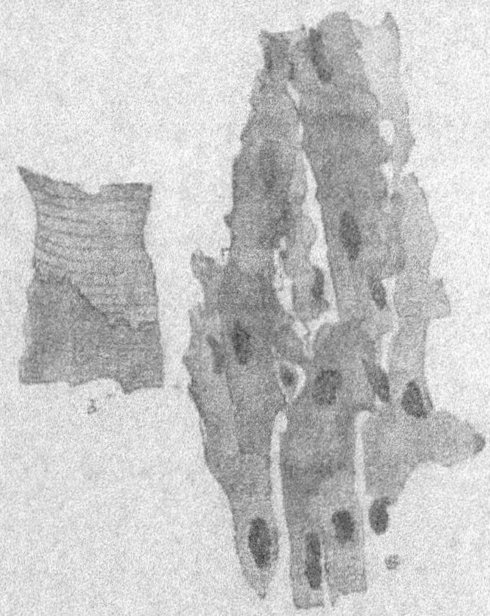

Fig. 18. — Cellules provenant d'un cœur en état de fibrillation.

(La préparation montre que les limites intercellulaires séparent très nettement des parties avec des stries assez éloignées, d'autres parties avec des stries très rapprochées, alors que dans l'intérieur des cellules on observe de nombreuses transitions. La figure la plus grande est vue à un grossissement de 750 diamètres avec un objectif apochromatique n° 2 de Zeiss et un oculaire compensateur n° 6. La petite figure très amplifiée fut observée sur un objectif Zeiss n° 2 et un oculaire n° 18 avec un éclairage intense. Sa situation en λ est marquée par un rectangle de lignes ponctuées. (D'après Kronecker et Imchanitzky.)

dance à se diviser à leurs extrémités, et ses divisions s'anastomosent avec celles des autres cellules, formant ainsi un réseau (fig. 18). On supposait autrefois qu'elles étaient reliées entre elles par une sorte de substance analogue à un ciment, parce qu'à l'examen microscopique, on constatait avec netteté les divisions les séparant.

Dans ces dernières années on est disposé à admettre qu'en réalité elles forment un syncytium ou des cellules réunies, à travers lesquelles toutes les excitations peuvent se propager

dans toutes les directions. Cependant, on ne peut admettre cette conception comme générale, parce que dans les cas de fibrillation, on peut constater une cellule à l'état de contraction alors que toute celles adjacentes sont dans le relâchement (fig. 18).

NERFS INTRINSÈQUES DU CŒUR. — On peut distinguer dans le cœur deux espèces de nerfs : 1° neuro-musculaires, qui forment les nodules et les fibres (5) ; 2° les ganglions ordinaires et les fibres nerveuses. Celles-ci sont très nombreuses et bien que l'on ne soit pas d'accord sur la part qu'elles prennent, soit comme source d'excitation, soit comme voie de transmission d'un point à un autre dans ce cœur, les physiologistes admettent qu'elles servent à coordonner l'action du cœur avec celle des vaisseaux.

Les nerfs du cœur sont si nombreux que le Dr Robert Lee (6) dit : « On peut facilement démontrer que toute artère située dans les parois de l'utérus et du cœur et tout faisceau musculaire de ces organes est pourvu de nerfs qui forment des ganglions. » Cette opinion émise par Lee en 1849, a été confirmée jusqu'à un certain point par Retzius, qui cependant ne la généralise pas autant, quand il dit qu'il n'est guère possible que toute fibre musculaire reçoive un nerf, et qu'en fait on voit beaucoup de fibres qui ne sont pas en contact avec une extrémité nerveuse. Retzius, Ramon y Cajal (8) et H.-J. Berkeley, admettent tous que les terminaisons nerveuses forment autour des fibres musculaires un réseau sur lequel on peut observer des varicosités. Berkeley les considère comme des cellules nerveuse bipolaires. Heyman et Demoor ont de nouveau étudié cette question, et alors qu'ils trouvent des corpuscules qui ressemblent beaucoup à des cellules ganglionnaires situées entre les fibres musculaires, ils sont portés à les considérer comme des cellules protoplasmiques conjonctives. Ils admettent cependant avec les autres l'existence d'un fin réseau de fibrilles nerveuses entourant les fibres musculaires. Ce réseau, tel qu'ils

le représentent dans la figure 34 planche XVIII et dans d'autres
figures de leur ouvrage, est tout à fait semblable à celui que l'on
voit sur les artères (fig. 25 p. 70).

NERFS SENSITIFS ET INTRINSÈQUES. — D'après certaines expériences de von Basch et A. Fröhlich (11), il semblerait que
quelques-uns des nerfs du cœur sont sensitifs, et donnent lieu à

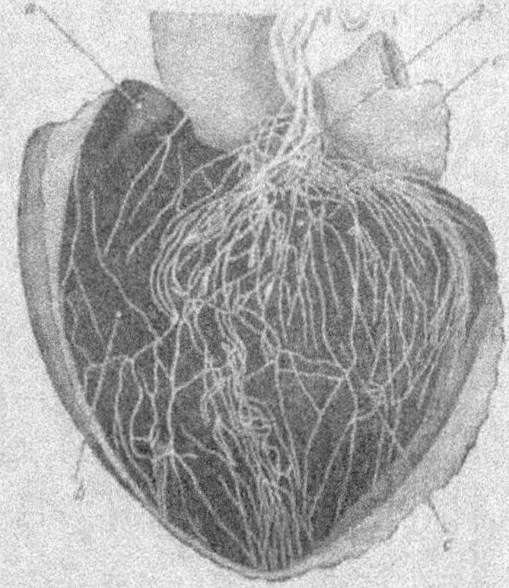

Fig. 19. — Plexus nerveux cardiaque antérieur (d'après Robert Lee).

a, Origine de l'artère pulmonaire qui a été complètement enlevée; b, face antérieure du ventricule droit; c, face antérieure du ventricule gauche; d, nerf vague gauche; e, tronc de l'artère coronaire gauche mis à nu et complètement entouré de ganglions et de nerfs qui se distribuent à toute la surface du ventricule jusqu'à la pointe.

des extra-systoles, quand ils sont excités : car, si on badigeonne
soigneusement avec une solution de cocaïne une région limitée
de l'épicarde, une application d'une excitation électrique en ce
point exige une intensité beaucoup plus forte pour produire
une extra-systole, tandis que les autres parties du cœur conservent leur sensibilité normale : d'autres expériences montrent
que cette diminution de sensibilité n'est pas due à une lésion
quelconque du muscle sous-jacent à l'épicarde

CONTRACTION DU CŒUR CHEZ LES MAMMIFÈRES. — Chez les mam-

mifères, comme je l'ai déjà dit, la veine cave et les veines pulmonaires peuvent continuer à battre d'une façon rhythmique
après que le reste du cœur a cessé de battre, mais habituellement la contraction du cœur commence dans les oreillettes au
niveau de leur jonction avec les veines et va de là aux ventricules. Les électro-cardiogrammes semblent même montrer que
le ventricule commence à se contracter légèrement à la base, puis
la pointe entre en contraction et enfin la base se contracte avec
violence (12). Cette façon de procéder est tout à fait bien adap-
tée pour chasser tout le sang en dehors du cœur, car la légère
contraction de la base fait contracter les anneaux auriculo-ventriculaires et empêche le reflux ; la contraction simultanée des
muscles papillaires et de la pointe aura le double effet de maintenir les valvules fermées et de chasser le sang dans les vaisseaux, tandis que la contraction finale de la base favorise l'expulsion totale du contenu ventriculaire.

DILATATION ACTIVE DU CŒUR. — C'est là un sujet de discussion,
mais il est fort probable que sous l'influence de l'excitation du
nerf vague, il se fait une légère dilatation active.

CARACTÉRISTIQUE DE CŒUR. — Le battement du ventricule est
une simple contraction musculaire, et non pas un état tétanique
(14). Des courants électriques intenses appliqués en un point
quelconque du cœur paralyseront les nerfs cardiaques et détermineront la fibrillation (p. 52) du muscle, mais ne causent pas
d'état tétanique. De fréquentes excitations d'intensité moyenne,
qui détermineront un état tétanique dans un muscle volontaire,
accélèrent les battements du cœur. L'excitation du cœur le fait
battre soit avec toute sa force, soit pas du tout. Cette observation
faite par Bowditch a été formulée par Barvier sous cette forme,
Tout ou rien, expression connue depuis sous le nom de Loi de
Bowditch. Gaskell a décrit l'activité du ventricule comme dépendant de cinq facteurs : 1° Rhythme des excitations, chronotrope ; 2° rapidité de leur transmission dans le cœur, dromo-

trope; 3° excitabilité aux contractions bathmotrope; 4° force de contraction, inotrope; 5° tonicité (16).

Engelmann (17) a donné à ces fonctions les noms qui sont inscrits sur les courbes, et leur augmentation ou leur diminution sont indiquées par les termes positif et négatif. Ainsi si l'excitation du nerf vague ralentissait le cœur, en diminuant la production des excitations dans le cœur, on dirait qu'elle exerce une action chronotrope négative ; si elle diminuait la transmission de l'oreillette au ventricule, elle aurait un effet dromotrope négatif, et la diminution de la force de contraction serait une action inotrope négative.

ORIGINE DES EXCITATIONS DANS LES NODULES DU CŒUR CHEZ LES MAMMIFÈRES. — Les excitations pour la contraction sont supposées avoir leur origine dans deux nodules, formés par un muscle imparfaitement différencié ou tissu neuro-musculaire (18). Il est bon, cependant, de se rappeler qu'au point où existent ces nodules, il y a aussi de nombreuses cellules ganglionnaires qui sont souvent disposées en groupes correspondant aux ganglions de Remak, Ludwig et Bidder du cœur de la grenouille (19).

Le premier de ceux-ci est connu sous le nom de nodule de Keith et Flack ou sino-auriculaire, ou nodule S.-A. Il est situé dans l'oreillette droite à l'embouchure des veines caves (20). On appelle quelquefois cette partie de l'oreillette le canal auriculaire, et il correspond au sinus veineux de la grenouille. Un second nodule, tout à fait semblable, appelé le nodule auriculo-ventriculaire, ou nodule A.-V. est situé à la partie postérieure de l'oreillette droite, au-dessous et près du septum, et à droite du sinus coronaire (22).

STRUCTURE DES NODULES. — Ces nodules sont formés d'un réseau compliqué de fibres musculaires spéciales, qui ont une striation transversale difficile à distinguer. Elles ont peu de fibrilles et beaucoup de protoplasma (22).

CONNEXION DES NODULES. — Ces deux nodules sont reliées par des fibres musculaires à travers le septum auriculaire (23).

FAISCEAU DE STANLEY KENT ET HIS. — Du nodule A.-V. s'échappe un faisceau de fibres partiellement différentes, qui a été décrit par Stanley Kent (24) et His Junior (25), et soi-

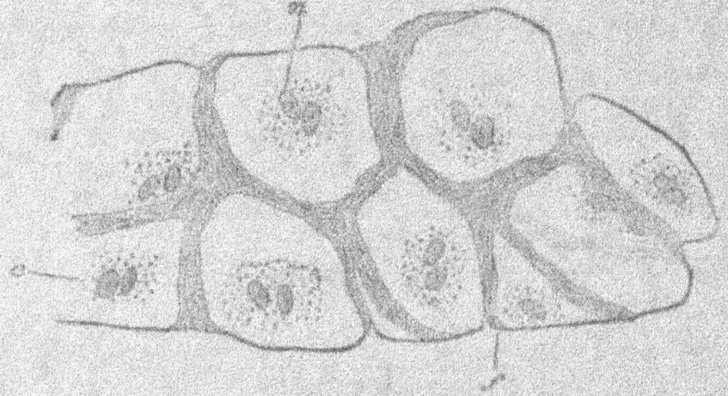

Fig. 20 — Fibres de Purkinje dans le cœur d'une brebis.

n, noyau; e, protoplasma; f, substance musculaire striée. D'après Ranvier, Leçons d'Anatomie générale sur le système musculaire (Paris, Delahaye et Cie, 1880, p. 400).

gneusement étudié par Tawara (26). On le connaît sous le nom de faisceau de His. Il se dirige en avant dans le septum inter-ventriculaire, et puis il se divise en deux branches qui vont en avant vers la pointe de chaque côté et se dissocient en fibres qui se terminent dans les muscles papillaires, et semblent identiques aux fibres de Purkinje que cet auteur a le premier décrites. Ces fibres ne sont striées qu'à leur périphérie, et peuvent être considérées comme neuro-musculaires, et pos-séder à la fois les propriétés du muscle et du nerf (fig. 20).

RÉGULATEUR DU CŒUR. — Le nodule S-A est supposé être plus sensible que le nodule A-V et agit comme régulateur de l'allure du cœur.

RHYTHME NODAL. — Quand le nodule S-A, vient à ne pas agir, le nodule A-V peut mettre en train un rhythme qui lui est propre, comme le fait la partie supérieure du ventricule de la grenouille, lorsqu'elle est complètement séparée de l'oreillette. C'est ce que Mackenzie a appelé le rhythme nodal

Les contractions ventriculaires dues aux excitations provenant du lieu d'origine habituel, c'est-à-dire du nodule S-A, ont été appelées nomotopiques, et celles provenant d'autres points ectopiques.

BLOQUAGE DU CŒUR. — Les mêmes phénomènes constatés par Gaskell lorsque le sillon auriculo-ventriculaire de la grenouille était comprimé par une pince, ont été observés aussi dans le cœur des mammifères, lorsque les voies de conduction entre l'oreillette et le ventricule ont été lésées ou détruites par une ligature (Wooldridge 30), par une section (Tigerstedt 31), ou par écrasement (Mac William 32), ou en pinçant le faisceau de His (Erlanger 33).

Erlanger a constaté que lorsque le faisceau de His est complètement comprimé par les mors d'une pince, le ventricule n'a qu'un battement pour deux de l'oreillette, et lorsque la pince est très serrée, il n'en a qu'un pour trois de l'oreillette.

Si on serre encore davantage la pince, le rhythme 3 pour 1 est suivi du bloquage complet du cœur, de sorte que les battements du ventricule deviennent tout à fait indépendants de ceux de l'oreillette et sont généralement plus lents que ces derniers. Comme dans cette expérience il n'y a que le faisceau de His qui est comprimé, le sang continue à être chassé par les oreillettes dans les ventricules. Ils se distendent, et après que deux ou trois ondées sanguines ont pénétré, ils se contractent, mais cette contraction n'a aucune relation de temps avec la contraction des oreillettes, de sorte que les rhythmes des oreillettes et des ventricules sont séparés et indépendants. Le rhythme ventriculaire est ordinairement beaucoup plus lent que l'auriculaire qui est en moyenne 3,05 fois plus rapide.

Quand le faisceau de His est incomplètement comprimé soit que la pince soit mal appliquée, soit pour toute autre raison, les résultats sont un peu différents. Le premier résultat de la compression de la pince peut être l'allongement de l'intervalle entre le commencement de la systole auriculaire et la systole ventriculaire. Par abréviation, on indique souvent la systole auriculaire par les lettres A S, et la ventriculaire par V S. Le premier résultat serait ainsi exprimé brièvement comme un allongement de A S V S, ou encore plus simplement l'intervalle A V. Cet intervalle peut augmenter graduellement jusqu'à ce que les ventricules finissent par ne plus répondre à une des contractions auriculaires, ou, en d'autres termes, il se produit une intermittence. Immédiatement après cela, l'intervalle A V se raccourcit et ensuite il s'accroît, d'abord lentement, puis rapidement jusqu'à la prochaine intermittence. Au début les intermittences se produisent d'une façon irrégulière, avec d'assez longs intervalles, le plus long pouvant être de 27 battements, mais à mesure que la compression augmente, les intermittences commencent à se produire régulièrement, le ventricule ne répondant qu'à 2, 3, 4, 5, 6, 7, 8, 9 ou 10 battements de l'oreillette.

CAUSE DU BLOCAGE DU CŒUR CHEZ L'HOMME. — D'après de nombreuses observations, il semble certain que le faisceau de His ne se compose pas entièrement de fibres musculaires non différenciées, mais qu'il renferme aussi de nombreuses fibres nerveuses, et il est probable que dans certains cas la communication peut être maintenue entre l'oreillette et le ventricule par des filets nerveux qui ne sont pas contenus dans ce faisceau (Kronecker). En outre, on a publié de si nombreux cas de dégénérescence graisseuse de ce faisceau, constatée à l'autopsie de sujets qui avaient eu du blocage du cœur, qu'il y a certainement un rapport étroit entre cette lésion et le symptôme.

BLOCAGE FONCTIONNEL DU CŒUR. — Lorsqu'avec un courant faradique on excite les troncs des nerfs vagues, ou que le centre du nerf vague est excité par la digitale, les pulsations cardiaques se ralentissent ou même s'arrêtent. Ces effets sont

dus, en partie tout au moins, au bloquage du cœur. Ils cessent
lorsque l'on suspend l'excitation du tronc du nerf vague, ou
dans le cas de ralentissement par la digitale, lorsqu'on sectionne le nerf vague; dans ce cas, l'excitation inhibitoire ne
peut plus passer de la moelle au cœur.

Le bloquage du cœur dans de pareilles conditions est difficile
à expliquer, sauf si on admet l'hypothèse de l'entrechoquement (p. 30).

NŒUD VITAL DU CŒUR, EXPÉRIENCES DE KRONECKER ET SCHMEY. —
Il y a de nombreuses années que Flourens a montré que si
avec une aiguille on pique la moelle allongée juste à l'extrémité inférieure du calamus
scriptorius, la respiration cesse immédiatement (35) : c'est ce point qu'il a appelé le
nœud vital (fig. 21). Il semble qu'un point
analogue existe dans le cœur, car Kronecker et Schmey (36) ont constaté qu'en
piquant dans le septum interventriculaire
un point situé à l'union de son tiers supérieur avec ses deux tiers inférieurs, les
contractions rhythmiques du cœur cessent
immédiatement, et que d'une façon générale le cœur est au repos, quoique à la
surface du ventricule on aperçoive de
légères trémulations.

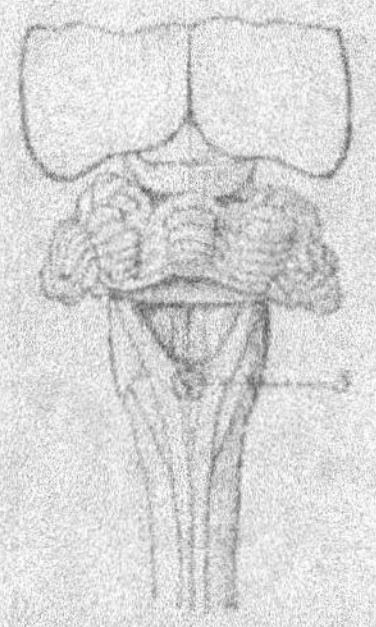

Fig. 21. — Nœud vital.

Dans les deux cas, c'est une action alter-
native qui est abolie. Dans la respiration,
c'est l'alternance de l'inspiration et de
l'aspiration. Au cœur, celle de la systole et de la diastole. Dans
les deux cas, l'arrêt ne semble pas être dû autant à la paralysie
qu'au trouble de la coordination entre ces mouvements alternatifs. Une autre ressemblance entre le nœud vital de la respiration et celui du cœur, c'est que dans les deux cas l'effet
obtenu ne semble pas dû à un traumatisme des ganglions. La

nœud vital fut étudié par Gierke (37) qui constata qu'il était formé par un faisceau de nerfs reliant les deux côtés de la moelle et allant aux noyaux du nerf vague et des nerfs laryngés, aussi bien que dans la moelle. On a contesté l'existence du centre décrit par Kronecker (38), mais il y a de nombreux filets nerveux le long de la cloison.

FIBRILLATION. — Les tremblements fibrillaires sont dus à la contraction des cellules musculaires en particulier (fig. 18, p. 43). Quoique un grand nombre de cellules puissent se contracter en même temps, comme toutes ne se contractent pas d'une façon coordonnée, le ventricule ou l'oreillette ne se contracte pas en masse. La fibrillation du ventricule peut être produite par (39) : 1° la piqûre de la cloison comme on l'a dit ci-dessus ; 2° la ligature des artères coronaires ; 3° l'embolie des petites branches de l'artère coronaire ; 4° l'excitation par des courants électriques intenses ; 5° par un brusque refroidissement de 23° ; 6° parfois par une application rapide de chloroforme. Les cœurs de lapin peuvent parfois s'en remettre spontanément ; il n'en est pas de même des chiens, sauf si ils sont très jeunes. Ils peuvent quelquefois en guérir si on fait une application directe sur le cœur de secousses électriques de 240 volts.

CONSÉQUENCES DE LA FIBRILLATION. — La fibrillation du ventricule amène la mort en quelques minutes ; celle de l'oreillette peut continuer pendant des semaines et des années sans autre effet que de déterminer une grande irrégularité du pouls, et troubler ainsi la circulation (40). Si on ajoute du camphre à une solution normale de chlorure de sodium et au sang, et qu'on le fasse circuler à travers un cœur, la fibrillation disparaît.

NERFS EXTRINSÈQUES DU CŒUR. — Les rapports entre le cœur et le corps auquel il doit fournir du sang dans toutes ses parties et dans des conditions si variées, sont si complexes qu'on doit s'attendre à trouver de nombreux nerfs reliant le corps et le cœur : c'est en effet ce qui existe. À la base du cœur lui-même, il existe un grand réseau ou plexus nerveux que pour la commodité de la description on peut diviser en trois parties : 1 plexus superficiel, branche droite, 2 et gauche, 3 du plexus profond ou postérieur. On peut ajouter encore les plexus accompagnant les artères coronaires antérieures et postérieures (fig. 19, p. 45). Les nerfs formant ce réseau proviennent des trois ganglions cervicaux et du nerf vague de chaque côté. Les rapports de ces nerfs entre eux et avec la moelle sont très compliqués et n'ont pas besoin d'être décrits ici (42).

FONCTIONS DE CES NERFS. — D'une façon générale on peut dire que la fonction des nerfs sympathiques est d'accélérer et de rendre plus forts les battements du cœur ; aussi on les appelle nerfs accélérateurs.

La fonction du nerf vague, en se plaçant à un point de vue général, est de ralentir les battements du cœur et de les rendre plus faibles (action d'inhibition).

FONCTIONS COMPLEXES DU NERF VAGUE. — Ce nerf a reçu le nom de vague ou nerf mobile (en allemand, Herumschweifender Nerv.) parce qu'il se rend à de nombreux organes dans son trajet ; on l'a appelé aussi pneumogastrique parce qu'il fournit de nombreux rameaux aux poumons, à l'estomac comme à l'intestin, au foie et aux reins. Il renferme trois espèces de nerfs ; 1° des nerfs médullaires avec une gaine médullaire épaissie (43) ; 2° des nerfs médullaires avec une gaine médullaire mince (44) ; 3° des nerfs non médullaires (44). Ceux de la première espèce sont probablement efférents (moteurs et inhibiteurs) ceux de la seconde sont probablement afférents ou sensitifs, et ceux de la troisième sont des nerfs sympathiques (accélérateurs).

NERFS AFFÉRENTS ET SENSITIFS DU CŒUR, DOULEUR. — On a déjà signalé l'existence probable de nerfs afférents intrinsèques dans l'épicarde. Des nerfs afférents dont l'irritation causera des extra-systoles suivies de pause de compensation semblent aussi exister dans le péricarde ; car Heitler (45) sous la direction de von Basch a trouvé qu'une excitation mécanique ou électrique du péricarde produit des extra-systoles du cœur chez le chien ; mais quand le péricarde était badigeonné avec une solution de cocaïne à 10 p. 100, l'excitation ne produisait plus aucun résultat. Les nerfs afférents extrinsèques peuvent déterminer le ralentissement ou l'accélération du pouls, et une chute ou une élévation de la pression sanguine. Ils produisent des modifications dans la respiration, et peuvent déterminer des réflexes généraux dans les membres, fait qui indique qu'ils peuvent produire des sensations et probablement de la douleur (46).

NERF DÉPRESSEUR. — Chez les lapins, Ludwig et Cyon ont trouvé un nerf qui naît dans le ventricule, et va à la partie supérieure, d'où il envoie une branche au nerf vague et une autre au nerf laryngé supérieur. L'excitation de son bout périphérique ne produit aucun effet, mais si on excite le bout central, les vaisseaux de l'intestin se dilatent et la pression sanguine s'abaisse. Chez l'homme il existe quelquefois comme nerf séparé, mais le plus souvent il semble faire partie du nerf vague (48). Il n'est pas en état d'activité continue, mais si la pression dans le cœur ou plutôt dans l'aorte s'élève trop, il entre en action, diminue la pression et facilite le travail du cœur.

MODE D'ACTION DU NERF VAGUE SUR LE CŒUR. — Lorsqu'un des nerfs vagues surtout le droit, est soumis à une excitation, les oreillettes et les ventricules battent à la fois plus lentement et plus faiblement. Si l'excitation est forte, ils restent en diastole pendant une période variable, après laquelle ils commencent à battre de nouveau, même si l'excitation est continuée. Chez la plupart des animaux, l'oreillette répond plus rapidement à l'excitation du vague que le ventricule, et elle peut rester tout à fait immobile, tandis que le ventricule continue à présenter des pulsations. D'un autre côté, les contractions du ventricule disparaissent parfois complètement, tandis que les oreillettes présentent de violents battements. Lorsque l'oreillette est en état de fibrillation, une excitation du nerf vague peut n'avoir quelquefois aucun effet sur l'oreillette, mais peut ralentir le ventricule ou l'arrêter complètement. La façon exacte par laquelle le nerf vague produit ces effets extraordinaires a été l'objet de beaucoup d'expériences, et a été très discutée, et, actuellement, elle n'est pas encore parfaitement connue.

Quelques expériences semblent démontrer que le nerf vague agit sur le muscle cardiaque directement, comme un nerf moteur sur un muscle volontaire ; D'autres indiquent qu'il agit indirectement par une sorte de tissu nerveux, et en fait, il est presque impossible de concevoir son mode d'action, sauf si on suppose qu'il agit à la fois sur le muscle et le nerf. Son action sur le muscle semble être indiquée par ce fait qu'il produit des phénomènes d'inhibition dans le cœur des invertébrés chez lesquels on n'a trouvé aucune cellule ganglionnaire, et de même dans des fragments enlevés dans des parties de cœur des vertébrés, innervés par le nerf vague, mais ne renfermant pas de cellule ganglionnaire (53). Son action sur les tissus nerveux est indiquée par ce fait qu'il n'agit pas immédiatement sur le cœur comme le fait un nerf moteur sur un muscle, mais il y a une période latente assez longue (54), durant souvent tout le temps nécessaire pour un ou même deux battements du pouls, avant que l'excitation produise un effet, et elle continue à agir pendant un temps considérable après que l'excitation a cessé (fig. 91, p. 245). En outre l'effet des médicaments sur le nerf vague est très difficile sinon impossible à expliquer avec la théorie qui suppose qu'il n'agit que sur le muscle cardiaque (55).

A. Waller a montré que les fibres d'inhibition proviennent en réalité du nerf spinal accessoire ; si en effet les racines de ce nerf viennent à être détruites au niveau du trou jugulaire et qu'il se forme une dégénérescence de ses fibres, la fonction d'inhibition du nerf vague n'existe plus, et l'excitation de son tronc ne produit plus de ralentissement du cœur (56). L'origine profonde de ce nerf est le centre d'inhibition pour le cœur et est située dans la moelle allongée. Chez quelques tortues, il n'y a que le nerf vague droit qui a cette fonction d'inhibition (58), et j'ai souvent constaté chez les lapins que la propriété d'inhibition est beaucoup plus développée dans le nerf vague droit que dans le gauche. Les branches du nerf vague droit vont surtout au plexus cardiaque profond, alors que celles du nerf vague gauche se rendent au plexus cardiaque superficiel.

Les fibres inhibitrices du nerf vague peuvent : 1° ralentir les battements du cœur sans modifier leur vigueur ; ou 2° les affaiblir sans modifier leur vitesse ou, 3° les ralentir et les affaiblir tout à la fois. En raison des filets sympathiques contenus dans les troncs du nerf vague, s'ils viennent à être excités, ils peuvent parfois accélérer et renforcer les battements du cœur, au lieu de produire l'effet habituel (60). D'autres filets moteurs vont aux organes abdominaux (61), et quelques-uns vont probablement aux poumons. D'après Gaskell, le nerf vague peut ralentir et arrêter le cœur en affaiblissant : 1° sa propriété de donner naissance à des excitations rhythmiques ; 2° de les transmettre (bloquage), 3° de répondre à ces excitations (excitabilité amoindrie, 4° sa force de contraction, 5° sa tonicité.

Quelques recherches récentes de A. H-E. Colin peuvent permettre d'expliquer pourquoi on obtient des résultats si différents par l'excitation des nerfs vagues. Bien que Gaskell et d'autres auteurs aient constaté des différences dans la nature aussi bien que dans la quantité d'effet exercé sur le cœur par l'excitation du nerf vague gauche et du nerf vague droit, on n'a cependant pas encore expliqué ces différences dans la nature de l'effet obtenu. De l'examen des résultats obtenus par les observateurs qui l'ont précédé comme de ses expériences, Colin arrive à conclure que les deux nerfs possèdent la double propriété de diminuer la production des excitations qui ont leur origine dans le cœur et d'amoindrir leur propagation. La propriété de diminuer la production des excitations est plus accentuée dans le nerf vague droit : celle de diminuer la facilité de leur transmission est plus marquée dans le nerf vague gauche. Cohn représente sa conception par un diagramme figure 22, qui n'explique pas complètement les résultats, et n'est pas, par conséquent parfait, mais néanmoins, il permet de comprendre l'enchaînement de tous ces faits.

Il est évident que le nerf vague doit sa propriété de ralentir ou d'arrêter les battements du ventricule en partie à ce qu'il peut déterminer le bloquage du cœur (64) et empêcher les excitations de passer de l'oreillette au ventricule. Gaskell fait remarquer qu'il n'a jamais vu aucun signe montrant qu'une onde d'excitation (p 32) puisse passer du sinus au ventricule et le faire contracter sans produire en même temps la contraction de l'oreillette (65). Cependant il y a des cas dans lesquels le nerf vague produit un arrêt complet des battements des oreillettes, de sorte que, il est difficile d'admettre que des excitations puissent passer, tandis que le ventricule continue à présenter ses battements normaux, et même peut battre plus rapidement qu'à l'état normal, si les nerfs accélérateurs sont excités en même temps que le nerf vague (66).

EFFETS CONTRADICTOIRES DU NERF VAGUE. — Bien que l'effet habituel de l'excitation du vague soit de produire un bloquage plus ou moins complet du cœur, cependant, lorsque le bloquage

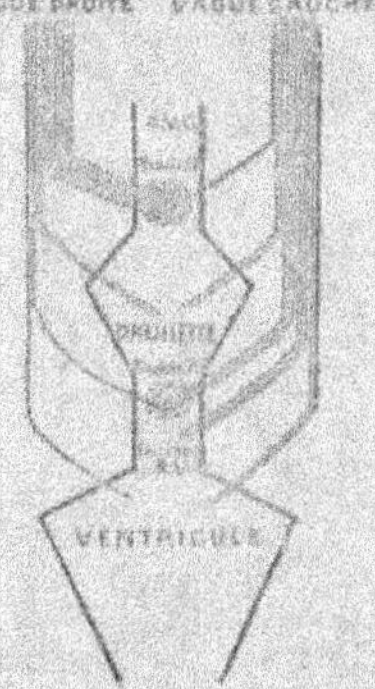

Fig. 22. — Diagramme montrant l'action des nerfs vagues gauche et droit sur le cœur d'un chien légèrement modifié par A.-E. Cohn.

D'une façon générale, on peut dire que le nerf vague droit diminue les excitations, le gauche produit le bloquage. Le nerf vague droit en sortant au nœud sino-auriculaire, le régulateur de la vitesse du cœur, lorsqu'il est excité, il arrête plus ou moins complètement la production des excitations dans le nœud, arrêtant ainsi les oreillettes et en général aussi le ventricule. Mais si les battements des oreillettes ne sont que ralentis sans être entièrement arrêtés, il n'y a pas de bloquage, les excitations allant des oreillettes aux ventricules. Le nerf vague gauche produit un léger ralentissement des battements des oreillettes, mais il détermine le bloquage des excitations allant de l'oreillette au ventricule. Cet effet peut varier de la simple prolongation de l'intervalle A-V et d'un bloquage incomplet du cœur, ou d'un bloquage complet du cœur.

du cœur existe déjà, l'excitation du vague le fait disparaître.
De sorte que, comme dit Gaskell, « l'excitation du nerf vague
fera disparaître le bloquage, facilitera la restauration du tissu
et obligera toute onde de contraction à passer » (67).

En outre Gaskell ajoute que l'excitation du vague peut parfois augmenter la force des battements du cœur, et d'autres fois
la diminuer. Même si cela était dû à la présence de deux espèces
de filets nerveux dans le nerf vague, il est difficile de comprendre
des effets aussi opposés, excepté si l'on suppose qu'il sont dus
à quelque espèce de renforcement et d'entrechoquement (fig. 8
et 9, p. 30; cf. aussi p. 51).

Actuellement nous ne comprenons pas la nature d'une pareille
action, mais nous ne savons pas davantage quelle est la nature
de l'action qui fait qu'un nerf moteur agit sur une fibre musculaire et la fait contracter. Ces deux actions sont probablement
d'ordre plus ou moins chimique, et les recherches futures en
donneront probablement l'explication.

ACTION TROPHIQUE DU NERF VAGUE. — Gaskell pense que la fonction du nerf vague est de reconstruire à nouveau les éléments
constituant du muscle cardiaque qui ont été détruits pendant la
contraction (69). Cette conception reçoit une confirmation du
fait que après la mort, le cœur bat plus longtemps si les
nerfs vagues ont été auparavant en action, et s'arrête d'autant
plus tôt que les nerfs vagues ont été sectionnés[1] (70). La section des nerfs vagues pendant la vie produit leur dégénérescence. L'action du nerf vague semble dépendre beaucoup de sa
propriété d'agir sur les modifications des tissus dans le cœur.
Pendant que le nerf vague est en action, le muscle cardiaque
élimine plus de potassium (71). Le nerf vague ne ralentira pas
un cœur imbibé d'une solution de chlorure de sodium seulement, mais son pouvoir d'inhibition réapparaîtra si on ajoute

---

[1]. Joseph et Meltzer (Journ. of Exp. Med. 1909, vol. XI, n°s 1 et 2) ont trouvé
que au contraire, l'excitation des nerfs vagues avant ou après la mort faisaient
l'apparition de la rigidité du cœur.

du potassium et du calcium. Il est nécessaire d'employer pour
cela les proportions exactes de ces substances, car si dans le
cœur, il y a trop de potassium, le cœur s'arrête en diastole, si
au contraire le calcium est en excès, il est immobilisé en systole (72).

NERFS ACCÉLÉRATEURS DU CŒUR. — L'origine centrale de ces
nerfs n'a pas été déterminée aussi exactement que celle des
nerfs de l'inhibition. Les principaux nerfs accélérateurs émanent
de la partie cervicale de la moelle et de là, par des rameaux
communicants, vont rejoindre les quatre premiers ganglions
dorsaux puis remonter dans la moelle sympathique par l'anneau
de Vieussens jusqu'au ganglion cervical inférieur, et de là vont
au cœur. Mais il y a cependant aussi d'autres filets nerveux qui
ont une action accélératrice. Chez la grenouille, ils sont tous
contenus dans le nerf vague, et chez beaucoup de mammifères,
ce nerf renferme aussi des fibres accélératrices. Mais cette action
est masquée par celle des filets nerveux d'inhibition qui sont
beaucoup plus puissants, de sorte que l'excitation du tronc du
nerf vague détermine le ralentissement du cœur, à moins
que les filets inhibiteurs aient été paralysés par l'atropine,
la nicotine le curare ou quelque poison possédant une action
similaire (74). Dans ces cas l'excitation produit de l'accélération.

Comme les nerfs vagues ont le caractère de nerfs spinaux, ils
ont une action rapide sur le cœur, tandis que les nerfs accélérateurs, qui appartiennent au système du sympathique ont une
action beaucoup plus lente. Les nerfs accélérateurs peuvent agir
sur le ventricule sans influencer le régulateur de la vitesse du
cœur; car ils augmentent la rapidité des battements du ventricule alors que l'oreillette est complètement en repos à la suite
de l'excitation du nerf vague (75).

Les nerfs accélérateurs augmentent la force et le nombre des
battements du cœur, probablement grâce aux cellules ganglionnaires des nodules. Ce ne sont pas des antagonistes directs

des nerfs vagues. S'ils sont excités en même temps, le résultat est l'augmentation de l'activité cardiaque (76).

EXCITATION RÉFLEXE DES NERFS ACCÉLÉRATEURS ET INHIBITEURS DU CŒUR. — Comme la fonction du cœur est de fournir du sang à tout le corps, on doit supposer qu'il doit répondre à tout appel d'une partie quelconque du corps, et c'est en effet ce qui se passe. Des modifications du pouls peuvent se produire par des excitations provenant des nerfs d'un organe des sens, nerf optique, olfactif, acoustique ou glosso-pharyngien, des nerfs de la peau, des muscles ou des viscères (77). La nature de la réponse dépend de celle de l'excitation ; car, si celle-ci est légère, les nerfs accélérateurs semblent lui répondre et le pouls s'accélère ; si elle est intense, le nerf vague est excité et le cœur est ralenti (78).

EXCITATION RÉFLEXE D'INHIBITION. — Toute irritation mécanique ou électrique du péricarde, ou de la surface du cœur amène le repos du ventricule. Ce phénomène semble être de nature réflexe, puisqu'il ne se produit plus si, avant d'appliquer l'excitation, on l'a badigeonnée avec une solution de cocaïne. L'excitation réflexe du nerf vague et l'arrêt du cœur se produisent très rapidement si, chez quelques animaux, on irrite la muqueuse nasale, de même chez le chien et le lapin, l'inhalation de vapeurs concentrées de chloroforme ou d'ammoniaque arrêtera le cœur instantanément (82). Cela peut aussi se produire à la suite de l'excitation d'autres parties des voies respiratoires, comme les bronches et les poumons (83), aussi bien que de l'estomac à la suite de distension ou par irritation de la membrane muqueuse (85), et des intestins (86). Ce dernier réflexe est important pour le ralentissement et l'intermittence du cœur à la suite d'une irritation de l'estomac.

L'irritation réflexe du nerf vague peut à la vérité provenir de tout nerf centripète (87).

VALVULES DU CŒUR. — Si les valvules n'existaient pas, le

sang, au lieu d'être chassé en avant par chaque systole des oreillettes et des ventricules, aurait une tendance à revenir en arrière, de sorte que le travail du cœur se ferait à perte et une grande partie de son énergie serait inutilisée. La présence des valvules empêche cet inconvénient. À l'aorte et à l'artère pulmonaire, nous avons trois segments, qui, comme dans une pompe ordinaire, se juxtaposent par suite de la pression à l'intérieur de l'artère, lorsque le ventricule cesse de se contracter. Pour les valvules qui séparent l'oreillette du ventricule, il est nécessaire d'avoir un appareil plus perfectionné, parce que les valvules sont plus grandes, et que lorsque les parois du ventricule, se rapprochent pendant la systole, des valvules moins épaisses seraient repoussées dans l'oreillette, si ce n'était qu'elles sont attachées par de fins cordages et des colonnes musculaires, qui, se contractant avec le reste du ventricule, ou même un peu avant lui, tirent les valvules par en bas et les empêchent d'être repoussées dans les ventricules 88 (fig. 23).

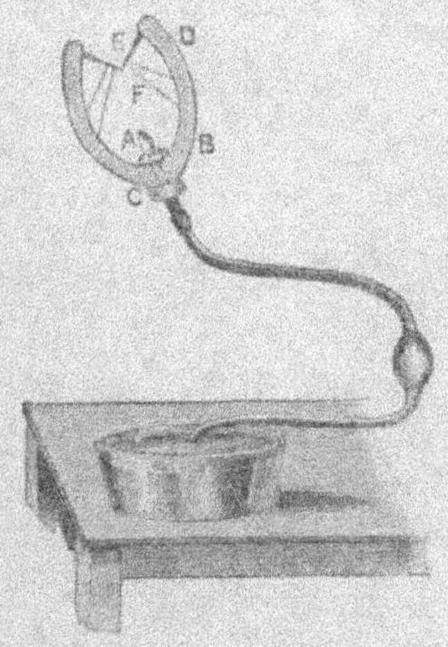

Fig. 23. — Diagramme montrant un appareil très simple pour démontrer le mécanisme des valvules du cœur et reconnaître si elles remplissent bien leurs fonctions.

Il se compose d'une poire à lavement ordinaire dont l'extrémité A est fixée dans l'intérieur du ventricule S et maintenue en place par un épais anneau de caoutchouc C. D est l'anneau auriculo-ventriculaire, E les valvules et F les muscles papillaires.

L'action de ces valvules est aidée par la contraction des fibres musculaires entourant les orifices auriculo-ventriculaires, dont les diamètres sont diminués au point que l'on pourrait dire que des valvules même imparfaites pourraient les obturer (fig. 24 b et c); d'autre part, lorsque la contraction cardiaque est faible, les orifices peuvent être trop larges pour être com-

plètement fermés, et alors un certain degré d'insuffisance peut
se produire, alors même que les valvules elles-mêmes sont parfaitement saines (a, fig. 24) (89).

Les souffles mitraux temporaires que l'on perçoit dans les
cas d'affaiblissement du cœur sont probablement dus à cette
cause et ils disparaissent quand le cœur reprend de la force.

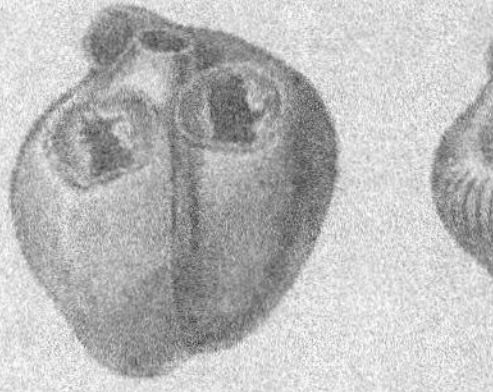
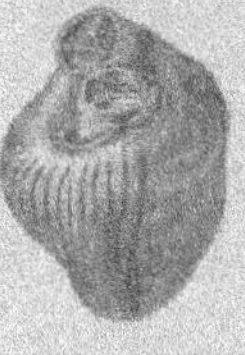
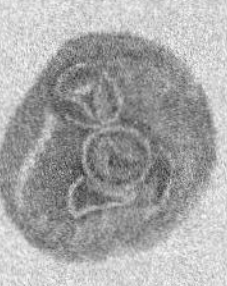

Fig. 24.

Fig. 24. — a, Cœur très distendu pour montrer l'insuffisance des valvules mitrale et tricuspide; b, cœur en pleine systole montrant les orifices mitral et tricuspide si diminués par la contraction musculaire que les valvules les oblitèrent facilement; c, le même cœur qu'en b, mais vu
d'une autre façon. Les moulins du cœur qui ont servi à faire ce cœur ont été faits par M. Franz
Joseph Steger 25 Talstrasse, Leipzig; ils furent dessinés par M. T. P. Collister, Londres. Ils ont été
d'abord décrits par P. Henry (Arch. f. Anat. u. physiol. physiolog., Abt., 1880, p. 420).

Bruits du cœur. — La fermeture des valvules du cœur
détermine des bruits que l'on entend en appliquant l'oreille sur
la paroi de la poitrine, et que l'on peut mieux localiser en se
servant d'un stéthoscope. On entend en effet des bruits qui
sont bien imités par les deux syllabes « lob dop » ces deux
bruits se suivent d'une façon très rapprochée, puis vient un
intervalle, représentant la diastole du cœur. C'est à C.-J.-B.
Williams et à une Commission dont il faisait partie avec Hale
et Glendinning (90), que revient le mérite d'avoir montré que
le deuxième bruit « dop » est dû à la fermeture des valvules
aortiques; ils montrèrent que lorsque les valvules aortiques
étaient détruites, le deuxième bruit n'était plus perçu. La cause
du premier bruit, par contre, a été l'objet de beaucoup de dis-
cussions. Quelques auteurs l'ont considéré comme un bruit valvulaire dû au choc des valvules auriculo-ventriculaires les unes
contre les autres; d'autres, comme Magendie, l'ont attribué au
choc de la pointe contre la paroi thoracique; enfin d'autres

ont cru que c'était un bruit musculaire dû à la contraction ventriculaire. Actuellement, il paraît douteux, d'après les expériences de Ludwig, Dogiel (91) et d'autres, que le premier bruit soit surtout musculaire et déterminé par la contraction du ventricule ; mais les expériences de Ottomar Bayer (92) dans le laboratoire de Ludwig, ont démontré que, en dehors du bruit musculaire, on pouvait obtenir un claquement net par la fermeture des valvules auriculo-ventriculaires dans un cœur après la mort. Williams et ses collègues montrèrent en outre que le premier bruit était renforcé si on faisait battre le cœur contre une pièce de bois (93). Nous pouvons donc ainsi considérer que trois facteurs participent à la production du premier bruit 1° la contraction ventriculaire ; 2° la fermeture des valvules auriculo-ventriculaires et 3° le choc de la pointe contre la paroi thoracique.

Comme on pouvait s'y attendre, le premier bruit s'entend avec le plus d'intensité au niveau de la pointe, qui est la partie de la paroi thoracique la plus rapprochée du ventricule. Le second bruit s'entend le plus vivement au niveau des valvules aortiques qui se trouvent au-dessous du bord gauche du sternum au niveau du 3° espace intercostal ; mais on l'entend encore plus nettement au point où l'aorte croise le sternum vers son bord droit, au niveau du deuxième espace intercostal, ou du troisième cartilage costal. Gibson (94) a décrit un troisième bruit se produisant parfois après le second.

NATURE DOUBLE DU CŒUR. — Pour la simplicité de mon exposé j'ai parlé du cœur comme s'il n'était composé que du côté gauche, mais chez l'homme comme chez les mammifères, nous avons en réalité deux cœurs, le gauche et le droit, qui sont réunis pour n'en former qu'un seul ; le droit chasse le sang dans les poumons pour les aérer, le gauche envoie le sang dans tout le corps pour la nutrition des tissus. Ces deux cœurs reçoivent le sang des grosses veines dans les oreillettes qui, en se contractant, le chassent dans les ventricules, et de là, il est envoyé par le ventricule droit dans l'artère pulmonaire et par le ventricule gauche dans l'aorte. Comme je l'ai déjà indiqué la veine cave et les veines pulmonaires possèdent la propriété d'avoir une pulsation rhythmique indépendante de celle de l'oreillette, et les battements du cœur peuvent avoir quelquefois, quoique probablement pas toujours, leur origine à ce niveau (p. 18).

VENTRICULE DROIT. — La résistance que le ventricule droit a à vaincre pour envoyer le sang dans l'artère pulmonaire est environ un tiers moins forte que celle présentée par l'aorte ; par suite, le ventricule droit est un tiers moins fort que le gauche. Les valvules de la tricuspide, qui séparent le ventricule droit de l'oreillette droite, sont rendues beaucoup plus facilement insuffisantes par la distension du ventricule que ne le sont les valvules de la mitrale, et cette tendance à l'insuffisance a été considérée, et je crois avec raison, comme une soupape de sûreté (96) pour empêcher l'arrêt du ventricule droit à la suite d'une distension excessive, et pour permettre au sang de repasser dans les réservoirs veineux comme je l'ai déjà indiqué.

Dans les cas où la tension artérielle atteint une hauteur anormale, et où par conséquent, il y a grand danger d'une hémorragie cérébrale, le ventricule gauche agit aussi comme une soupape de sûreté, et se dilate, de sorte que les valves de la mitrale deviennent insuffisantes et permettent à une certaine quantité de sang de revenir en arrière. Ce phénomène produit un abaissement de la tension et diminue le danger de l'apoplexie.

Bibliographie.

1. PETERSEN. Breslau. Schles. Gesellsch. Uebersich., 1841, p. 86.
2. NICOLAI. Nagel's Handbuch d. Physiolog. d. Menschen, vol. I, p. 801. Braunschweig : F. Vieweg u. Sohn, 1909.

3. Kronecker et Imchanitzky. Archives Internationales de Physiologie, juillet 1906, vol. IV, pp. 1-17 et pl. I.

4. Martin Flack. « The Heart » Farther advances in Physiology, édité par Leonard Hill, F. R. S., p. 38 (London, Edward Arnold, 1909).

5. Flack. Op. cit., p. 45.

6. Lee Robert. Phil. trans., 1849, p. 47.

7. Retzius. Biol. Untersuch. New series, vol. III, 1892, p. 49.

8. Ramos y Cajal. Gaz. sanit. de Barcelona, 10 août 1890 et 10 avril 1891. Cité par Retzius.

9. Berkeley. The Johns Hopkins Hospital Reports, 1884, 5 vol. IV, pp. 248 et suiv.

10. J.-F. Heymans and L. Demoor. Étude de l'innervation du cœur des Vertébrés. Mémoire couronné par l'Académie Royale de Médecine de Belgique, 1894, vol. XIII, pp. 19 et suiv. et p. 48.

11. A. Fröhlich (et von Basch). Zentralblatt. f. Physiol., 1904, vol. XVIII, p. 893.

12. Bayliss et Starling. Proceedings of the Royal society, vol. I, pp. 213 et 214.

13. Stefani et autres, cités par Tigerstedt. Lehrb. d. Physiol. d. Kreisl., pp. 142 et suiv.

14. Ludwig et Hoffa. Ztschr. f. rat. Med., 1850, p. 127. Kronecker, Ludwig's Festgabe, 1874, p. 191.

15. Bowditch. Ber. d. sächs. Gesellsch., 1871, p. 687 et Ludwig's Arbeiten 6 ter Jahrg., p. 174. Ranvier, Leçons d'Anat. gén., 1877-78. Appareils nerveux terminaux, etc. (Paris, 1850), p. 175.

16. Gaskell. Schäfer's Textbook of Physiol., vol. II, p. 194. Journal of Physiol., 1886, vol. III, p. 48 et suiv. et p. 369.

17. Engelmann. Pflüger's Archiv., 1896, vol. LXII, pp. 543 et suiv.

18. Tawara. Reizleitungssysteme d. Säugerthierherzens (Iena, 1906), pp. 134 et 150.

19. Martin Flack. Op. cit., p. 46.

20. Keith. Journ. of Anat. and Physiol., 1908, vol. XLII, p. 1.

21. Keith and Flack. Op. cit., vol. LXI, p. 172. Lancet, 11 août 1906, p. 359.

22. Tawara. Op. cit., p. 134.

23. Flack. Farther advances in Physiology, p. 38.

24. Stanley Kent. Proc. Physiol. Soc., 12 novembre 1892, n° 6, p. 24, et Journal of Physiol., vol. XIV, 1893, p. 233.

25. W. His Junior. Arbeiten, a. d. Med. Klinik zu Leipzig herausgegeben von O. H. Curschmann (Leipzig, H.-C. Vogel, 1843), p. 23.

26. Tawara. Op. cit., pp. 134 et suiv., et p. 150.

27. Erlanger. Amer. Journ. of Med. Sc., 1908, New Series, vol. CXXXV, p. 79.

28. Jas Mackenzie. Diseases of the Heart, p. 160 (London, 1905).

29. Cl.-E. Cohn. Journ. of Exper. Méd., 1912, vol. XVI, p. 735.

30. Wooldridge. Ludwig's Arbeiten, et Arch. f. Anat. u. Physiol., 1893, p. 533.
31. Tigerstedt. Ludwig's Arbeiten, 1884, and Arch. f. Anat. u. Physiol., 1884, p. 101.
32. Mac Williams. Journal of Physiol., 1886, vol. IX, p. 177.
33. Joseph Erlanger. Journal of Exper. Med., vol. VIII, p. 13 (New-York, 1906).
34. Lewis. Mechanism of the Heart beat, pp. 97-112, London, 1911.
35. Flourens. Compt. rend., 1858, t. XLVII, p. 813 et Recherches expérimentales sur les propriétés et les fonctions du système nerveux, 2e édit., p. 201. Paris. 1842.
36. Kronecker et Schmey. Sitzungsb. d. Akad. d. Wiss. zu Berlin, 1884, p. 87.
37. Gaskell. Arch. f. Anat. u. Physiol., 1873, vol. VII, p. 381.
38. Mac Williams. Journal of Physiol., 1887, vol. VIII, p. 400.
39. Voir la bibliographie dans l'article de F.-B. Hofmann dans Nagel's Handbuch d. Physiol. d. Menschen, Bd 1 p. 219, Braunschweig, 1909.
40. Lewis. Mechanism of the Heart Beat., p. 229. London, 1911.
41. Meyer et Gottlieb. Exper. Pharmacologie, p. 217. Berlin u. Wien, 1910.
42. Voir Tigerstedt. Lehrbuch. d. Physiol. d. Kreisl., p. 228. Gibson, Nervous Affections of the Heart, pp. 24 et suiv. (Pentland, Londres et Edimbourg, 1904). A. Morison Nervous system and Visceral Diseases (Pentland, Londres et Edimbourg, 1899). Wooldridge, Ludwig's Arbeiten, 1883. et Arch. f. Anat. u. Physiol., 1883. p. 524.
43. Gaskell. In Schäfer's Textbook of Physiol., vol. II, p. 200.
44. Schwendig. Seidel. Unpublished Notes of Lectures given in Ludwig's Laboratory in Summer of 1869.
45. Harris. Wiener Klinische Wochenschrift, 1898.
46. Goltz. Centralbl. d. med. Wiss., 1863, pp. 47, 49 et Virchows Arch. vol XX. p. 40 et suiv.; Budge Arch. f. Physiol. Heilk, 1846, vol. V, p. 588; Gerlach, Pflüger's Arch., 1873, vol. V, p. 389. Wooldridge, Ludwig's Arbeiten, 1883. Arch. f. Anat. u. Physiol., 1883. p. 522 et suiv.
47. Ludwig et Cyon. Ludwig's Arbeiten für, 1866, p. 128.
48. Voir Hürthle. Schäfer's Textbook, of Physiol., vol. II, pp. 59 et 60 et Tigerstedt, op. cit., p. 279.
49. Sewall et Sprouse. Journ. of Physiol., 1883, vol. VI, p. 171.
50. Rosan and Tschuewaew, cités par Hofmann. Nagel's Handbuch d. Physiol. Bd 1, p. 383.
51. Il y a des variantes, et ceux-ci sont décrits par Tigerstedt qui donne la bibliographie.
52. F. Franck. Arch. d. Physiol., 1891, p. 583. Kronecker.
53. V. Tigerstedt. Op. cit., p. 253 et suiv.
54. Boxater. Pflüger's Arch., 1868, vol. I. 398 et suiv., et 1872, vol. V, p. 4.

55. SCHMIEDEBERG. Grundriss d. Pharmacologie, p. 127 (Leipzig : Vogel, 1892).
56. A. WALLER. Gaz. méd. de Paris, 1856, p. 420.
57. Voir F. HOFMANN dans Nagel's Handbuch d. Physiol. Bd. I, p. 276.
58. A. B. MEYER. Das Hemmungs nervensystem des Herzens, p. 60.
59. GASKELL. Proc. Roy. Soc., 1884, vol. XXXIII, p. 201 ; Schmiedeberg, Ludwig's Arbeiten 6 ter Jahrg. for. 1874, pp. 34 et suiv. (Leipzig, Heizel, 1872, et Sitzungsb. d. K. sach. Gesellsch. d. Wiss. vol. XXIII, pp. 148 et suiv.
60. GASKELL. Journal of Physiol., 1884, vol. V, p. 46.
61. HERMANN's Handbuch d. Physiol., vol. V, part. 2, pp. 444 et 450.
62. Ibid., vol. IV, part. 2, p. 243.
63. GASKELL. Schäfer's Textbook of Physiol., vol. II, p. 293.
64. A.-E. COHN. Journ. of Exp. Med., 1912, vol. XVI, p. 732 ; voir aussi Kraus et Nicolai. Das Electrocardiogramm, p. 447 (Leipzig, Vert et Cie, 1910).
65. GASKELL. Journ. of Physiol., 1882, vol. III, p. 376.
66. BAYLISS et STARLING. Journ. of Physiol., 1892, vol. XIII, p. 414.
67. GASKELL. Journal of Physiol., 1882, vol. III, p. 477.
68. GASKELL. Proc. Roy. Soc., 1881, vol. XXXIII, p. 201.
69. GASKELL. Journ. of Physiol., 1886, vol. VII, p. 350.
70. BROWN-SÉQUARD et d'autres cités par Tigerstedt, op. cit., p. 258 et suiv. Traube, Gesammelte Beiträge, vol. I, p. 381 (Berlin, 1871) ; Eichhorst, Die Trophischen Beziehungen der Nervi Vagi zum Herzmuskel, p. 48 (Berlin, 1879) ; Wassilieff, Zeitschr. f. Klin. Med., 1884, vol. III, p. 346.
71. HOWELL et DUKE. Amer. Journ. of Physiol., 1908, vol. XXI, p. 51.
72. Voir MEYER et GOTTLIEB's. Pharmacologie, p. 229.
73. Voir TIGERSTEDT. Op. cit., pp. 260 et suiv.
74. RUTHERFORD. Journal of Anat. u. Physiol., 1869, vol. III, p. 408. Boehm Arch. f. exp. Path. u. Pharm., 1875, vol. IV, p. 363. Dale, Laidlaw et Symons, Journ. of Physiol., 1910, vol. XII, pp. 1 et suiv.
75. BAYLISS et STARLING. Journ. of Physiol., 1892, vol. XIII, p. 414.
76. TIGERSTEDT. Op. cit., p. 272.
77. TIGERSTEDT. Op. cit., p. 289.
78. SIMONOWSKY cité par Tigerstedt, op. cit., p. 288.
79. HETTLER. Wiener, Klin Wochenschr., 1898.
80. A. FRÖHLICH et von BASCH. Zentralb. f. Physiol., 1904, vol. XVIII, p. 693.
81. François FRANK. Trav. du Lab. de Marey, 1876, vol. II, p. 229.
82. LAUDER BRUNTON. Experiments, voir Shock and syncope, Practitioner, 1873, vol. XI, p. 246. Aussi Kratschmer, Wiener sitzungsb., 1870, vol. LXIII, p. 24.
83. François FRANK. Op. cit., 1880, vol. IV, p. 378.
84. MEYER et PRIBRAM. Zitzungsb. d. K. Akad. d. Wiss. Math. Nat. Cl. 1872, vol. LXVI, p. 102.

85. Hermann et Ganz. Pflüger's Archiv., 1870, Bd. III, p. 8.
86. Tigerstedt. Op. cit., pp. 282 et suiv. et pp. 289.
87. Tigerstedt. Op. cit., p. 289.
88. Lauder Brunton. St Bartholomews Hospital Reports, 1878, vol. XV,
    p. 283.
89. Ludwig et Hesse. Arch. f. Anat. Physiol., 1880, Anat. Abtg. p. 344,
    Macalister. Brit. Med. Journ., 28 oct. 1882, p. 825.
90. Sixth. Report of the British Association, 1836, p. 265.
91. Ludwig's. Arbeiten, 1878, p. 78.
92. O. Bayer. Arch. f. Heilk., 1870, vol. XI, p. 157.
93. Report of the fourth Meeting of the British Association, 1835, p. 246.
94. Gibson. Lancet, 1907, vol. II, p. 1380.
95. Wilkinson. Guy's Hospital Report, 1837, p. 132.

CHAPITRE IV

PHYSIOLOGIE DES VAISSEAUX. — PRESSION SANGUINE

Aorte — En regardant l'aorte, on dirait qu'elle est entièrement composée de tissu fibreux et que par conséquent elle ne paraît pas posséder aucune propriété contractile, et cependant, il semblerait qu'elle possède cette propriété, car dans un cas d'un criminel ayant eu la tête tranchée à Wurzbourg, on constata qu'elle se contractait en appliquant un courant électrique immédiatement après la mort (1).

Artères et capillaires. — Quand nous arrivons au système artériel, les fibres musculaires deviennent plus développées et dans les artérioles, nous trouvons une couche musculaire continue, tandis que dans les capillaires, nous n'avons que des cellules contractiles. De même que dans le cas du cœur où nous avons deux espèces de nerfs ayant une action contraire, nous avons dans les vaisseaux des nerfs qui déterminent la contraction et d'autres qui produisent la dilatation. Lorsqu'en 1869, je travaillais avec Schweiger-Seidel dans le laboratoire de Ludwig, je fis de nombreuses observations sur les nerfs des artérioles et des veines, mais elles ne furent pas publiées, parce que je ne découvris rien de nouveau. C'est en vain que j'essayai de trouver quelque preuve de l'existence des filets nerveux pénétrant dans les cellules musculaires des artérioles, je ne pus jamais le constater. Tout ce que je pus voir, ce fut un réseau régulier de fines fibrilles nerveuses parcourant la surface de la couche musculaire.

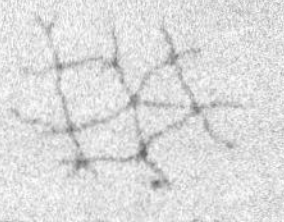

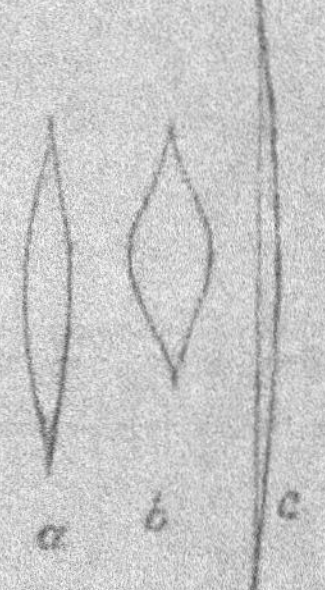

Aux points où ces fibrilles s'entrecroisent, il y a de petits épaississements ou nodosités, mais il n'y a rien qui ressemble à des cellules ganglionnaires figure 25. C'est ce qu'ont constaté Heymans et Demoor à la pointe du cœur du lapin (2) et dans les artères coronaires.

Fig. 25. — Diagramme des fibrilles nerveuses se ramifiant en réseau sur la couche musculaire d'une artériole.

NERFS VASO-MOTEURS. NERFS DILATATEURS. ÉLONGATION DU MUSCLE. — Le système vaso-moteur, comme je l'ai déjà dit, a son centre principal dans la moelle allongée, mais il possède des centres accessoires dans la moelle et dans la chaîne ganglionnaire du sympathique. Lorsque les centres vaso-moteurs ou les troncs des nerfs vaso-moteurs sont irrités, les vaisseaux se contractent, mais il y a d'autres nerfs, qui, lorsqu'ils sont irrités, déterminent la dilatation au lieu de la contraction, et cette dilatation est plus accentuée que celle qui se produit quand on vient à dilacérer les filets vaso-moteurs qui sont fournis aux vaisseaux (3). Ce fait s'explique généralement par la supposition que l'irritation des nerfs dilatateurs a une action inhibitrice sur les mécanismes vaso-moteurs locaux situés près des vaisseaux; quoique, pour ma part je serai disposé à accepter une explication beaucoup plus simple, à savoir qu'une contraction trans-

Fig. 26. — Diagramme montrant la contraction transversale hypothétique d'un muscle.

a. Muscle à l'état de relâchement; b. en état de contraction; c. à l'état d'élongation.

versale aussi bien que longitudinale peut se produire dans les
cellules musculaires des artérioles ; une contraction transversale de cette sorte produirait l'allongement de chaque cellule et
déterminerait la dilatation du vaisseau, aussi bien qu'une contraction longitudinale amènerait le raccourcissement et l'épaississement de la cellule, et ferait ainsi contracter le vaisseau
(fig. 26). Dans beaucoup de cas, la dilatation est en rapport
avec les ganglions périphériques ; par exemple, dans la glande
sous-maxillaire et dans les nerfs érectiles, mais il me paraît
douteux que ce soit toujours dû à une cause d'origine nerveuse.
Pendant longtemps la contractilité des capillaires a été mise en
doute, mais les observations de Stricker et d'autres ont, je
crois, mis ce fait au-dessus de toute discussion. Quand je travaillai sous la direction de Ludwig, je constatai aussi qu'une
irritation locale déterminait parfois, non pas la contraction,
mais la dilatation d'une artériole (5). Cohnheim et Gunning ont
fait la même observation sur la grenouille ; de même qu'on a
reconnu qu'il était erroné d'admettre l'effet des nerfs sur le
cœur lui-même à l'exclusion de l'irritabilité musculaire, de
même il est probable que les propriétés des éléments musculaires des artérioles, comme de ceux du cœur seront peu à peu
considérées avec plus d'importance qu'elles ne l'ont été jusqu'ici.

CONTRACTION DES VEINES — Si on observe le dos de la main,
on peut voir quelles grandes différences présentent le volume
des veines à différents moments. C'est Mall, dans le laboratoire
de Ludwig, (6) qui a montré que la contraction des veines dépen-
dait des nerfs vaso-moteurs. Il constata que l'excitation des
nerfs splanchniques produisait une contraction de la veine
porte si marquée, que, lorsque l'excitation était continuée pendant longtemps, la lumière de la veine était complètement
abolie. L'excitation du sciatique fait contracter les veines super-
ficielles des pattes de derrière des animaux (7). L'adrénine
appliqué aux anneaux des veines périphériques les fait contracter
de la même façon que les artères, et si on l'applique aux anneaux

de la veine cave supérieure près du cœur, elle les fait battre
d'une manière rhythmique (8).

CONTRACTION RHYTHMIQUE DES VAISSEAUX. — La contraction
rhythmique des veines fut constatée par Wharton Jones (9),
Schiff (10), et Vulpian (11). Les artères se contractent aussi d'une
manière rhythmique sous l'influence du centre vaso-moteur, et
donnent lieu à des pulsations périodiques qui coïncident avec
la respiration. De plus les artères elles-mêmes ont des pulsations périodiques qui leur sont propres (13). Elles sont difficiles
à voir chez le sujet sain, mais en général on peut les constater
chez les sujets atteints d'insuffisance aortique. Dans ces cas,
la face est habituellement pâle, et si l'on passe légèrement
l'ongle sur le front, on voit apparaître une raie rouge qui s'élar-
git et se rétrécit alternativement, et en observant très attentivement ce mouvement, on voit qu'il présente trois rhythmes. Le
premier coïncidant avec le pouls se répète 60 à 80 fois par minute, le second coïncidant avec la respiration se répète 18 à
20 fois par minute; le troisième ou rhythme capillaire, environ
3 fois par minute, ou 1 fois en 20 secondes. Douglas Cow a
observé une contraction rhythmique dans des fragments de vaisseaux traités par l'ergot et l'adrénaline. Le temps moyen était
de 25 secondes. J'ai moi-même observé un rhythme similaire
dans l'artère radiale avec un cycle de 30 pulsations, ou de 3 ou
4 par minute.

EXCITATION DES VAISSEAUX SANGUINS D'ORIGINE EXTERNE. — Il est
difficile d'expliquer les différentes modifications locales de la
circulation, si nous n'admettons que l'influence du système
nerveux pour les expliquer; l'interprétation en est au contraire
facile, si l'on reconnaît aux vaisseaux la propriété de se contracter ou de se dilater par suite des modifications de leur élément contractile en dehors du système nerveux; cependant,
comme dans le cœur, nous devons reconnaître la notable
influence du système nerveux sur les vaisseaux. Ainsi, quand

on applique sur la peau un cataplasme de farine de moutarde,
la dilatation rapide des vaisseaux et la rougeur qui suit immédiatement l'application sont proprement dues à l'influence nerveuse. Dans ce cas, le plexus nerveux (fig. 25) semble agir
comme un centre réflexe pour la dilatation des vaisseaux, quoiqu'il ne contienne pas de cellules ganglionnaires. La rougeur
persistante, qui peut rester plusieurs jours, est plus probablement due à une modification locale des vaisseaux eux-mêmes
(Ninian Bruce) (16).

EXCITATION DES VAISSEAUX D'ORIGINE INTERNE. — Une question
encore plus importante, cependant, que l'irritation des vaisseaux d'origine externe, est celle de l'excitation d'origine interne
par les divers produits des sécrétions glandulaires, ou les
déchets de la nutrition, ou le surmenage.

SÉCRÉTIONS INTERNES. — La première découverte des sécrétions
internes fut faite par Claude Bernard, qui constata que le foie
déversait de la bile dans l'intestin (sécrétion externe), et du
sucre dans le sang (sécrétion interne) (17). Dans ces dernières
années, on a trouvé que beaucoup de glandes qui n'ont pas du
tout de sécrétions externes possèdent des sécrétions internes de
la plus grande importance physiologique, et quelques-unes
d'entre elles jouent un grand rôle dans la régulation de la contraction des capillaires et dans le maintien de la pression sanguine à un niveau normal (18). La glande thyroïde ou son
extrait pris par la bouche amène la dilatation des vaisseaux
périphériques, rend la peau chaude et moite et accélère le pouls
(19). Les glandes surrénales et pituitaires et leurs extraits ont
une action opposée à celle de la thyroïde. On suppose qu'elles
déversent constamment ces sécrétions dans la circulation et
maintiennent ainsi la tension artérielle. Lorsque la partie médullaire de la capsule surrénale est altérée, le cœur devient
faible, la pression sanguine s'abaisse et la digestion se fait moins
bien ; si la partie corticale est aussi malade, on voit apparaître

la teinte rouge particulière de la peau et le tableau de la maladie d'Addison est complet (23). L'injection directe dans la circulation de l'extrait de la partie corticale des capsules surrénales détermine l'excitation du cœur, et fait contracter les artérioles, de sorte que la pression sanguine s'élève considérablement (24). Cette élévation ne dure que peu de temps, mais elle peut se reproduire si on fait une nouvelle injection. Pendant la vie, il est probable que la glande secrète lentement et d'une façon continue, de sorte que la tension se maintient sans s'élever trop haut. La glande pituitaire est composée de trois parties : la partie intermédiaire semble secréter des substances qui ont une action mixte ; les unes déterminent la contraction des vaisseaux sanguins de la circulation générale, mais produisent la dilatation des vaisseaux du rein et favorisent la diurèse ; les autres font contracter les vaisseaux du rein et diminuent la sécrétion urinaire.

Toxines. — On a fait synthétiquement des substances qui ont une action similaire à celle de l'extrait surrénal, mais qui dure plus longtemps. Elles appartiennent à la classe des amines ou ammoniaques dans lesquelles l'hydrogène est remplacé par un radical organique (26). Deux de ces amines ont été obtenues avec la viande putréfiée et aussi avec des bacilles des matières fécales ajoutées à du bouillon contenant de la tyrosine, qui est un des produits de la digestion pancréatique (27).

Double fonction du rein. — Outre sa propriété de sécréter l'urine, il est probable que le rein a aussi une sécrétion interne (28). Il possède en outre, un rôle important dans le métabolisme, car Schmiedeberg a constaté que si l'on fait circuler dans un rein excisé du sang renfermant de l'acide benzoïque, l'urine sécrétée renferme de l'acide hippurique (29). Il est possible que l'élévation de la pression dans la néphrite soit due soit à quelques modifications de ses propriétés d'organe du métabolisme[1], ou

____

[1] Jaarveld et Stokvis ont trouvé *ibid.*, *J. exp. Path. a. Pharm.*, 1879, vol. X,

à la diminution du pouvoir de sécréter des substances qui tendent à élever la tension. L'extrait de rein lui-même semble élever un peu la tension, si on l'injecte aux animaux (30), mais cet effet est beaucoup plus marqué, si l'un ou les deux reins ont été extirpés de façon que l'on a empêché la sécrétion des substances qui élèvent la tension (31). Chez les sujets atteints d'affections rénales (32), l'ablation de fragments du rein détermine chez les animaux une élévation de la pression sanguine, sans qu'il soit nécessaire d'injecter de l'extrait de rein (33). Dans les affections rénales, elle varie en raison inverse de l'étendue de ce qui reste du rein.

C'est peut-être la perte de la propriété d'excrétion ou d'agent du métabolisme, due au tâtonnement de la partie corticale du rein dans la néphrite chronique interstitielle, qui est la cause de l'élévation graduelle de la pression sanguine dans cette maladie. Cette élévation est souvent assez prononcée pour être un danger pour l'existence, soit par insuffisance cardiaque, soit par rupture artérielle. Cette haute tension semble commencer par l'augmentation de la résistance au passage du sang dans les artérioles et les capillaires : les uns l'attribuent à une contraction chronique des artérioles avec hypertrophie de leurs tuniques musculaires (34), les autres à un épaississement fibreux (35). Il est probable que ces deux causes jouent à la fois un rôle, mais pour moi je serais disposé à croire que la contraction artérielle joue le rôle primordial, car dans beaucoup de cas, on peut diminuer la tension au moyen de médicaments appropriés, comme les nitrites, et il ne pourrait en être ainsi s'il s'agissait d'un épaississement fibreux. Cette façon de voir nous permet aussi de comprendre pourquoi parfois les nitrites ne produisent pas d'effet, car si l'élévation de la tension est due à un état fibreux ou à du spasme, ils ne peuvent pas diminuer la tension. Une tension élevée liée à des substances toxiques réagit sur les vaisseaux et peut les rendre athéromateux, de sorte que

p. 225, que l'acide hippurique peut se transformer en acide benzoïque dans le corps de quelques animaux ou de sujets atteints d'affections rénales.

finalement, une contraction fonctionnelle se complique de lésions organiques (36).

EFFET DE LA CHALEUR ET DU FROID SUR LA CIRCULATION. — La chaleur et le froid sont deux agents qui ont une action très marquée à la fois sur les vaisseaux et le cœur, aussi bien que sur le tissu musculaire en général. Si nous plaçons la main dans de l'eau chaude, nous constatons immédiatement que les artères se dilatent, la main devient rouge, ce qui indique que la circulation capillaire se fait plus facilement, mais nous voyons aussi que non seulement les veines se remplissent, mais que leur couleur devient plus vive, ce qui prouve que le sang qu'elles renferment est plus artériel. La chaleur appliquée au cœur accélère ses pulsations (37) et en même temps augmente leur force, l'accélération étant surtout due à l'effet de la chaleur sur le sinus et les oreillettes, et l'augmentation de la force à son effet sur le ventricule (38). Le froid a l'effet contraire. Appliqué aux extrémités, il fait contracter les artères, les doigts se ratatinent et deviennent pâles, quoiqu'au bout d'un certain temps les veines semblent se dilater et la peau prend une teinte bleuâtre par suite de la congestion veineuse. Le froid appliqué au cœur rend ses mouvements à la fois plus lents et plus faibles.

Il est évident, d'après ce que j'ai dit, que l'action locale soit du froid soit de la chaleur sur le cœur et les vaisseaux est d'un caractère tel qu'elle coordonne l'effet qu'elle produit sur tous deux, indépendamment du système nerveux, si on les applique en même temps à ces organes : en effet si la chaleur fait dilater les vaisseaux, de façon qu'il faut un apport plus considérable de sang, elle fait aussi battre le cœur plus rapidement et plus violemment, de façon à ce que la quantité nécessaire de sang soit fournie. Lorsque le froid fait contracter les artères et qu'il ne peut passer à travers elles qu'une faible quantité de sang, le froid agit en même temps sur le cœur dont il ralentit et affaiblit la contraction, diminuant ainsi la quantité de sang fournie. Mais si la chaleur et le froid peuvent avoir une action à peu près égale sur les extrémités et le cœur d'une grenouille, il n'en est pas de même chez les animaux à sang chaud, car la température de l'intérieur du corps reste constante, malgré les variations de température auxquelles sont soumises les extrémités, et là, il est nécessaire d'avoir un système nerveux pour régler la pression du sang.

Fièvre. — Dans la fièvre, la température plus élevée de l'organisme excite le cœur et dilate les vaisseaux, de sorte que le pouls est accéléré pour ces deux motifs.

Effet de la chaleur et du froid sur les capillaires pulmonaires. — J'ai constaté que si on commence par diriger un courant d'air chaud et humide directement dans le poumon d'une grenouille, et immédiatement après un courant d'air froid et humide, les capillaires se contractent et se rétrécissent d'un tiers de leur diamètre sous l'influence du froid (39). Cette réaction permet d'expliquer la sensation de constriction de la poitrine que l'on éprouve parfois en passant d'une chambre chaude à l'air froid, et aussi l'action du vent frappant à la figure et causant l'accès d'angine de poitrine.

Pression sanguine. Schéma. — Tout le monde peut établir facilement un schéma de la circulation qui permette de comprendre facilement son mécanisme. Il se compose d'une balle creuse en caoutchouc, représentant le cœur, d'une poire élastique représentant les artères, et d'une poche à parois souples représentant les veines. En reliant cet appareil avec un manomètre à mercure analogue à celui du sphygmomètre ordinaire, il est facile d'observer l'action comparée du cœur et des vaisseaux sur la pression dans le système artériel. La poche à paroi souple, ou les veines, peut contenir tout le liquide renfermé dans tout le système vasculaire, et même davantage. Pour se servir de ce schéma, on commence avec la pression à zéro, et on comprime lentement la balle creuse en caoutchouc, représentant le cœur. Comme elle se vide, cela chasse le liquide dans la poire élastique, ou système artériel. Si le passage dans le sac veineux reste ouvert, la colonne mercurielle oscille à chaque pulsation, s'élevant lorsque le liquide est chassé dans la poire élastique, et s'abaissant de nouveau dans l'intervalle. Mais si on tourne le robinet pour empêcher tout le liquide chassé à chaque pulsation de passer dans les veines, la pression aug-

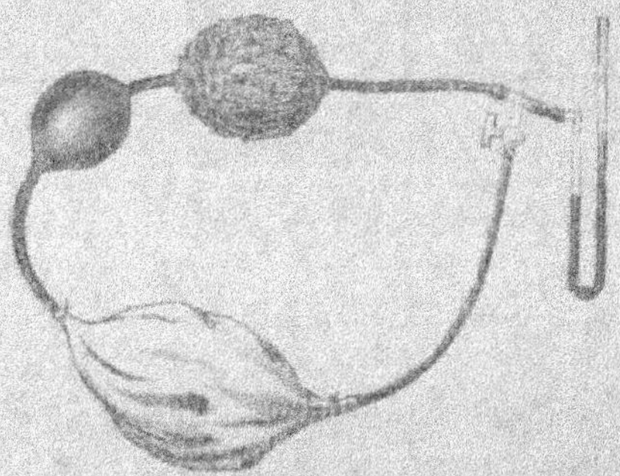

Fig. 27. — Schéma simplifié de la circulation

Il se compose d'une poire destinée à faire de la pulvérisation, d'une vessie et d'un manomètre mercuriel. La balle élastique pour faire la pulvérisation représente le cœur, la partie élastique recouverte d'un filet pour empêcher une trop grande distension représente l'aorte et le système artériel, et la vessie représente le système veineux.

mentera graduellement dans la poire jusqu'à ce qu'elle soit suffisante pour chasser pendant la diastole tout le liquide qui a été envoyé pendant la systole.

KYMOGRAPHES. — Chez les animaux, on mesure la pression en plaçant une canule dans les artères et en la reliant avec un manomètre à mercure (40). Pour empêcher la coagulation, le tube allant de l'artère au manomètre est rempli soit avec une solution saline, soit avec une solution de peptone (41) ou bien on injecte de l'extrait de sangsue (hirudine) (42). Les oscillations de la colonne mercurielle sont inscrites sur un cylindre tournant, et on donne le nom de kymographe de Ludwig à tout cet appareil formé par le manomètre à mercure et le cylindre tournant.

Pour éviter les oscillations intrinsèques de la colonne mercurielle, on a employé d'autres instruments enregistreurs, tels que le manomètre à ressort de Fick, dans lequel la tension fait se courber ou s'allonger un tube courbe, ou les manomètres de Hürke et Roy, où les oscillations très petites sont très amplifiées par le levier inscripteur.

Pression sanguine chez les animaux. — La pression sanguine moyenne chez les animaux varie suivant leur taille, mais pas autant que l'on pourrait s'y attendre. Chez le cheval, elle varie entre 200 et 300 mm., chez le chien de 140 à 170 (43).

Pression sanguine chez l'homme. — Chez l'homme, on l'a trouvée variant de 100 à 160, dans les cas où on la mesurait dans un membre avant l'amputation (44).

Bibliographie

1. Verhandl. d. med. Phys. Gesell. Wurzburg, 1854, p. 1, cité dans Schmidt's Jahrb. vol. LXXXV, p. 12.
2. Heymans et Demoor. Mémoire couronné. Acad. Roy. de Belgique 1894, vol. XIII, pl. XVIII, fig. 34.
3. Voir Tigerstedt. Lehrb. d. Physiol. d. Kreisl. p. 512. Leipzig, Veit et Cⁱᵉ 1893.
4. Stricker Sitzungsb. d. k. Akad. d. Wiss. Math. Nat. Cl. 1883, vol. XCI, Abt. 2. 3, 1886, vol. LI; 1876, vol. LXXIII abt. p. 316.
5. Larder Burdon Ludwig's Arbeiten, 1867, Jahrg et Collected Papers on Circulation, First series, pp. 160, 178.
6. Mall. Ludwig's Arbeiten, 1890.
7. Thoma. Arch. f. Anat. u. Physiol; 1893, p. 102. Bancroft, Amer. Journ. of Physiol. 1898, vol. I, p. 477.
8. Russell Wells et Leonard Hill. Proc. Roy. soc. 1913, p. 192.
9. Wharton Jones. Phil. Trans. 1852, p. 131.
10. Schur. Arch. f. Physiol. Heilk. 1854, vol. XIII, p. 523.

11. VULPIAN. Compt. Rend. soc. Biol. 1856, vol. III, p. 183 ; 1858, p. 3.

12. Schiff, Arch. f. Physiol. Heclk. 1854, vol. XIII, p. 524.

13. LAUDER BRUXTON. Ludwig's Arbeiten, 4ᵗᵉʳ Jahrg., 1869, p. 106.

14.   —   Journal of Physiol. 1884, vol. V, p. 14.

15. DOUGLAS COW. Journ. of. Physiol. 1911, vol. XLII, p. 141.

16. NINIAN BRUCE. Arch. f. exp. Path. u. Pharm. 1910, vol. LXIII, p. 424.

17. CLAUDE BERNARD. Leçons de Physiol. exper. vol. I, p. 34 et suiv. Paris,
    1855.

18. Toute le bibliographie est donnée par Swale Vincent, Ergebnisse. S.
    Physiol. Jahrg. 1910, p. 451 et suiv. Wiesbaden, Bergmann.

19. LAUDER BRUXTON, Sᵗ Bartholomew's Hospital Journal, Décembre 1897.

20. OLIVER et SCHÆFER. Journal of Physiol. vol. XVIII, 1895, p. 278; Howell,
    Journ. of Exp. med. 1898, vol. III, p. 245 et suiv. ; Schäfer et Herring
    Phil. Transac. 1906, B. vol. CXCIX, p. 27.

21. EHRMANN. Arch. f. exper. Path. u. Pharmac. 1905, vol. LIII, p. 149 ;
    Strehl et Weiss Pflüger's Arch., 1901, vol. LXXXVI, p. 107.

22. Cf. OLIVER et SCHÆFER. Journal of Physiol. 1895, vol. XXIII, p. 299 ;
    donne aussi la bibliographie.

23. GRABON. Brit. med. Journ. 27 juillet 1912, p. 197.

24. OLIVER et SCHÆFER. Journ. of Physiol. 1895, vol. XVIII, p. 239.

25. OLIVER et SCHÆFER. Op. cit., vol. XVIII, p. 287 ; W. H. Howell. Journ. of
    Exp. méd. 1828, vol. III, p. 245 et suiv ; Schäfer, Proc. Roy. Soc. 1909.
    B. vol. LXXX, p. 742 et suiv. avec bibliographie.

26. DIXON et DALE, Brit. med. Journ. 7 août 1909, vol. II, p. 329 ; et Journ.
    of Physiol. 1909, vol. XXXIV, p. 25.

27. BARGER et WALPOLE. Journ. of. Physiol. 1909, vol. XXXVIII, p. 430.

28. BROWN-SÉQUARD. Compt. Rend. 1892 ; Brown-Séquard et d'Arsonval,
    Compt. Rend. 1892, tome CXIV, p. 1399 ; et Arch. de Physiol. 1893,
    p. 209 ; E. Meyer, Arch. de Physiol. 1893, p. 761, et éd. 1894, p. 179.
    Tigerstedt and Bergman. Trans. of XII th Congress of medecine, Moscou,
    1897, section of Physiol. p. 24.

29. BUNGE et SCHMIEDEBERG, Arch. f. exp. Path. u. Parm. vol. VI, p. 233,
    Schmiedeberg, Ibid., vol. XIV, p. 379.

30. CROMAINE. Recherches exp. s. l. secrétion interne des reins (Thèse Nancy,
    1902), cité par Parisot, Sécrétion interne et pression artérielle, p. 295,
    Paris, 1908.

31. PARISOT. Op. cit., p. 208.

32.   —   Op. cit., p. 302.

33. J. ROSE BRADFORD. Albutt's system of Medicine, 1ʳᵉ édit. vol. III, p. 335,
    2ᵉ édit., 1908, vol. IV, part. I, p. 983.

34. GEO-JOHNSON. Brit. Med. Journ. 1873, vol. I, p. 59.

35. GULL et SUTTON. Trans. Path. Soc. London, 1877, p. 361.

36. RICKERT. Journ. of Path. and Bactériology. 1908, vol. XII, p. 15 et suiv.

37. LAUDER BRUXTON. Sᵗ Bartholomew's Hospital Reports. 1874, vol. VII.

p. 216 et suiv., et Collected Papers, first series, p. 201. On trouvera là
toute la bibliographie récente.
38. GASKELL. Phil. Trans. 1882, p. 993.
39. LAUDER BRUNTON. Brit. Med. Journ., 1873, vol. I, p. 201, et Collected
Papers first series, p. 253.
40. La technique est décrite dans mes Collected Papers, first series, p. 272
et suiv.
41. SCHMIDT MÜLHEIM, Arch. f. Anat. u. Physiol., Leipzig, 1880, p. 33, et
Ludwig's Arbeiten pour 1880, p. 30.
42. HAYCRAFT, Proc. Roy. soc. 1884, vol. XXXVI, p. 478.
43. TIGERSTEDT, Lehrb. d. Physiol. d. Kreisl. p. 428.
44. FAISER et aussi ALBERT, cités par Tigerstedt, Op. cit., p. 329.

CHAPITRE V

EXAMEN DE LA PRESSION SANGUINE CHEZ L'HOMME

MESURE DE LA PRESSION SANGUINE CHEZ L'HOMME. — Il est naturellement très important que nous puissions mesurer la pression chez l'homme sans être obligé d'ouvrir une artère, et, de nombreux instruments ont été proposés pour cela.

En sentant simplement le pouls avec un doigt, on peut savoir d'une manière grossière si la pression à l'intérieur est élevée ou basse, et on le perçoit encore mieux, si on place trois doigts sur le pouls et que, le comprimant avec celui qui est le plus rapproché du cœur, on cherche à sentir avec celui du milieu le moment où il cesse de battre. Par le degré de pression exercée, on peut se rendre compte de la tension, mais il est évident qu'on ne peut en inférer aucune donnée quantitative par rapport à une autre recherche analogue. Le troisième doigt le plus rapproché de la main comprime l'artère de façon à arrêter le pouls récurrent dû au sang circulant dans l'artère cubitale et l'arcade palmaire.

INSTRUMENTS. — Von Basch est le premier qui inventa un

sphygmomanomètre pratique pour la clinique. Au lieu de comprimer une artère avec simplement un doigt, il plaçait sous le doigt une poire en caoutchouc remplie d'air et reliée à un manomètre anéroïde sur lequel on pouvait lire le degré de compression. Il montra que cet instrument indiquait exactement la pression existant à l'intérieur du vaisseau comprimé, en reliant une artère fémorale d'un chien à un manomètre à mercure et en comprimant l'autre avec une poire élastique. Lorsque la pression à l'intérieur de la poire s'élevait graduellement, on trouvait que la pression qui arrêtait la pulsation dans la partie distale de l'artère était la même que celle qui était indiquée dans l'autre artère par le manomètre (1).

Sphygmanomètres. — On peut les diviser d'une manière générale en deux classes, ceux qui compriment une artère isolée, et ceux qui compriment un doigt ou un membre. Ceux qui compriment une artère isolée consistent en une poire en caoutchouc, reliée à un appareil servant à mesurer comme celui de Von Basch. Les plus connus sont ceux de Von Basch (2), Potain (3), Oliver (4), Hill (5) et Sahli (6). L'avantage de ces instruments est leur application facile et rapide, de sorte que chez les malades nerveux et impatients, on peut les employer alors qu'un instrument avec brassard ne pourrait être toléré. Leur inconvénient est qu'ils ne sont pas très exacts à moins qu'on ne les applique avec beaucoup de soin. Différents observateurs, employant le même instrument peuvent obtenir des différences de 20 millimètres et même plus, de sorte que si on tient à avoir un renseignement précis chez un malade, il vaut mieux employer un instrument avec brassard.

Sphygmomanomètre a poire en caoutchouc. — Celui de Von Basch consiste en une poire en caoutchouc remplie d'air et communiquant avec un manomètre à mercure ou anéroïde. La poire en caoutchouc se place sur une artère, la radiale généralement, et comprime celle-ci jusqu'à ce que le pouls situé au-dessous ne

peut plus être perçu. On lit à ce moment sur le manomètre le
degré de pression qui a été nécessaire pour arrêter le pouls.
L'instrument de Potain diffère de celui de Von Basch en ce que
la poire en caoutchouc a une paroi plus mince du côté où elle
doit être appliquée sur l'artère, et une paroi plus épaisse dans
toutes les autres parties.

Le premier sphygmomanomètre de Oliver se compose d'une
poire en caoutchouc, remplie non pas d'air, mais de glycérine.
Sur cette poire se trouve une tige qui communique la pression
au moyen d'un ressort à un index mobile sur un cadran. Celui
de Léonard Hill consiste en un petit tube aplati avec une tige
graduée. La large extrémité du tube est fermée par une membrane, et la petite extrémité est fermée par un robinet d'arrêt.
Dans ce sphygmanomètre se trouve un liquide coloré dont le
niveau varie suivant la résistance de l'air qui y est enfermé.
Celui de Saldi ressemble à celui de Von Basch, et n'en diffère
que par une poire élastique plus large et un manomètre à mercure très portatif.

Sphygmanomètres a brassards. — La deuxième classe de
sphygmanomètres est composée de ceux qui compriment le bras
ou le doigt. Le tonomètre de Gaertner qui comprime le doigt, très
en usage en Allemagne, est fort peu employé en Angleterre (7).

Il consiste en un anneau de métal (A, fig. 28), long de 1 centimètre : à son intérieur est fixée une membrane en caoutchouc
de façon à laisser un espace libre entre elle et l'anneau. Cet
espace communique par une ouverture sur le côté de l'anneau
et par un tube en T avec un manomètre et avec une poire élastique pour faire la compression. On place l'anneau sur la phalange moyenne d'un doigt, et on chasse le sang de la dernière
phalange soit en l'entourant avec un anneau étroit et épais de
caoutchouc, soit en plaçant autour de cette extrémité jusqu'en
haut un morceau de fin tube de caoutchouc fortement serré
(B, fig. 28). La pression s'élève ainsi dans l'appareil à un point
qui dépasse certainement la pression dans les artères, c'est-à-

dire 200 millimètres de mercure. L'anneau de caoutchouc est alors déroulé ou bien le tube est enlevé, laissant la dernière phalange toute blanche et exsangue ; on diminue alors la pression et on surveille l'extrémité du doigt pour noter le moment précis où elle recommence à rougir par suite du retour du sang. La hauteur de la colonne mercurielle à ce moment indique la pression systolique dans les artères digitales.

Les instruments qui compriment le bras sont formés d'une poche plate de caoutchouc, recouverte à l'extérieur d'une substance inextensible ; tous deux sont reliés à une poire qui permet de l'insuffler et à un appareil mensurateur qui peut être soit une colonne mercurielle, soit un anéroïde. Cette poche est fixée sur le bras, et graduellement elle est gonflée jusqu'à pression suffisante pour arrêter le pouls au poignet. On lit alors le degré

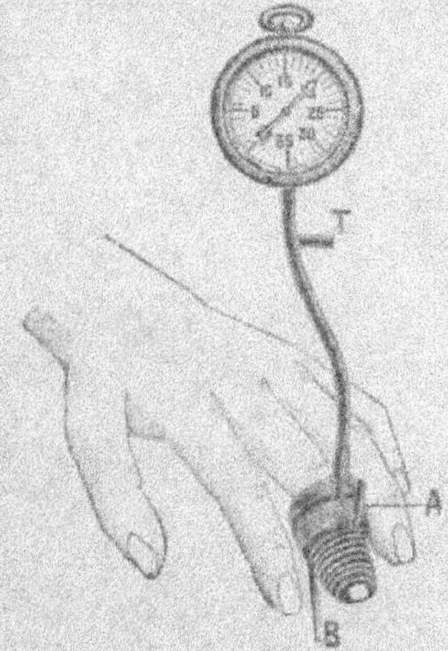

Fig. 28. — Tonomètre portatif de Gaertner.

A, est l'anneau de métal avec la membrane de caoutchouc à l'intérieur. B, est un morceau de tube de caoutchouc enroulé autour de l'extrémité du doigt pour en chasser le sang. T, est le tube communiquant avec la poire pour faire la compression.

de pression sur la colonne mercurielle ou sur l'anéroïde. Cette méthode fut aussi introduite par Riva-Rocci (8), et par Hill et Barnard (9). Je crois que le meilleur instrument et le plus facile à appliquer est le sphygmanomètre inversable à mercure de Martin (10). On peut aussi se servir avec cette poche d'un anéroïde, qui est plus facilement transportable, car l'anéroïde, la poire pour faire la compression et le brassard peuvent facilement être mis dans la poche (11). Dans la figure 29 qui représente cette disposition, on voit qu'on peut à volonté se servir, soit d'une poire en caoutchouc, soit d'un brassard. L'inconvénient de l'anéroïde est qu'il peut présenter de temps en temps des variations et qu'il est nécessaire de le comparer une fois, toutes les deux ou trois semaines, ou même plus souvent avec un manomètre à mercure pour vérifier l'exactitude des chiffres

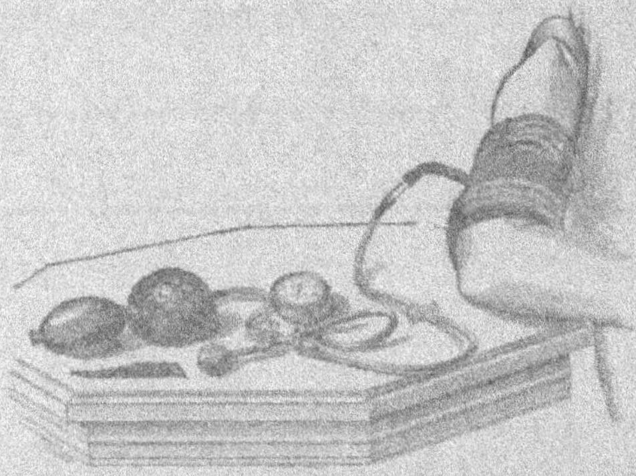

Fig. 29. — Appareil de l'auteur pour se servir du large brassard de Riva-Rocci avec le sphygmomanomètre de von Basch ou Potain, ou bien du manomètre à mercure.

du cadran. Il est donc nécessaire d'avoir également un manomètre à mercure (fig. 30).

RÉGLAGE DES ANÉROÏDES. — Il ne faut pas plus de deux minutes pour faire ce réglage avec l'arrangement indiqué dans la figure 30.

Dans la première édition de ce livre, j'ai décrit et fait figurer un grand nombre d'instruments pour prendre la pression sanguine, mais la mesure de la pression sanguine est devenue actuellement si banale qu'il me paraît inutile d'en mentionner plus d'un ou deux, comme je l'ai fait. Janeway dans son Clinical study of Blood pressure, (1) a décrit plusieurs autres sphygmomanomètres.

MÉTHODE A SUIVRE POUR SE SERVIR DES SPHYGMANOMÈTRES. —

Quand on veut se servir d'un appareil à poire, comme celui de Von Basch ou de Potain, on place simplement la poire élastique sur l'artère radiale au point où elle passe sur le radius et on la comprime avec l'index, en même temps qu'avec le médius on sent le pouls du côté de la main. On presse sur la poire jusqu'à

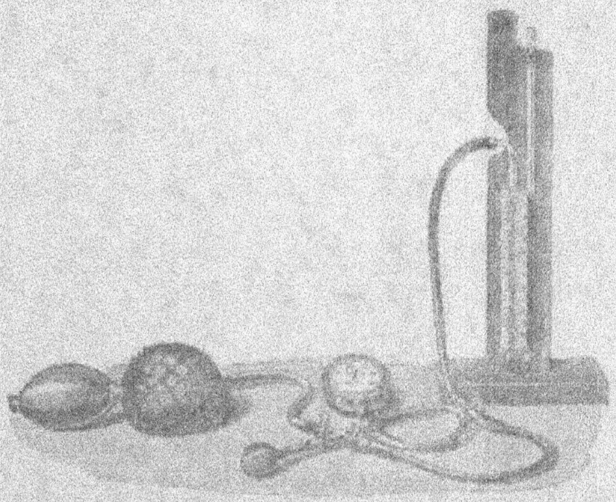

Fig. 36. — Appareil de l'auteur pour vérifier si un sphygmomanomètre anéroïde est exact. Au moyen d'un robinet à trois voies, l'anéroïde et le manomètre à mercure sont mis en communication avec une poire en caoutchouc d'un appareil à faire des pulvérisations. On élève la pression de 5 mm. chaque fois, et les chiffres de l'anéroïde et de la colonne mercurielle sont comparés à chaque compression, ce qui permet de constater la variation entre eux et les corrections nécessaires à faire.

ce qu'on ne sente plus le pouls, et on lit sur le cadran le chiffre obtenu. Au lieu de se servir des deux doigts de la même main, il vaut mieux comprimer la poire avec le doigt d'une main et sentir le pouls avec le doigt de l'autre main, tandis qu'on comprime l'artère au-dessous avec un troisième doigt. Lorsque la poire est formée de caoutchouc d'une épaisseur différente, la partie la plus épaisse doit être placée en dehors, et la partie la plus mince sur l'artère. La main doit être maintenue à une hauteur correspondant au niveau du cœur.

Causes d'erreur dans l'emploi des instruments a poire. — Si

la poire élastique n'est pas placée exactement sur l'extrémité du radius, de façon à ce que les artères soient comprimées entre l'os et la poire, et qu'elle le soit sur les tissus mous, on obtient un chiffre trop élevé. Lorsque l'arcade palmaire est dilatée, le pouls récurrent qui en revient par l'artère cubitale peut faire que le pouls soit encore senti après que l'artère radiale a été complètement comprimée avec la poire. Pour éviter cette cause d'erreur, le doigt qui palpe doit être placé sur l'artère radiale avec l'extrémité dirigée du côté des doigts. On arrête ainsi toute récurrence du pouls, et le pouls radial central est senti par l'extrémité du doigt. Au lieu de cela, on peut se servir de deux doigts, comme je l'ai déjà dit.

SPHYGMANOMÈTRES A MANCHETTE. — Pour s'en servir, on place la manchette autour du bras, et avec une petite pompe à main en caoutchouc, on l'insuffle jusqu'à ce que la pression soit suffisante pour arrêter le pouls. On note ce point, puis on augmente encore un peu la pression ; puis on laisse l'air s'échapper peu à peu, et on note de nouveau la pression, lorsque le pouls commence à réapparaître. De cette façon on a deux observations, faites d'une manière très rapprochée, de la pression qui arrête le cours du sang dans l'artère.

Dans les nombreuses observations que j'ai faites, il m'a semblé qu'on a quelquefois une différence de 5 millimètres entre les chiffres obtenus lorsqu'on élève la pression, et celles obtenues avec la chute de la pression, la première étant plus élevée.

CAUSES D'ERREUR DES SPHYGMANOMÈTRES A MANCHETTE. — La manchette originelle de Riva-Rocci était trop étroite et donnait un chiffre trop élevé, mais avec les manchettes qu'on emploie actuellement, qui n'ont pas moins de 12 centimètres de largeur, comme le recommande Recklingausen, les chiffres obtenus sont généralement exacts.

On a beaucoup discuté sur l'effet de la rigidité des artères sur les chiffres obtenus par le sphygmemanomètre à manchette (14). En général, l'effet des artères un peu rigides n'est pas très considérable, mais partout où on constate que les vaisseaux semblent durcis, il vaut mieux appliquer l'instrument non seulement à un bras, mais aux deux bras, et même aussi bien à l'avant-bras. La rigidité des artères, en général, n'affecte pas également tous les vaisseaux, et si on obtient des chiffres différents, c'est le chiffre le plus bas qu'il faut adopter.

Quoique la rigidité des artères fermes n'affecte généralement pas les chiffres obtenus avec le sphygmanomètre, cependant si l'artère est en état de contraction, elle oppose plus de résistance à la compression, et par suite, les chiffres sont trop élevés (15).

Il m'a semblé que dans les membres très musclés ou très gros, les chiffres du sphygmanomètre à manchette sont trop élevés, et ne doivent pas être adoptés immédiatement, mais il faut les comparer avec ceux obtenus avec la poire élastique placée sur l'artère radiale, qui est simplement recouverte par la peau de sorte que le muscle ne vient pas s'interposer. Cette cause d'erreur n'a pas été suffisamment envisagée.

Pression systolique. — La pression à laquelle le pouls est arrêté par le sphygmanomètre indique la tension systolique ou la hauteur maxima à laquelle la tension dans l'intérieur de l'artère est portée par l'ondée sanguine chassée dans l'aorte par le cœur. Dans le cas de pouls irrégulier, la pression la plus élevée ne peut être notée que tous les 3, 4, ou 5 battements et même plus rarement.

D'après mes propres observations qui ont été toujours faites dans la position assise avec une large manchette, je trouve que de 8 à 14 ans la pression maxima est de 90 millimètres, de 15 à 20 ans, elle varie de 100 à 115 ou 120 millimètres, de 21 à 65 ans, de 120 à 135 ou 150 millimètres, la pression moyenne étant 125 ou 130 millimètres. Au-dessus de 65 ans, si les artères sont élastiques, la pression peut rester de 135 à 150. Si les artères sont dures, elle peut monter à 180 ou 200 millimètres, ou même plus haut. Chez la femme, la pression est ordinairement de 15 à 20 millimètres plus basse que chez l'homme, et chez les athlètes, elle est supérieure de 15 millimètres à la moyenne. Quoique ces chiffres ne s'accordent pas absolument avec ceux d'autres observateurs, je les crois cependant très près de la vérité (46).

Quelques observations que j'ai faites sur des sujets des Indes ont donné des chiffres moins élevés, tandis que celles faites sur des habitants du Canada ont donné des pressions plus élevées.

EFFET DE L'ALIMENTATION SUR LA PRESSION SANGUINE. — Ordinairement l'alimentation fait monter la pression sanguine et accélérer le pouls, mais cet effet dépend beaucoup de la quantité, de la qualité et de la température des aliments. Des aliments ou du liquide très chaud introduits dans l'estomac excitent le cœur qui repose sur l'estomac et dont il n'est séparé que par le diaphragme, et ils ont tendance à élever la pression ; mais d'autre part le sang peu chaud fera dilater les vaisseaux, et le résultat final pour ce qui concerne la pression sanguine, dépendra de la prédominance de l'un ou l'autre de ces facteurs. S'ils sont à peu près égaux, la pression ne variera pas bien que le pouls soit accéléré (17).

EFFET DE L'EXERCICE SUR LA PRESSION SANGUINE — L'effet de l'exercice varie suivant sa quantité, sa durée, le moment du jour et l'état du corps. Dans un exercice quelconque, de nombreux muscles se contractent soit simultanément, soit successivement. Chaque muscle en se contractant comprime les vaisseaux sanguins qu'il renferme, et en fait jaillir le sang (18). Mais pendant sa contraction, les artères qui l'irriguent se dilatent (19) et l'écoulement du sang se fait plus aisément à moins que la pression exercée sur les artères soit telle qu'elle amoin-

drit ou même arrête la circulation du sang à leur intérieur.
Mais lorsque la contraction cesse et que les artères ne sont plus
comprimées, le sang pénètre dans leur intérieur (20). Si l'effort
nécessite une contraction musculaire assez forte pour arrêter
l'écoulement du sang pendant toute sa durée, il est clair que la

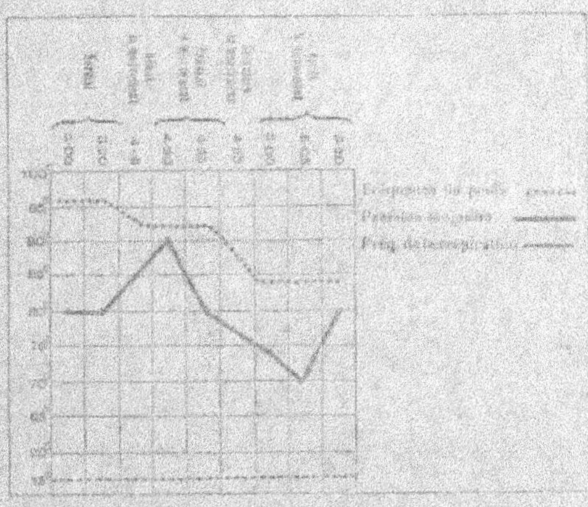

Fig. 31. — Effet de l'exercice sur le pouls et la pression sanguine
(Brunton et Tunnicliffe).

tension doit nécessairement s'élever beaucoup, et c'est ce qui
arrive.

Même un exercice modéré a tendance à élever tout d'abord
la pression, mais comme les artères du muscle se dilatent, la
tension tombe même pendant la durée de l'exercice, et continue à baisser pendant quelque temps après. La courbe ci-contre
montre bien ce résultat que j'ai obtenu avec le Dr Tunnicliffe
dans des expériences que nous avons faites ensemble sur ce
sujet (fig. 31) (21).

Potain a constaté que l'effet de l'exercice variait suivant le
moment de la journée et l'état du sujet. Si on fait de l'exercice
le matin à jeun, toujours la tension est abaissée ; si on en fait,

dans l'après-midi, trois heures après le repas, la tension est facilement augmentée (22).

EFFET DE L'ÉMOTION. — L'effet de l'émotion peut être considérable. En 1903, avec le professeur Kronecker je m'étais arrangé à faire quelques observations sur les ouvriers du tunnel de la Jungfrau, au moment où ils allaient se rencontrer. Lorsque j'arrivai à la station de Grindelwald, je trouvai le train tout à fait au complet, de sorte qu'il n'y avait aucune chance de rencontrer mon ami qui devait venir de Lauterbrunnen. Je fus très désappointé et ne pouvant rien y changer, je m'assis et pris ma pression sanguine. A mon grand étonnement, je constatai qu'elle s'était élevée de 120 millimètres, qui était mon chiffre normal à 160, ce qui faisait une augmentation d'un tiers sur mon état normal. Je n'avais fait que quelques pas très lentement, de sorte que ce n'était qu'à l'émotion qu'on pouvait attribuer cette augmentation,

PRESSION DIASTOLIQUE. — La pression diastolique est le chiffre minimum auquel s'abaisse la pression du sang dans l'intervalle entre les battements du cœur, lorsqu'il n'y a plus de sang venant du cœur dans l'aorte, et quand le système artériel se vide dans les veines à travers les capillaires. Il varie, par conséquent, avec la longueur de cet intervalle et avec l'énergie développée par le cœur, la quantité de sang envoyé dans l'aorte à chaque systole et l'état béant des capillaires. D'une façon générale, de même que la pression systolique dépend beaucoup de l'énergie cardiaque, de même la pression diastolique est en rapport avec le degré de contraction ou de relâchement des capillaires.

MESURE DE LA PRESSION DIASTOLIQUE. — L'auscultation est une méthode facile pour déterminer au point de vue clinique la pression diastolique. C'est Korotkow (28) qui semble le premier l'avoir employée. On place un stéthoscope, ou on assujettit un

petit phonendoscope sur l'artère brachiale au-dessous de la
manchette. Quand il n'existe pas de pression, on ne perçoit
aucun bruit cardiaque, mais dès que la pression s'élève, on perçoit très nettement l'apparition d'un bruit « seud, seud ». Ce
bruit continue jusqu'à ce que l'on ait atteint la pression maxima,
et alors il cesse brusquement; à mesure qu'on diminue la pression, ce bruit « seud, seud » apparaît de nouveau et continue
jusqu'à ce qu'on ait atteint un point plus bas, où il cesse d'être
entendu. La disparition des bruits à un point élevé coïncide
ordinairement presque exactement avec la pression systolique,
comme on l'obtient par la palpation de l'artère radiale. L'apparition du bruit à un point inférieur avec la pression s'élevant,
ou sa disparition avec la pression diminuant indique la pression
diastolique. D'après Oliver, l'étendue de la pression pendant
laquelle on entend ces bruits devient de plus en plus réduite,
et les bruits sont de plus en plus éteints, lorsque le cœur s'affaiblit (24).

Un autre moyen pour déterminer la pression diastolique
consiste à observer le nombre d'oscillations qui se produisent
dans les parois de l'artère à chaque pulsation. Marey et Mosso
ont constaté qu'elles sont à leur maximum quand les pressions
à l'intérieur et à l'extérieur de l'artère sont à peu près égales.
Quelques médecins peuvent arriver par la pratique à distinguer
avec le doigt seul le moment où le pouls est le plus ample,
et reconnaître ainsi la pression diastolique. Pour cela, la
pulpe de la dernière phalange et non le bout du doigt, doit être
placée sur l'artère, et on doit renouveler plusieurs fois l'observation, en augmentant et diminuant la pression dans la manchette.

Instruments pour déterminer la pression diastolique. — On
peut voir les oscillations avec un sphygmomanomètre ordinaire,
qu'il soit à mercure, ou avec un anéroïde, mais si elles sont
très grandes, on les voit beaucoup mieux. C'est ce qui se passe
dans le sphygmomètre d'Oliver, à la fois l'ancien et le nouveau

modèle, mais surtout ce dernier qui a un index de liquide coloré oscillant contre une colonne d'air comprimé (26). L'échelle est très longue, et il est facile de noter l'amplitude des oscillations. On peut alternativement élever ou diminuer la pression avec une grande exactitude au moyen d'une poche contenant de l'air et placée dans une espèce de pince à vis.

Dans le sphygmobolomètre de Sahli, les oscillations se voient de la même façon, mais la pression se voit sur une seconde colonne mercurielle qui est aussi reliée à la manchette, et qui est resserrée en un point pour empêcher toute oscillation à son niveau (27).

L'instrument de Recklinghausen (28) est un anéroïde avec un long index et un large cadran pour donner de l'amplitude à l'oscillation. L'oscillomètre de Pachon (29) est formé de deux anéroïdes enfermé l'un dans l'autre. Celui qui est à l'extérieur a un cadran indiquant la pression. Lorsque celui qui est à l'intérieur est relié à celui qui est à l'extérieur de façon que la pression soit égale dans les deux, le long index qui est fixé sur le large cadran n'oscille pas, mais si on coupe la communication, l'index du manomètre intérieur présente de grandes oscillations.

Il n'est pas toujours facile de mesurer exactement l'ampleur de l'oscillation dans aucun de ces instruments, mais si on inscrit ces oscillations sur un papier comme elles le sont avec le sphygmanomètre enregistreur de Erlanger (30) d'Hirschfelder (31) ou de Gibson (32), les oscillations peuvent être mesurées au compas et leur amplitude exactement déterminée.

RAPPORTS DE LA TENSION SYSTOLIQUE A LA TENSION DIASTOLIQUE. PRESSION DU POULS. — Le terme de pression du pouls a été appliqué à l'oscillation ou à la différence entre la tension systolique et la tension diastolique. Il sert à indiquer la force du cœur par rapport à la résistance qu'il a à vaincre.

Strassburger (33) et Janeway (34) admettent que la pression du pouls est ordinairement égale au quart de la pression systo-

lique; mais ce rapport peut varier dans de grandes limites.
Lorsque le pouls est lent, le sang a beaucoup plus de temps
pour passer des artères dans les veines dans l'intervalle des
battements du cœur, et ainsi l'oscillation de la tension, ou différence entre les pressions systolique et diastolique, est beaucoup
augmentée. D'un autre côté, si le pouls est rapide, le sang a
peu de temps pour s'écouler, et la différence entre les pressions systolique et diastolique est petite. En outre quand le
pouls est lent, le cœur a beaucoup plus de temps pour se remplir, et la quantité chassée dans l'aorte à chaque systole est

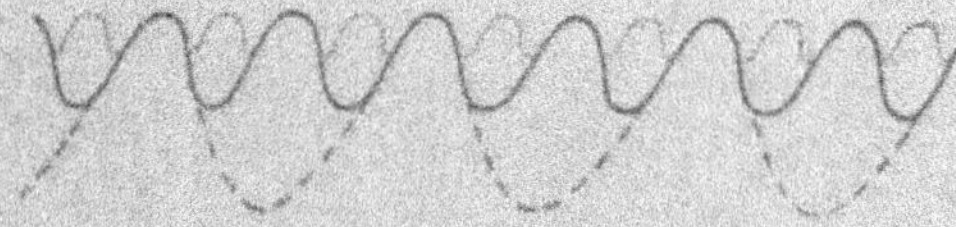

Fig. 32. — Diagramme pour montrer l'effet de la vitesse du pouls sur l'oscillation
de tension, ou pression du pouls.

beaucoup plus grande, tandis qu'elle est plus petite qu'à l'état
normal quand le pouls est accéléré. Il y a donc ainsi une double
raison pour la différence entre les pressions systolique et diastolique avec un pouls lent ou un pouls rapide (35).

Cela peut être rendu plus compréhensible par le diagramme
(fig. 32) où la ligne pleine représente un tracé qu'on pourrait
obtenir avec un manomètre avec un pouls modérément rapide.
La ligne présentant des interruptions indique les grandes oscillations dues à un pouls ralenti, et la ligne pointillée celles
déterminées par un pouls rapide. Dans ces courbes, on suppose
que l'énergie du cœur est restée la même. Dans ces conditions,
un pouls lent donne une grande oscillation, et un pouls rapide
une petite oscillation (fig. 32).

Mais l'énergie du cœur est un facteur très important et si
elle a une force en rapport avec la résistance, elle donnera une
grande oscillation. Si elle est faible, elle déterminera une petite
oscillation.

Un autre facteur important est l'état des capillaires. S'ils sont dilatés, le sang circule aisément à leur intérieur, et l'oscillation est grande. S'ils sont contractés, l'écoulement est lent et l'oscillation petite (fig. 33).

On peut rendre ces faits plus évidents en montrant des courbes de pression sanguine que j'ai prises avec A.-B. Meyer en 1867, dans le laboratoire de Dubois-Reymond à Berlin (fig. 33) (36). La première partie du diagramme montre la pression normale; la seconde la pression après que la digitale a exercé son action, et la troisième lorsque la digitale avait une action beaucoup plus marquée. L'effet général du médicament est de ralentir le

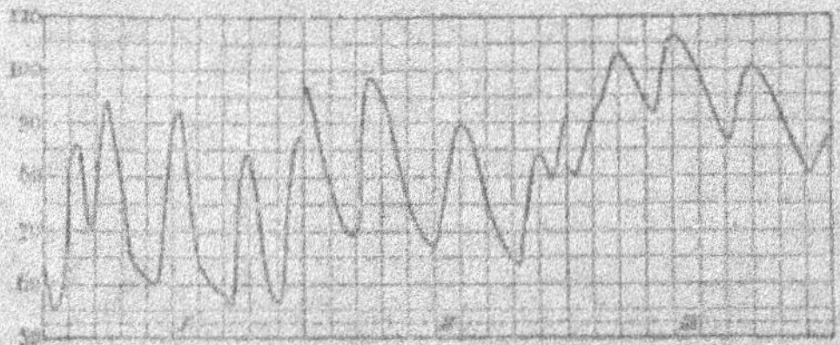

Fig. 33. — Tracé de la pression sanguine chez un chien sous l'influence de la digitale. I, II, III, représentant le ralentissement progressif du pouls, l'élévation de la pression sanguine et la diminution de l'oscillation due à la contraction des artérioles.

pouls, d'élever la tension et d'augmenter la force de chaque battement du cœur.

L'élévation de la tension est évidemment due à la contraction des capillaires, car si ils conservaient le même calibre dans la troisième partie comme dans la première, l'élévation de la tension chasserait le sang beaucoup plus vite à l'intérieur, et la courbe tomberait beaucoup plus rapidement pendant la diastole et c'est précisément le contraire qui arrive. L'énergie du cœur est augmentée parce qu'il chasse le sang dans l'aorte contre une tension plus élevée, mais elle n'est pas accrue en proportion avec la résistance.

Signification de la pression du pouls ou des oscillations. — Cela se voit peut-être mieux sous forme de tableau.

	TENSION	OSCILLATION	CŒUR	VAISSEAUX
1	basse,	grande	fort.	dilatés
2	»	petite	faible.	— probablement
3	modérée,	grande	fort	modérément contractés,
4	»	petite	faible	»
5	élevée,	grande	fort	contractés
6	»	petite	faible.	»

Ces différents états sont représentés par le diagramme de
la figure 34.

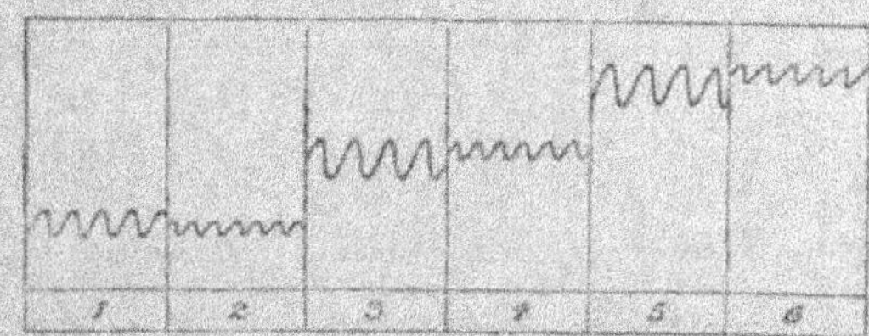

Fig. 34. — Diagramme représentant les rapports entre la tension artérielle
et la pression du pouls.

En 6, l'énergie du cœur peut être plus grande qu'à l'état
normal, mais elle est moins en proportion avec la résistance
qu'elle a vaincu.

VOLUME DES VAISSEAUX. — Un très ingénieux instrument pour
mesurer le volume des artères a été construit par Oliver. Il
s'appelle l'artériomètre (37).

MESURE DE LA PRESSION DANS LES VEINES. — On peut le faire
en choisissant une partie appropriée d'une veine sous-cutanée,
et en comprimant avec un sphygmomanomètre son extrémité distale avec suffisamment de force pour arrêter le cours du sang.
La partie proximale se vide alors de son sang, si avec le bout
du doigt on presse sur son trajet. On cesse alors la compres-

sion sur le tampon ou la poire élastique, et on note la pression à laquelle la veine se remplit de nouveau (38).

Un moyen simple d'estimer grossièrement la pression veineuse est de noter à quelle hauteur au niveau du cœur les veines de la main se vident. Normalement, elles doivent le faire au niveau de la troisième côte ou un peu au-dessus. Plus la pression veineuse est forte, plus il faut élever la main.

Mesure de la pression dans les capillaires. — C'est à N. von Kries et Ludwig que nous devons la méthode pour cette mesure. Elle consiste à comprimer la peau avec une orceau de verre, avec un poids ou un ressort, et à noter la pression la plus basse à laquelle la peau devient blanche. C'est surtout sur le doigt ou sur le lobe de l'oreille qu'on peut le mieux faire cette recherche.

Une autre méthode proposée par von Basch est d'employer une tige de chardon coupée ras, et ayant un tube latéral implanté dans le chardon par lequel il peut être relié par un tube en T avec un anéroïde et une poire à air. L'extrémité du chardon est recouverte d'une mince pièce de verre ; l'extrémité inférieure est fixée par du ciment sur le doigt du patient juste au-dessus de l'ongle. On élève la pression au moyen de la poire à air ; on note le moment auquel la peau située sous l'extrémité de la tige devient blanche, et on n'a qu'à lire le chiffre sur l'anéroïde (40). On peut aussi appliquer cette méthode à la détermination de la pression dans les veines.

Bibliographie.

1. Von Basch. Verhandl. d. Physiol. Gesellsch. zu Berlin Jahrg 1874-80, n° 7. Berlin. Klin. Wochenschr., 1887, n° 11-16. Pour la description des expériences, voir aussi Lauder Brunton, Lancet, 17 oct. 1908, pp. 11-16.
2. Von Basch. Der Sphygmomanometer u. seine Verwertung in der Praxis ; Berlin, Wochenschr., 1887, vol. XXIV, p. 181.

3. Potain. La pression artérielle de l'homme, etc. Paris, Masson, 1902, et Arch. de Physiol., 1889, vol. I, p. 556, et 1890, vol. II, p. 300.

4. Oliver. Blood and Blood-Pressure (London, Lewis, 1901), p. 114; Quart. Journ. of Exper. Physiol., vol. IV, n° 1, p. 43.

5. Hill. Further Advances in Physiology, p. 122 (London, Arnold, 1909).

6. Sahli. Lehrb. d. klin. Untersuchungs-methoden, Bd. I, 6 Aufl., 1912, et Sphygmobolométrie. Corr. bl. f. schweiz Aerzte, 1911, n° 10; Deutsch med. Wochenschr., 1907; ibid., 1910, n° 47; Zeitsch. f. klin. Med., vol. LXXII, n°s 1 et 2.

7. Gaertner. Wien. med. Wochenschr., vol. XLIX, p. 1412.

8. Riva Rocci. Gaz. Med. d. Torino, 1896, vol. XLVII, p. 981.

9. Hill et Barnard. Brit. Med. Journ., 1897, vol. II, p. 904.

10. Hawksley, voir C.-J. Martin. Brit. med. Journ., 22 avril 1905, p. 865.

11. Lauder Brunton. Lancet, 17 oct. 1908, p. 1126.

12. Janeway. Clinical Study of Blood Pressure (New-York and London : Appleton, 1904).

13. Von Recklinghausen. Arch. f. exp. Path. u. Pharm., 1901, vol. XLVI, p. 78 et ibid., 1906, vol. LV, pp. 375 et 442; C.-J. Martin. Brit. Med. Journ., 22 avril 1905, vol. I, p. 865.

14. William Russell. Arterial Hypertonus etc., p. 72. (Edimbourg et Londres : Wm Green et Sons, 1907); Herrington and Womack, Proc. Roy. Soc. of Med. London, 1909, vol. II, p. 37.

15. Voir Kronecker et Marti's Schmidt. Arch. f. Anat. u. Physiol., physiol. Abt., 1900, p. 331.

16. Janeway. Op. cit., pp. 108 et suiv.

17. Janeway. Op. cit., p. 147; Cabot and Bruce Amer. Journ. Med. Scie., 1907, vol. CXXXIV, p. 491; Potain. Pression artérielle, etc., p. 53 (Paris, Masson, 1902).

18. Ludwig and Sauter, Ludwigs Arbeiten bar 1869 (Leipzig, Hirzel, 1870), p. 80.

19. Ibid., p. 99.

20. Ibid., p. 90.

21. Lauder Brunton and Tunnicliffe. Brit. Med. Journ., 16 octobre 1897, vol. II, p. 1073.

22. Potain. Pression artérielle, etc., p. 60 (Paris, 1902).

23. Komarow et Janowski, cités par Fellner. Verhandl. d. Kongress. f. inn. Med. Wiesbaden, 1907, vol. XXIV, pp. 495 et suiv.; Oliver, Proc. Roy. Soc. of Med. London, 28 juin 1910, vol. III, p. 11, Med. sect., p. 207.

24. Oliver. Quart. Journ. of Exp. Physiol., 1911, vol. IV, p. 44.

25. Marey. Trav. Lab., 1876, vol. II, p. 313 et 1878, vol. IV, p. 126; Mosso, 1895, Arch. Ital. de Biol., vol. XXIII, p. 177; Roy et Adami. Practitioner, 1890, vol. XLV, p. 32.

26. Oliver. Quart. Journ. of Exp. Physiol., 1911, vol. IV, p. 50; Edelstein. Brit. Med. Journ., 1910, vol. II, p. 1865.

27. Sahli. Corr. Bl. f. schweiz. Aerzte, 1911, n° 10.

28. Von Recklinghausen, Arch. f. exp. Path. u. Pharm., 1906, vol. LV,
    p. 432.
29. Pachon, Comp. Rend. de la Soc. d. Biol., 8 et 15 mai 1909, vol. LXVI,
    pp. 723 et 726.
30. Erlanger, Amer. Journ. of Physiol., 1902, vol. VI, p. 22, 1904, vol. XI,
    p. 14.
31. Hirschfeld, Diseases of the Heart and Aorta, p. 21 (Lippincott Co,
    1910).
32. Gibson, Proc. Roy. Soc., Edimbourg, 1907-08, vol. XXVIII, pp. 343 et
    suiv.
33. Strassburger, Ztschr. f. Klin. Med., vol. LIV, p. 377.
34. Janeway. Clinical Study of Blood Pressure, p. 109 (New-York and
    London, 1904).
35. Lauder Brunton, Brit. Med. Journ., 5 nov. 1940, vol. II, p. 1380.
36. Lauder Brunton et A.-B. Meyer, Journ. of Anat. and Physiol., 1873,
    vol. VII, p. 133.
37. G. Oliver. Blood and Blood Pressure, p. 127 (London, Lewis, 1901).
38. G. Oliver. Lectures on Hæmomanometry, Lancet, 21 juillet 1905,
    vol. II, p. 4901.
39. Ludwig et Kuiss, Ludwig's Arbeiten, 1875, p. 69.
40. Von Basch, S. Arch. des sciences, biol. de Saint-Pétersbourg, 1904,
    vol. XI, suppl., pp. 117-420.

CHAPITRE VI

EXAMEN DE LA CIRCULATION

Cardiographes. — Cardiogrammes de la pointe du cœur. — Sphygmographes. — Pouls carotidien. — Mode d'application du sphygmographe. — Sphygmogrammes. — Causes d'erreur. — Tracés invertis. — Pouls veineux — Pseudo-pulsation dans la veine jugulaire. — Tracé sphygmographique du pouls veineux. — Caractères du pouls veineux. — Propagation de l'onde du pouls. — Bélard. — Usage pratique du sphygmographe. — Examen du cœur aux rayons X. — Skiagrammes. — Galvanomètre à corde. — Électro-cardiogramme. — Coagulomètre. — Viscosité du sang.

Cardiographes. — Tous les instruments que j'ai décrits jusqu'ici servent surtout à mesurer la valeur de la pression sanguine, ou le volume de l'artère, mais ils ne nous donnent aucune indication sur le mode de contraction du cœur et la nature de l'onde du pouls. Ces derniers phénomènes ont été surtout étudiés avec les instruments construits par le regretté Professeur Marey (1), et le principe sur lequel repose la plupart d'entre eux est celui de la transmission du mouvement par l'air provenant d'un vaisseau élastique à un second sur lequel est fixé une tige légère qui amplifie les mouvements et les inscrit sur un cylindre tournant. En introduisant une poire élastique par les valvules aortiques dans le ventricule, Marey a obtenu des tracés des modifications de la pression pendant tout le cycle ventriculaire, comme le montre la figure 35, dans laquelle le tracé supérieur indique l'élévation de la pression dans le cœur et l'inférieur dans l'aorte. Dans le tracé cardiaque, il y a d'abord une légère élévation, due à la contraction de l'oreillette, puis une élévation brusque, qui devient un peu lente à mesure qu'elle augmente. Au sommet, il y a un plateau montrant plusieurs

oscillations, puis une descente brusque, présentant vers sa terminaison une petite onde, puis une ligne à peu près pleine, et de
nouveau recommence la succession de ces différents phénomènes (2). La modification de la vitesse de la ligne ascendante,
qui a lieu environ au milieu de la systole, indique probablement
le moment auquel les valvules auriculo-ventriculaires sont

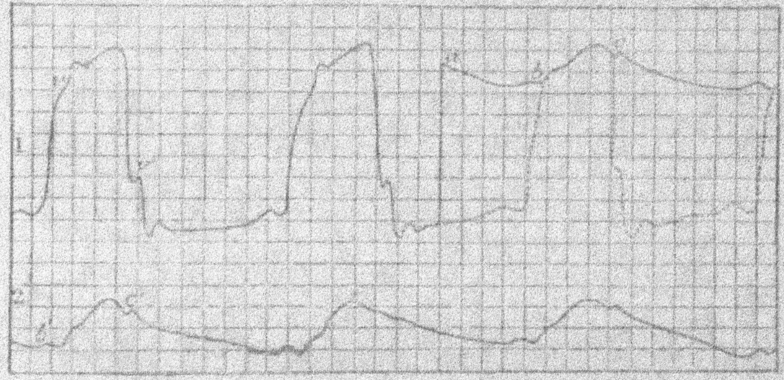

Fig. 33. — Tracé de la systole ventriculaire (1) et du pouls aortique (2).

Les parties de cd d'c' sont communes à la fois aux tracés ventriculaire et aortique. En ce point, les valvules aortiques sont ouvertes, et le ventricule et l'aorte communiquent librement; d, dans le second tracé, marque le point où le sang commence à s'écouler dans l'aorte; a, indique le point où les valvules mitrales et a où les valvules aortiques se ferment. (D'après Marey.)

serrées les unes contre les autres, car c'est là l'espèce d'occlusion qu'on observe p. 64, et les valvules aortiques sont obligées
de rester ouvertes par la pression en retour qui va en augmentant. Les oscillations qui se produisent sur le plateau, d'après
Marey (3), n'indiquent pas de simples vibrations dans les valvules auriculo-ventriculaires, mais de réelles oscillations à leur
niveau et dans le sang qui est de chaque côté d'elles. La
chute brusque indique le relâchement diastolique du ventricule,
et la petite onde qu'on voit sur la fin est en rapport avec le
moment de fermeture des valvules sigmoïdes.

Lorsque la poire élastique est retirée du ventricule dans l'aorte,
on obtient un tracé qui est presque exactement semblable à
celui du ventricule avec la partie inférieure en moins et une

descente graduelle au lieu d'une chute brusque. Si l'aorte était
rigide cette forme de courbe serait transmise jusqu'à la périphérie, et nous constatons en réalité que le tracé du pouls radial
présente les caractères du pouls aortique, à savoir le plateau et
une descente lente, même régulière, partout où l'élasticité des
artères est endommagée par des lésions athéromateuses comme
chez les personnes âgées, ou par une distension énorme à la
suite d'une pression élevée, comme dans les cas de mal de
Bright (fig. 36).

CARDIOGRAMMES DE LA POINTE DU CŒUR. — Le cardiographe
qui est employé pour inscrire le choc de la pointe est un tambour avec un ressort pour l'appliquer contre la paroi thoracique,

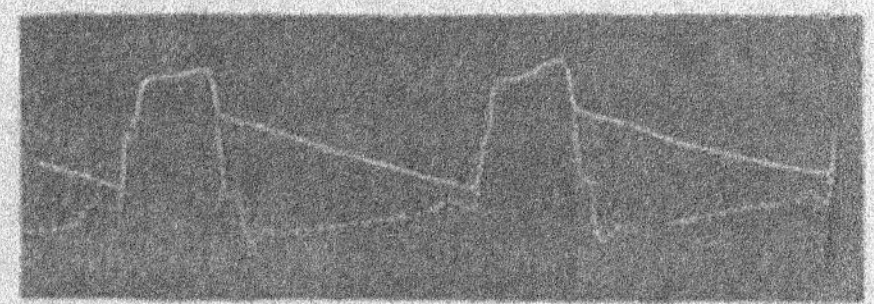

Fig. 35. — Diagramme montrant l'analogie du pouls sénile avec le battement
ventriculaire. (D'après Marey.)
La ligne pleine est le tracé sphygmographique ; la ligne pointillée représente le tracé
ventriculaire.

et celui-ci est relié par un tube en caoutchouc avec un tambour
à inscription et à levier. Le tracé est quelque peu semblable à
celui de l'aorte, mais il est plus élevé et la chute est plus brusque.
La brusquerie de la chute dépend pour une grande part de la
pression du cardiographe (41). Le tracé peut varier beaucoup
chez le même individu suivant certaines conditions (5).

SPHYGMOGRAPHES. — Ce sont des instruments pour amplifier
et inscrire les mouvements du pouls. La plupart sont composés
d'un ressort appliqué sur l'artère, et ses mouvements sont transmis à un levier, qui les amplifie considérablement et les inscrit
sur une surface mobile, soit directement, soit au moyen d'un
tambour. Il y en a de plusieurs formes. De tous ceux-ci, c'est

le premier construit par Marey (6) qui donne probablement les résultats les plus exacts ; mais à cause de son bon marché, de son transport commode et de la facilité de son application, c'est celui de Dudgeon (7) qui est le plus usité en Angleterre. Celui de Jacquet a une forme semblable (8), mais il a en outre un appareil pour marquer le temps et aussi un tambour qui permet d'inscrire en même temps les mouvements de la pointe et la respiration. Le polygraphe de Mackenzie peut aussi inscrire ces derniers mouvements, et avec lui, les mouvements du pouls à la fois dans l'artère radiale et la veine jugulaire sont transmis à un tambour.

Le sphygmographe de Kronecker est une exception à la règle que j'ai donnée. Il donne le véritable tracé du pouls sans que le tracé soit aucunement déformé par les oscillations de l'instrument. Il consiste en un électromètre capillaire modifié et les mouvements d'une fine colonne mercurielle sont photographiés sur un cylindre tournant (9). Un point intéressant que cet instrument met en lumière est que le sommet aigu de la ligne ascendante n'est pas du tout dû à une secousse du levier enregistreur, comme on le croit généralement, mais il indique réellement le choc sec donné à l'artère par l'arrivée brusque du sang qui y est chassé par la systole ventriculaire.

Pouls carotidien. — Pour cette artère, il est plus commode de se servir d'un tambour muni d'un bouton et d'un ressort comme un petit cardiographe que d'un levier. Les pulsations sont transmises à un tambour à inscription.

Application du sphygmographe. — L'artère radiale est la plus commode, et les tracés sont très exacts lorsqu'on les prend sur cette artère au point où elle repose sur le radius. Quelquefois les tracés n'ont qu'une très faible amplitude et il vaut mieux les prendre sur un point plus élevé du trajet de l'artère. La pelote du sphygmographe doit être placée exactement sur l'artère, et pour en être bien sûr, il est bon de marquer la place des vaisseaux avec un rayon bleu dermographique avant de fixer l'instrument. On l'attache habituellement avec de petites courroies, mais on gagne beaucoup de temps en se servant de deux bandes élastiques accouplées placées en arrière du poignet sans les serrer. En général, elles suffisent à le fixer suffisamment et il est aussi facile de les enlever que de les mettre en place. Lorsque l'élastique est usé, on n'a qu'à le remplacer par un neuf. Chez la plupart des sujets, il est bon de mettre le poignet dans un certain degré d'extension, ce que l'on obtient facilement en plaçant au-dessous soit un livre, soit un tampon.

Il est quelquefois difficile d'obtenir que le levier inscrive exactement sur le papier, et, pour parer à cette difficulté, j'ai fait construire par M. Hawksley une disposition en vis qui s'applique au sphygmographe de Dudgeon.

SPHYGMOGRAMMES. — Chez un sujet en parfaite santé, les artères ont une section circulaire. Elles se dilatent à chaque ondée sanguine lancée par le cœur, et elles se contractent dans les intervalles des pulsations cardiaques ; mais cette dilatation et cette contraction sont très légères et ne correspondent pas au pouls que le doigt sent habituellement. Quand on tâte le pouls, l'artère comprimée change de forme sous la pression du doigt, de sorte que la section devient ovale au lieu d'être circulaire. L'augmentation de pression à l'intérieur des vaisseaux à chaque battement du cœur tend à rétablir la section circulaire et c'est ce mouvement que perçoit le doigt, et qui est inscrit par le sphygmographe. L'onde du pouls ainsi inscrite par le sphygmographe pour l'artère radiale diffère beaucoup de celle de la carotide. Dans cette dernière, l'élévation systolique ressemble beaucoup à celle qui se produit à la fin de la contraction ventriculaire (fig. 35), mais elle est très modifiée par l'élasticité des artères dans leur trajet jusqu'à la radiale, de sorte que sur un sphygmogramme normal, nous constatons une élévation systolique marquée et tout à fait brusque, suivie par une chute modérément rapide pendant un certain temps, puis une seconde élévation suivie d'une second chute beaucoup plus lente (fig. 37).

Une élévation rapide indique que le cœur a une action très forte en raison de la résistance que lui oppose la pression du sang dans les artères. Elle peut être due soit à une action éner-

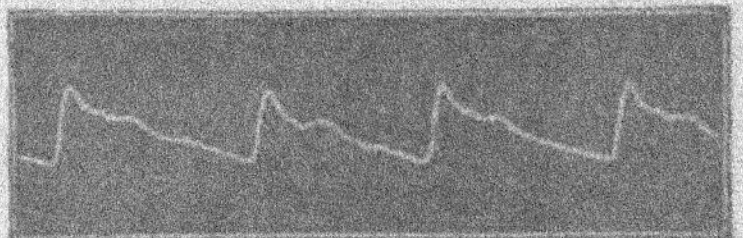

Fig. 37. — Tracé du pouls normal.

gique du cœur, soit à une pression artérielle très basse par suite de l'état de vide des artères.

Une élévation lente indique que le cœur est relativement faible, et peut être due soit à une faiblesse du ventricule, soit

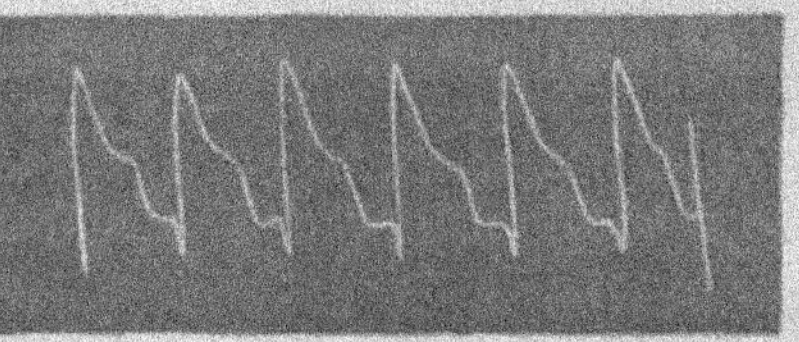

Fig. 38. — Tracé d'un cas d'insuffisance aortique, montrant le crochet au sommet du tracé, une chute brusque et des pulsations très amples.

à une grande résistance que lui oppose une pression sanguine élevée.

Une descente rapide indique que le système artériel se vide facilement, soit par le système capillaire dans les veines, soit en arrière dans le cœur, soit des deux façons à la fois. Dans l'insuffisance aortique, pendant la diastole, le sang revient en arrière dans le cœur aussi bien qu'il va en avant dans les capillaires. Le système artériel se vide donc ainsi d'une manière anormale, et le tracé du pouls tombe très bas. En même temps, le ventricule reçoit une double provision de sang, en avant, de l'oreillette, et en arrière, de l'aorte. Il chasse donc une grosse ondée dans l'aorte de sorte que la pression s'élève très haut et brusquement. Cela fait que le levier monte si rapidement que sa propre inertie l'entraîne trop loin et il se forme ainsi un petit crochet au sommet du tracé (fig. 38).

Lorsque la chute rapide du tracé sphygmographique est due

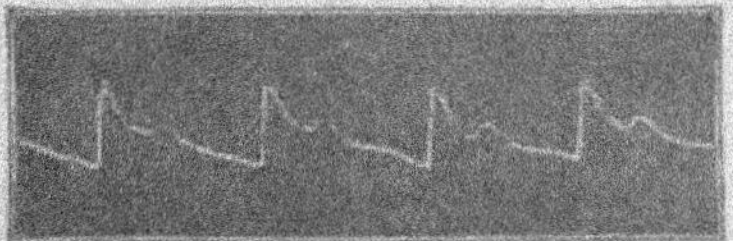

Fig. 39. — Pouls dicrote.

à ce que les capillaires sont dilatés, il présente généralement sur son trajet une deuxième onde que l'on appelle l'onde dicrote (fig. 39). Celle-ci est ordinairement d'autant plus marquée que la tension est plus basse. Quand la tension est élevée, elle peut disparaître complètement, et quand la tension est très basse, elle peut devenir assez marquée pour presque égaler en hauteur l'onde primitive. On l'appelle alors hyperdicrote. Le tracé plus accentué que j'ai obtenu de cet état provenait d'un jeune homme qui avait eu une hémoptysie profuse, de sorte qu'il avait été presque saigné à blanc.

En général, l'exagération de l'onde dicrote indique une augmentation de l'énergie du cœur en rapport avec la résistance qu'il a à vaincre, de sorte que toute l'élasticité des artères entre en jeu, comme une balle élastique lancée sur le sol rebondit d'autant plus haut que la force de projection a été plus vive. Lorsque les valvules aortiques sont insuffisantes, ce rebondissement est moins marqué ou peut manquer. C'est là un des arguments que l'on avance pour prouver que l'onde dicrote est due à un rebondissement provenant des valvules aortiques plutôt que des vaisseaux phériphériques. Parfois la ligne de descente est entrecoupée de trois et même quatre ondes formant un pouls tricrote ou tétracrote. On suppose qu'elles sont dues aux ondes provenant de l'aorte et réfléchies en arrière des vaisseaux phériphériques, puis de nouveau en arrière.

Une chute lente indique que le sang s'écoule lentement à travers les capillaires. Elle peut se produire chez des sujets parfaitement sains à la suite d'une contraction des capillaires sous l'influence du froid (1, fig. 40) (10), et se voit généralement chez les personnes âgées présentant de l'hypertension.

Causes d'erreur des sphygmogrammes. — Si on laisse de côté

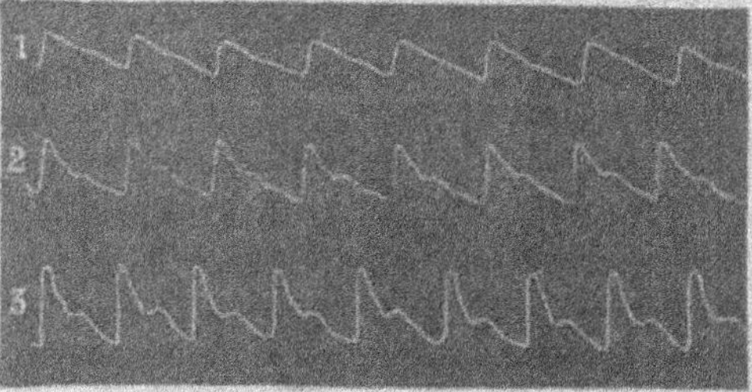

Fig. 40. — Effet du froid pour faire contracter les capillaires et élever la pression sanguine, et effet de la chaleur pour dilater les capillaires et faire baisser la pression sanguine.

1. Effet du froid. — 2. État normal. — 3. Effet de la chaleur (d'après Marey).

les imperfections de l'instrument mis en usage, la façon dont

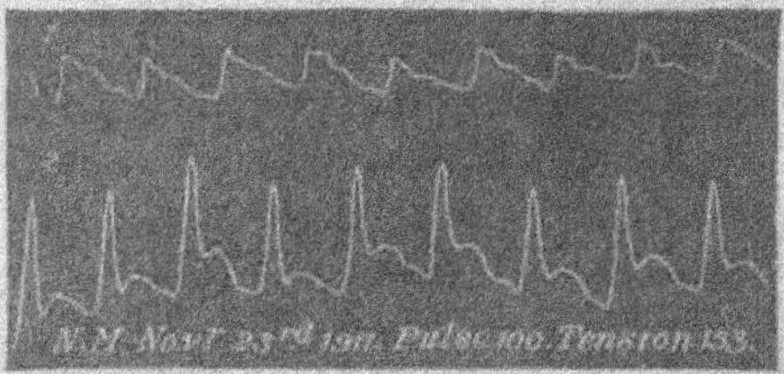

Fig. 41. — Différents tracés obtenus par différentes applications du sphygmographe de Dudgeon dans un cas de pneumonie. Le sphygmographe n'était pas enlevé du bras, mais sa position et la pression étaient modifiés dans l'intervalle de la prise des tracés. Le malade était âgé de 72 ans.

on applique le sphygmographe au bras peut faire qu'on obtient des tracés très différents. Si la pelote ne repose pas exacte-

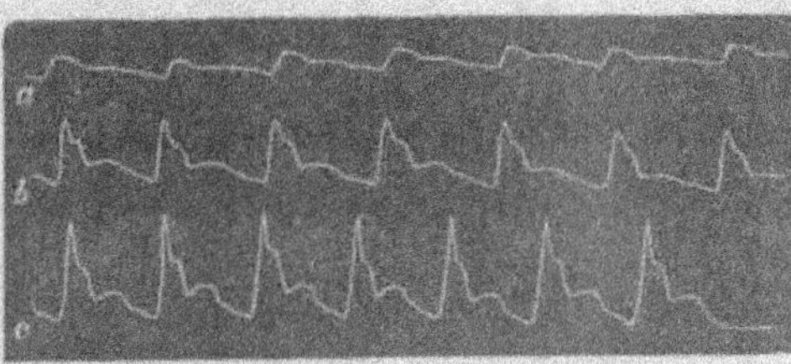

Fig. 42. — Trois tracés successifs d'un pouls, pris au même moment et dans les mêmes conditions, mais en modifiant la façon d'appliquer le sphygmographe de Dudgeon.

ment sur l'artère, l'onde du pouls peut apparaître très petite et une onde dicrote peut disparaître (fig. 44).

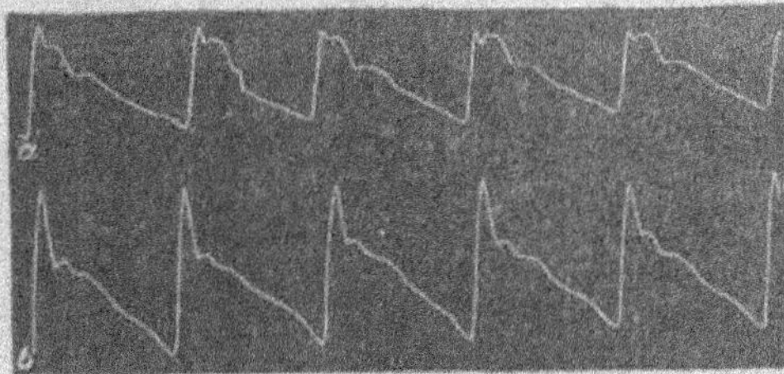

Fig. 43. — Deux tracés du même pouls.
En a, le plateau sénile est net; en b, il est marqué par la secousse brusque donnée au levier.

Chez les personnes âgées, ayant des artères quelque peu

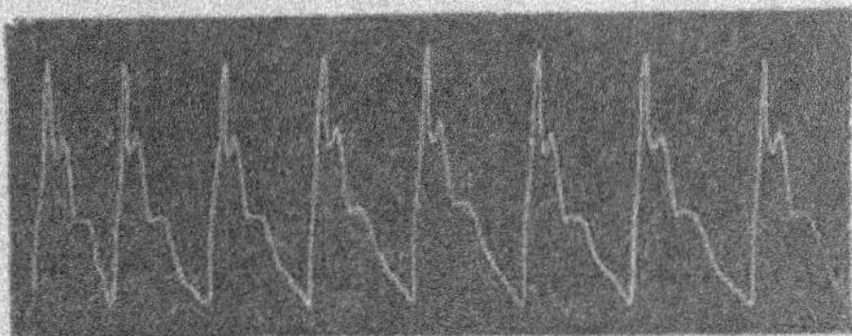

Fig. 44. — Tracé d'une artère mobile chez un homme de 82 ans.

épaissies, on voit communément le pouls sénile avec un plateau très marqué; mais parfois aussi ce caractère manque (fig. 42).

et on obtient un tracé tout à fait différent, parce que le levier du sphygmographe au lieu d'être simplement relevé à chaque pulsation par l'augmentation de la tension dans l'artère, est

Fig. 45. — Tracé montrant les mouvements irréguliers et excessifs du levier dus à des artères mobiles. Malade âgé de 61 ans; pouls 76, tension 255 mm.

subitement entraîné en haut par l'élongation longitudinale, que l'on voit souvent très nettement dans de pareils cas.

Dans le sphygmographe de Dudgeon, le levier et le tampon pour le pouls sont reliés entre eux d'une manière assez lâche, et on obtient parfois des tracés franchement inexacts (fig. 45).

Je n'ai jamais obtenu avec le sphygmographe de Marey des tracés aussi inexacts, et je le considère comme un instrument plus digne de confiance que celui de Dudgeon, mais la facilité et la rapidité de l'application de ce dernier en font un instrument plus pratique.

Tracés invertis. — Lorsque la pelote est placée sur le côté

Fig. 46. — Tracé inverti.

Le tracé supérieur est le tracé normal; le tracé inférieur est inverti. En prenant ces tracés, le sphygmographe restait sur son bras, mais la position sur l'artère était légèrement modifiée.

d'une artère mobile au lieu d'être placé directement sur elle, l'allongement de l'artère fait que la pelote est repoussée sur le côté au lieu de recevoir un choc, et il se produit un tracé inverti (fig. 46).

POULS VEINEUX. — En général, on ne voit pas de pulsation dans aucune veine, mais dans l'insuffisance tricuspide, le sang est chassé en arrière par le ventricule droit à travers l'oreillette dans la veine jugulaire et donne lieu à une pulsation visible.

PSEUDO-PULSATION DE LA VEINE JUGULAIRE. — Chez quelques personnes une pulsation semblant bien marquée se produit dans la veine jugulaire gauche seulement. Elle est probablement due à l'alternance de la compression et du relâchement de la veine innominée par la pulsation de l'arc carotidien (11). On peut la reproduire dans la jugulaire d'un côté ou de l'autre en la comprimant et en la décomprimant alternativement avec le doigt.

TRACÉS SPHYGMOGRAPHIQUES DU POULS VEINEUX. — C'est Mackenzie qui a introduit la méthode de prendre des tracés de la veine jugulaire, et cela a beaucoup aidé à mieux connaître la physiologie et la pathologie des mouvements du cœur (12). Le tracé se prend avec un tambour et un levier comme un cardiogramme, mais à la place d'un cardiographe comme on l'emploie pour le cœur, on se sert d'un petit entonnoir ou mieux d'une cupule en métal creux comme récepteur. Une partie de sa circonférence est aplatie de façon à pouvoir l'appliquer plus exactement sur la clavicule. Quand on s'en sert, le malade doit être couché sur le dos, la tête et le cou reposant sur un oreiller, la tête tournée sur le côté, et le cou fléchi. Le récepteur est alors placé sur la veine jugulaire qu'il comprime légèrement, et les pulsations de la veine sont transmises au tambour. Si on éprouve quelque difficulté à obtenir un tracé en ce point, on n'a qu'à déplacer un peu le récepteur vers la droite à la jonction des veines jugulaire et sous-clavière.

CARACTÈRES DU POULS VEINEUX. — Le tracé présente habituellement deux élévations et deux chutes dans un cycle (fig. 47).

La première élévation est brusque et bien marquée, elle est due à la contraction de l'oreillette : la première chute est rapide et provient de ce que l'oreillette s'est vidée. La seconde élévation est lente et due au remplissage graduel de l'oreillette. La seconde chute est peu marquée et est due à l'écoulement

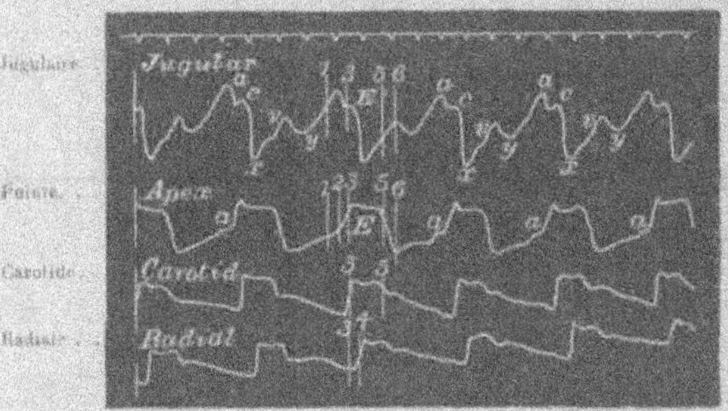

Jugulaire

Pointe

Carotide

Radiale

Fig. 17. — Pouls veineux dans la jugulaire et ses rapports de temps avec le choc de la pointe et les pouls carotidien et radial.

Les lignes perpendiculaires représentent le temps : 1° du début de la systole de l'oreillette ; 2° du début de la systole du ventricule ; 3° le début du pouls carotidien ; 4° le début du pouls radial ; 5° la fermeture des valvules semi-lunaires ; 6° l'ouverture des valvules tricuspides. (D'après Mackenzie, tiré de Diseases of the Heart, par James Mackenzie, M. D., F. R. C. P., p. 47. London, Froude and Hodder Stoughton, 1908.)

du sang dans le ventricule vide. Comme la première élévation brusque coïncide avec la systole de l'oreillette, elle permet de noter exactement le moment et de la comparer avec le pouls carotidien, qui coïncide presque avec la systole ventriculaire. Il est donc ainsi facile de déterminer si la succession normale entre les systoles auriculaire et ventriculaire existe, ou s'il y a quelque bloquage du cœur.

Pour voir sur un diagramme la position relative des courbes et le retard dans la transmission, voir p. 313 (fig. 111).

Propagation de l'onde du pouls. Retard. — L'onde du pouls chemine à raison de trente pieds par seconde (13). En comptant dès le début de l'ouverture des valvules, qui prend environ un vingtième de seconde, l'onde du pouls met un dixième de seconde pour atteindre la carotide, et moins de deux dixièmes

pour arriver à la radiale. Il vaut donc mieux, quand on veut
repérer les temps des souffles cardiaques, prendre la carotide
que le pouls radial (14).

USAGE PRATIQUE DU SPHYGMOGRAPHE. — Les tracés sphygmographiques servent surtout :

1° A montrer la présence ou l'absence de l'élasticité des
artères, ce qui est indiqué par une modification plus ou moins
complète du plateau systolique ;

2° La force ou la faiblesse du cœur par rapport à la pression
qu'il a à vaincre, ce que montre l'élévation plus ou moins rapide
pendant la systole ;

3° L'état de contraction ou de relâchement des artérioles ; ce
que représente la lenteur ou la rapidité de la chute diastolique
et le dicrotisme plus ou moins marqué.

Il ne peut pas remplacer le sphygmanomètre, mais lorsqu'on
l'emploie en même temps que lui, il peut donner des renseigne-
ments très utiles sur l'état du cœur et des vaisseaux.

EXAMEN DU CŒUR AUX RAYONS X. — En plaçant une ampoule
lumineuse d'un côté du corps et un écran fluorescent de l'autre
côté, l'ombre du cœur est projetée sur l'écran, de sorte que
l'on peut voir le volume et les mouvements de ses différentes
parties, constater l'hypertrophie, la dilatation, la présence d'un
anévrysme, et même diagnostiquer le bloquage du cœur.

SKIAGRAMMES. — A la place de l'écran, on peut mettre une
plaque sensible et obtenir ainsi une image permanente de l'état
du cœur.

GALVANOMÈTRE A CORDE. — La découverte de la fibrillation
auriculaire chez l'homme a été récemment rendue possible par
l'emploi des électro-cardiogrammes. En 1876, Marey (16) et en
1880, Bordon Sanderson et Page (17) examinèrent au moyen
d'un électromètre capillaire les modifications électriques qui

accompagnent les mouvements du cœur, et en 1887, Waller
constata avec le même instrument que ces modifications électriques peuvent être observées chez l'animal intact. L'introduction, par Einthoven, d'un très délicat galvanomètre à corde,
a beaucoup augmenté l'exactitude de ces observations[1].

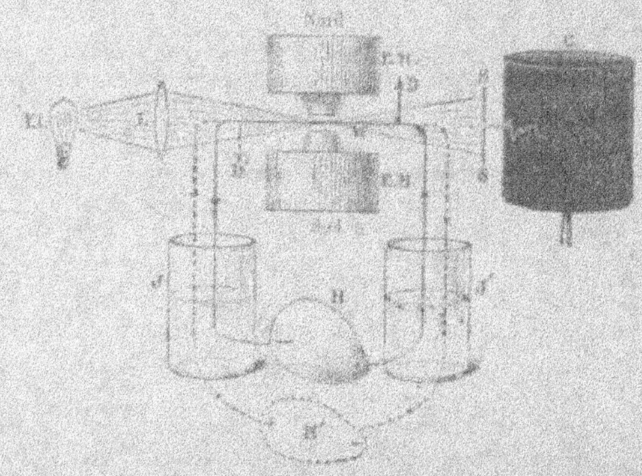

Fig. 18. — Galvanomètre à corde. (Il est très schématique et peut être considéré
par quelques personnes comme incorrect.)

N.B. indique les pôles nord et sud d'un puissant électro-aimant, entre lesquels passe un filament de quartz W. Ses deux extrémités sont placées dans deux récipients renfermant une solution saline I et I.

Suivant la description de Krauss et de Nicolaï, cet instrument se compose d'un filament de quartz très délicat, qui a été
argenté pour le rendre conducteur, et qui est placé entre les
pôles d'un puissant électro-aimant. Lorsqu'un courant passe à
travers le filament, il est dévié à angle droit vers le champ magné-

1. L'instrument et son mode d'emploi ont été complètement décrits par Krauss et Nicolaï (*Das Elektrocardiogramm*, Veit, Leipzig 1910), and Lewis (*Mechanism of the Heart Beat*, Shaw et Sons, London 1911).

lique. Les extrémités du fil sont reliées à deux petits récipients
contenant une solution saline. Dans ces récipients, on place
les deux mains, ou une main et un pied du malade. Le courant
produit par le cœur passant par le fil provient des membres, et
suivant la direction dans laquelle il passe, le fil est attiré par
l'un ou l'autre pôle. L'ombre du fil est projetée par un fort
éclairage, ou dévié de la corde vers un cylindre tournant cou-
vert d'un papier sensibilisé. Avant d'atteindre le papier, il passe
à travers une petite fente à angle droit sur le fil, de sorte
qu'il n'y a que les mouvements d'un point sur le fil qui soient
inscrits. Si le fil vient à intercepter la production de la lumière
sur le papier, ses mouvements sont indiqués par une ligne
blanche ; si au contraire le mouvement est inscrit par déviation, les mouvements du fil apparaissent en noir. Le filament
est si mince qu'il ne pourrait pas supporter l'effort d'être étendu
dans le sens horizontal, de sorte qu'en pratique, il est vertical
et le cylindre enregistreur est horizontal, mais comme on doit
toujours lire les courbes dans le sens vertical, il est plus facile
de comprendre leur production, si l'appareil est représenté dans
le diagramme, position dans laquelle il produirait des courbes
verticales (fig. 48). L'instrument employé par Waller est différent de celui-ci.

Connexions — Waller donne le système suivant de connexions [1].

Connexion I. — Main droite et main gauche = Transversal.

Connexion II. — Main droite et pied gauche = Axial (= V).

Connexion III. — Main gauche et pied gauche = Latéral
   gauche (= V).

Connexion IV. — Main droite et pied droit = Latéral droit
   (= II axial).

Connexion V. — Main gauche et pied droit = Équatorial
   (= II).

Connexion VI — Pied droit et pied gauche = Inférieur.

[1]. Lancet, 24 mai 1913, vol. I, p. 455.

Connexion VII. — Bouche et main gauche = Supérieur gauche.

Connexion VIII. — Bouche et main droite. = Supérieur droit.

Connexion IX — Bouche et pied gauche = Inférieur gauche.

Connexion X. — Bouche et pied droit = Inférieur droit.

Il considère les deux pieds comme iso-électriques et par conséquent la connexion III (latéral gauche) et V (équatorial), comme équivalents au point de vue pratique : les connexions II (axial) et IV sont aussi équivalentes.

Si on laisse de côté les connexions supérieures, les connexions I, IV et III sont égales au trio d'Einthoven[1], c'est-à-dire transverse, axial et latéral gauche.

ÉLECTRO-CARDIOGRAMMES (20). — L'état électrique de la base ou de la pointe du cœur est conduite au bras ou à la jambe qui en est le plus rapproché, et de là, est transmis au galvanomètre. Le bras ou la jambe droit étant le plus rapproché de la base indique son état électrique, et le bras ou la jambe gauche indiquent celui de la pointe. Les meilleurs électro-cardiogrammes sont ceux pris sur la main droite et le pied gauche, mais il est peu commode de les prendre sur les deux mains.

Le fait physiologique sur lequel ils reposent est que la partie excitée d'un muscle devient électro-négative (ce qui s'indique habituellement par le signe —) pour les parties non excitées, qui sont par conséquent positives et indiquées par le signe +.

Si une excitation débute à une extrémité, A, d'un muscle allongé à fibres parallèles et va à l'autre extrémité B, la variation électrique serait que A serait d'abord négatif, puis positif pour B. C'est ce que l'on appelle la variation diphasique. Si des courants égaux partaient des deux extrémités au même moment, mais dans des directions opposées, ils se neutraliseraient et il n'y aurait aucune déviation.

---

1. Einthoven, Ueber die Form des Menschlichen Electrocardiogramm. *Pflüger's Arch.*, vol. LX, p. 101, 1895; Weiteres ueber das Electrocardiogramm. *Pflüger's Arch.*, vol. CXXII, p. 517, 1908.

Dans un cardiogramme normal, il y a trois déviations ou groupes de déviation. La première est associée à la systole auriculaire, la seconde et la troisième à la systole ventriculaire. Celles-ci ont été indiquées par différentes lettres par divers auteurs. La nomenclature la plus simple est celle de Waller, mais une bonne aussi a été proposée par Nicolai, qui indique

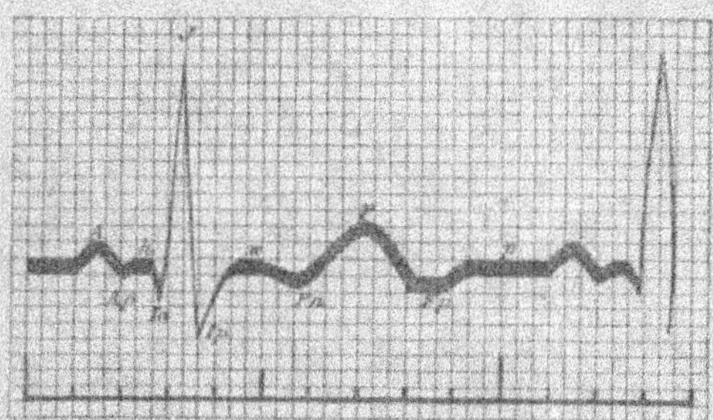

Fig. 49. — Diagramme d'un électro-cardiogramme (d'après Kraus et Nicolai).

A, variation auriculaire ; I, variation initiale ; F, variation finale ; Ap, variation négative post-auriculaire ; Ip, variation négative post-initiale ; Fp, variation négative post-finale ; Ia, variation négative avant le début ; F, variation négative avant la fin ; h, temps perdu dans le faisceau de His ; W, temps perdu dans les parois cardiaques ; p, pause du cœur.

Dans le diagramme de Kraus et Nicolai les parois sont indiqués par I (Vorhoswand).

la variation auriculaire par A et le commencement de la variation ventriculaire par I et sa fin par F. Toutes les trois se succèdent et s'accompagnent de légères variations dans une direction opposée, qui sont indiquées par Ap, Ip et Fp. Les variations I et F ont de légères variations en sens opposé qui les précèdent, et qui sont indiquées par Ia et Fa. La période dans laquelle l'excitation passe à travers le faisceau de His est indiqué par h ; le temps pendant lequel elle passe dans des directions plus ou moins différentes à travers la paroi, de telle sorte qu'elles se contre-balancent et qu'on n'observe aucune variation, est indiqué par w, et la pause pendant laquelle il n'y a pas de courants est représentée par p.

Différents auteurs ont appelé par des lettres différentes les déviations observées dans l'électro-cardiogramme, de sorte que les comparaisons sont difficiles. Comme c'est Waller qui le premier a découvert l'électro-cardiogramme, sa nomenclature devrait être suivie, car elle est certainement la plus simple, mais il ne donne pas de lettre d'indication pour toutes les parties du cardiogramme, aussi je rapporte ici un tableau des lettres employées par différents auteurs pour désigner ces parties.

	KRAUS et NICOLAI	EINTHOVEN	WALLER
Ondes positives.			
Ondes auriculaires	A	P	A
Ondes ventriculaires initiales	I ou L	R	V
Ondes ventriculaires finales	F	T	V'
Ondes négatives.			
Après l'auriculaire	Ap		
Après la ventriculaire post-initiale	Ip ou Jp	S	
Après la ventriculaire post-finale	Fp		
Avant la ventriculaire initiale	Ia ou Ja		
Avant la ventriculaire finale	Fa		
Temps du passage dans le faisceau de His	h		
Temps du passage dans les parois du cœur	t ou w		
Pause du cœur			

Ce diagramme a été copié dans le livre de Kraus et Nicolaï, *Das Elektro-cardiogramm*, p. 201, mais I, la première lettre de l'initiale, a été substituée pour J, et W, la première lettre de paroi du cœur, pour t, première lettre de Treibwerk.

Grâce à cet instrument on peut résoudre beaucoup de questions concernant le cœur : c'est avec cet instrument qu'on a démontré le développement de la fibrillation des oreillettes, et la figure 50 montre que l'excitation des nerfs vagues raccourcit le temps nécessaire à une excitation pour passer de l'oreillette au ventricule (22).

COAGULABILITÉ DU SANG. — L'arrêt de la circulation dans une artère par la coagulation du sang à son intérieur donne lieu aux mêmes symptômes que l'arrêt de la circulation par toute autre cause, et lorsqu'elle se produit dans le cerveau, il est

parfois très difficile de faire le diagnostic entre la rupture d'un
vaisseau et une hémorragie consécutive à une thrombose. Un
point important pour le diagnostic est évidemment l'état de la
tension artérielle, parce qu'avec une tension élevée, l'hémiplégie, la monoplégie ou l'aphasie sont probablement dues à une
hémorragie; si la tension est au contraire basse, elles sont vraisemblablement causées par une thrombose. Un moyen adjuvant
de diagnostic est la rapidité de la coagulation du sang. La

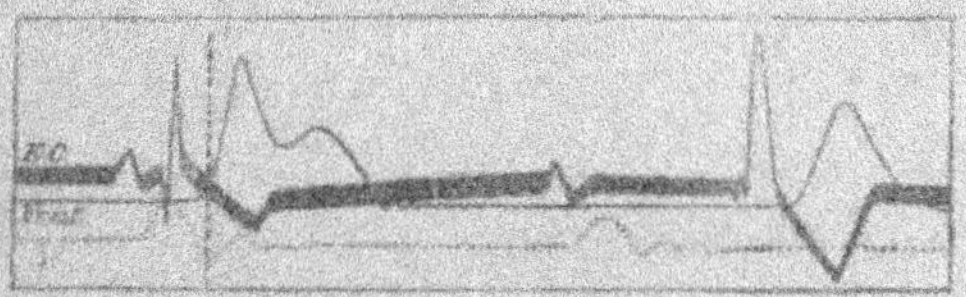

Fig. 50. — Électro-cardiogramme pendant l'excitation du nerf vague.

E. C. est l'électro-cardiogramme. Vent est un tracé pris mécaniquement sur le ventricule, et au
début des 2 oreillettes. La ligne verticale ponctuée indique le moment auquel on excite le nerf
vague. Le temps qui s'écoule entre la variation ventriculaire et le battement, et celui du ventricule
est excessivement court avant l'excitation, et très long pendant sa durée (D'après Kraus et Nicolai).

méthode de Wright (23) est excellente pour la déterminer. Elle
consiste dans une série de petits tubes dans lesquels on fait
tomber le sang s'écoulant d'une piqûre du doigt. On les met
ensuite dans de l'eau à la température du corps. A différents
intervalles, on souffle dans le tube et on note le moment auquel
le sang n'est plus déplacé par le souffle. Cela indique le temps
de coagulation qui est l'intervalle écoulé entre ce moment et
celui où on a rempli le tube. Il varie suivant différentes circonstances, et le temps moyen est de quatre minutes (24).

Viscosité du sang. — On a déjà dit plus haut que la pression
artérielle dépend de la différence entre la quantité de sang
chassé dans l'aorte par le cœur et la quantité de sang qui pendant la même période passe dans les veines à travers les capillaires. La quantité de sang qui s'écoule ainsi du système artériel dépend :

1° Du degré de pression dans l'aorte;

2° Du calibre des artérioles efférentes et des capillaires;

3° De la viscosité du sang.

Lorsque deux liquides, dont l'un, analogue à un mucilage ou à un sirop, est visqueux, et l'autre, comme de l'eau n'est pas visqueux, ont à passer à travers des tubes capillaires de même diamètre et sous la même pression, le liquide visqueux s'écoulera beaucoup plus lentement à travers ces tubes que celui qui n'est pas visqueux, et la lenteur de son écoulement sera en proportion de sa viscosité. Les premières expériences sur les rapports de la viscosité d'un liquide avec son écoulement à travers les vaisseaux furent faites par le Rev. Stephen Hales (25) (cf. p. 12), mais ses expériences étaient très imparfaites. Poiseuille (26) étudia très complètement les rapports de la viscosité avec la rapidité de son écoulement, et ce sujet a été l'objet d'expériences de la part de Matthews Duncan et Gamgee (27), C.-A. Ewald (28), Haro (29) et d'autres.

La viscosité du sang se détermine en étudiant la vitesse à laquelle le sang circule dans des tubes capillaires. Determann (30) a décrit plusieurs instruments pour faire cette recherche. La viscosité est augmentée par l'accumulation de l'acide carbonique dans le sang, et par suite lorsque le sang devient veineux, il s'écoulera avec plus de difficulté. L'oxygénation du sang diminue la viscosité et accélère la circulation.

Lorsque après une phlébotomie, le sang ne s'écoule pas d'une veine, j'ai constaté que l'inhalation d'oxygène détermine presque immédiatement l'écoulement.

On n'a pas prêté jusqu'ici beaucoup d'attention à la viscosité du sang comme cause d'une tension artérielle élevée, mais il est possible que des recherches futures montrent que c'est là un facteur important dans la production de cet état.

D'après Haro, l'écoulement du sang défibriné est rendu plus rapide par la chaleur et l'oxygénation, mais il est très ralenti par les sels biliaires.

Bibliographie

1. Cf. Marey. Physiologie médicale de la Circulation, 1863 (Paris, Delahaye). Mouvement dans la vie, 1868 (Paris, Baillière). Travaux du Laboratoire, 1875-6, pp. 337 et suiv. (Paris, Masson). La Circulation du sang à l'état physiologique, etc., 1881 (Paris, Masson).
2. Marey. Circul. du sang, p. 147.
3. Marey, Op. cit., p. 618.
4. Roy et Adami. Practitionner, 1890, vol. XLIV, p. 242.
5. Marey. Circul. du sang, p. 152.
6. Marey. Physiol. Med., 1863, pp. 178 et suiv.
7. Dudgeon. London, Med. Rec., 1881, p. 490.
8. A. Jaquet. Zeitschr. f. Biol., 1891, vol. XXVIII, New series, vol. X, p. 1.
9. Kronecker, voir Schoiltysseck, Arch. f. anat. u. Physiol., phys. Abtg., 1900, p. 326.
10. Marey. Circul. du sang, pp. 512 et 513.
11. Lauder Brunton. Med. Phys. and Circ., 2 juillet 1878.
12. James Mackenzie. Diseases of the Heart, pp. 69 et 101 et suiv. (London, Froude, and Hodder et Stoughton).
13. Tigerstedt. Handb. d. Physiol., p. 386.
14. Marey. Circul. du sang, pp. 226 avec bibliographie, 1881 (Masson, Paris) ; Waller, Journ. of Physiol., août 1880, vol. III, p. 37 et Introduction to Human Physiol., p. 8, 1891 (London, Longmans) où une figure montre les relations de temps du pouls dans différentes artères.
15. Voir Hirschfelder. Diseases of the Heart, p. 86 pour la bibliographie.
16. Marey. Circul. du sang, p. 26 et Travaux, vol. I, p. 47.
17. Burdon Sanderson and Page. Journ. of Physiol., 1879-80, vol. II, p. 384, ibid., 1883, vol. IV, p. 327.
18. Waller. Journ. of Physiol., 1887, vol. VIII, p. 229.
19. Einthoven. Ann. d. Physiq., 1903, 4e série, vol. XII, p. 1059 ; Pflüger's Archiv., 1903, vol. XCIX, p. 472, et d'autres mémoires cités par Krauss et Nicolai.
20. Électro-cardiogrammes. Tout le sujet est étudié en détail, et toute la bibliographie est donnée par F. Kraus et G. Nicolai. Das Elektrocardiogramm, 1910 (Leipzig : Veit et Cie).
21. Krauss et Nicolai. Das Elektrocardiogramm, p. 201 ; Nicolai. Nagel's Handb. d. Physiol., 1909, Bd I, p. 825.
22. Krauss et Nicolai. Op. cit., p. 147.
23. Wright. Pour les autres méthodes, voir Sahli. Lehrbuch d. Untersuchung Methoden, 2e édit., 622 et suiv., 1899 (Leipzig et Vienne : Deuticke).
24. Pour les états modifiant la vitesse de coagulation, voir Schafer dans

Schäfer's Textbook of Physiol., vol. I, pp. 115 et suiv. (Édinbourg et Londres, 1898).

25. Stephen Hales. Statical Essays contenant Hœmastaticks, etc., vol. II, p. 443. London. Imprimé pour W. Innys, R. Manby et T. Woodward, 1733.

26. Poiseuille. Mém. présentés par divers savants à l'Acad. des Sciences, 1846, vol. IX, p. 344.

27. Gamgee et Mathias Duncan. Journ. of Anat. and Physiol., 1861, vol. V, p. 155.

28. C.-A. Ewald. Arch. f. anat. u. physiol., physiol., Abtg 1877, pp. 208 et suiv., ibid., 1878, p. 536.

29. Hans. Compt. Rend., 1881, vol. LXXXIII, p. 696.

30. Determax. Die Viscosität des menschliches Blutes, 1910 (Wiesbaden ; Bergmann).

CHAPITRE VII

PATHOLOGIE DE LA CIRCULATION

La propriété du cœur de présenter des contractions rapides et énergiques dépend, comme celle des muscles du squelette, de sa nutrition, et celle-ci est réglée jusqu'à un très haut degré par la qualité et la quantité du sang qu'il reçoit. Le cœur est comme les prêtres de l'antiquité qui prenaient la meilleure part des offrandes avant que le reste fût distribué au peuple. En effet, les artères coronaires quittent l'aorte juste au-dessus des valvules sigmoïdes ; elles reçoivent donc la première portion du sang dès qu'il revient tout à fait artérialisé des poumons, et comme sir Douglas Powell l'a fait remarquer, le cœur, plus que tous les autres organes, est sous la dépendance d'une aération pulmonaire parfaite.

QUALITÉ DU SANG. — Bien que Kronecker ait montré que le cœur peut battre longtemps sans recevoir une nouvelle provision d'oxygène, cependant il le consomme rapidement et est très

sensible à toute diminution de l'apport d'oxygène. Dans les
expériences faites sur les cœurs qu'on a excisés chez les mammifères, j'ai vu que les battements s'affaiblissent dès que l'oxygène diminue dans le liquide nourricier. Il est même beaucoup
plus sensible à l'accumulation d'acide carbonique, et si on
n'enlève pas celui-ci, les battements du cœur deviennent irréguliers, se font par groupe et finalement le cœur s'arrête en
diastole (2). Dès que la qualité du sang devient défectueuse, le
cœur souffre. C'est ainsi qu'on constate la dégénérescence
graisseuse du cœur dans l'anémie aiguë et chronique, dans la
vieillesse, toutes les fois que la nutrition est altérée par la
maladie, et à la suite des empoisonnements, comme l'alcoolisme
chronique, après l'administration du chloroforme, de l'arsenic
ou du phosphore.

Inflammation du cœur. Endocardite. Péricardite. Myocardite.
— La cause la plus commune d'inflammation, soit du cœur,
soit du péricarde est une infection par quelque microbe patho-
gène. L'endocardite se produit le plus souvent dans le rhumatisme
articulaire aigu, qui est probablement une maladie microbienne
bien que jusqu'ici le microbe n'ait pas été identifié. Elle peut
aussi être causée par d'autres microbes, de l'espèce des cocci
ou des bacilles (3). L'inflammation qu'ils déterminent peut
conduire à la formation de végétations sur les valvules, et
déterminer leur insuffisance, et dans le péricarde, produire un
épanchement ou des adhérences. Les bactéries agissent non
seulement mécaniquement par leur présence, mais aussi par
les ferments qu'elles sécrètent et les toxines qu'elles produisent.
Quelques-unes d'entre elles, surtout celles de la diphtérie et de
l'influenza ont une propriété spéciale d'affaiblir le myocarde et
parfois de paralyser le nerf vague. Les fibres musculaires du
cœur s'altèrent par l'action prolongée des toxines et présentent
de la dégénérescence graisseuse ou fibreuse qui a pour conséquence d'affaiblir leurs propriétés contractiles.

Des causes fréquentes sont les toxines qui se produisent

dans différentes maladies, surtout dans les maladies infectieuses. Quelquefois ces toxines au lieu de produire une dégénérescence graisseuse, déterminent un ramollissement général des tissus musculaires ou une dégénérescence parenchymateuse, dans laquelle les cellules musculaires dégénèrent, sans devenir graisseuses.

CIRCULATION DANS LE CŒUR. — L'artère coronaire droite fournit du sang surtout au côté droit du cœur, et l'artère coronaire gauche à l'oreillette gauche, au ventricule et aussi à une partie du ventricule droit. Les branches terminales des deux artères coronaires communiquent entre elles, mais pas d'une manière assez franche pour maintenir la circulation, si l'une d'elles vient à être obstruée, quoique sans doute, il existe des différences à cet égard soit chez l'homme, (4) soit chez les animaux.

BLOQUAGE DES ARTÈRES CORONAIRES. — Lorsque la circulation dans le cœur est brusquement arrêtée soit par une embolie, soit par une ligature des artères coronaires, le cœur cesse de battre, mais la manière dont cela se produit varie suivant la nature de l'obstruction (5). Si l'artère coronaire est liée, le ventricule s'arrête en état de fibrillation. Si la veine est liée, le ventricule s'arrête, mais il n'y a pas de fibrillation. Si l'embolie est produite par l'injection de paraffine liquide dans l'une ou l'autre des artères coronaires ou dans leurs branches périphériques, il se produit de la fibrillation ; mais il n'en est pas de même si l'injection est faite dans le tronc des artères coronaires, et si par une ligature on l'empêche d'atteindre les branches périphériques. Il semble que dans ce cas, le phénomène est de nature réflexe et a son point de départ dans les vaisseaux périphériques. Lorsqu'une artère est obstruée très lentement, la communication avec l'autre peut devenir progressivement plus marquée pour entretenir la circulation après que la première a été complètement obstruée ; et les vaisseaux de Thébésius, tout au moins chez le chien, peuvent entretenir la circulation, même après que les deux artères coronaires ont été obstruées (7).

Un bloquage partiel d'une branche de l'artère coronaire peut produire une nécrose locale de la paroi cardiaque, et déterminer, soit la mort subite, soit la formation d'une plaque fibreuse (8). Lorsque les artères coronaires subissent une obstruction progressive, le tissu musculaire qu'elles irriguent présente soit une transformation fibreuse, soit la dégénérescence graisseuse. Dans les deux cas, le cœur est très affaibli, et dans la maladie valvulaire chronique, comme aussi chez les personnes âgées, on voit communément l'atrophie brune.

Lorsqu'une artère est rétrécie par l'athérome, la partie du cœur qu'elle a pour fonction de nourrir est exposée à présenter la dégénérescence graisseuse ou fibreuse, et on peut tout de suite voir, même si l'artère conserve son propre volume, qu'elle peut devenir relativement trop petite pour un cœur qui s'est hypertrophié.

AUTO-MASSAGE DU CŒUR. EFFET DE LA FAIBLESSE DU CŒUR SUR SA PROPRE NUTRITION. — En parlant de la circulation veineuse, j'ai fait remarquer que les mouvements musculaires tendent à faciliter le retour du sang veineux : le même phénomène se passe dans le cœur : car pendant la diastole, les artères se remplissent du sang chassé par l'aorte sous une forte pression, et en même temps le sang veineux est chassé de la veine coronaire. La même chose se passe probablement dans les lymphatiques qui accompagnent les artères coronaires.

Comme Brücke le mentionnait dans une de ses leçons, à laquelle j'assistais à Vienne en 1867, Parkinje comparait le péricarde à une poche en forme de cloche dont les parois sont plus ou moins rigides, le péricarde étant attaché à tous les tissus qui l'entourent (9). Lorsque le ventricule se contracte, il tend à produire un vide dans le péricarde, et ainsi, à aspirer non seulement le sang de l'oreillette, mais aussi à exercer cette même aspiration sur le ventricule lui-même et à chasser ainsi le plasma sanguin des vaisseaux dans ce muscle cardiaque, et

aussi la lymphe dans l'espace péricardique (fig. 31). Quand le
cœur se dilate de nouveau pendant la diastole, il tend à comprimer la lymphe et à l'expulser du péricarde, ce qui fait que
le péricarde est toujours humide sans qu'il y ait aucune accumulation de liquide. L'alternance de la contraction et de la
dilatation du cœur produit ce que nous pouvons appeler une
sorte d'auto-massage, par lequel la circulation du sang et de la
lymphe dans le cœur et autour du cœur est maintenue d'une
façon constante. Il est évident par suite, d'après ce que je viens
de dire, que c'est l'activité propre du cœur qui règle sa nutrition et ce fait a une importance pratique considérable.

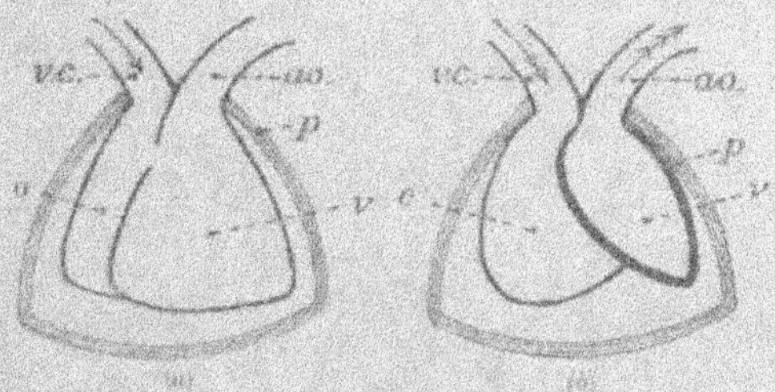

Fig. 31. — Diagramme des expériences de Patkinge.

a, représente le cœur en diastole avec le ventricule rempli et l'oreillette vide; b, représente le
cœur en systole avec le ventricule vide et l'oreillette pleine. Dans les deux figures, o. est l'oreillette;
v. le ventricule; vc. la veine cave; ao. l'aorte et p le péricarde.

ACTION NUTRITIVE DES TONIQUES CARDIAQUES. — Nous pouvons
voir ainsi que dans les cas où la nutrition du cœur devient
insuffisante, les médicaments qui l'excitent pour augmenter son
énergie n'agissent pas simplement d'une manière temporaire
comme stimulants cardiaques, mais qu'en même temps ils ont
une action sur la nutrition du cœur. C'est en raison de ce fait
que nous voyons les bons effets résultant de l'emploi de la
strychnine, la digitale, le strophantus, la caféine dans les maladies du cœur, persister lorsqu'on supprime ces médicaments,
et ils peuvent continuer et s'accroître parce qu'ils ont donné
un accroissement temporaire à l'énergie du muscle cardiaque
ce qui lui a permis d'avoir une meilleure nutrition.

AUTO-MASSAGE DES ARTÈRES. — Une catégorie importante des vaisseaux du corps est représentée par les vasa-vasorum, qui sont les vaisseaux sanguins assurant la nutrition des autres vaisseaux sanguins. Lorsque ces vasa-vasorum viennent à présenter des altérations, de sorte que les vaisseaux sanguins sont mal nourris, l'état de la circulation générale devient très précaire, car il y a une grande part de vérité dans ce vieil adage : « un homme a l'âge de ses artères ». Lorsque les artères

Fig. 52. — Artère et veine dans une gaine commune, pour montrer l'effet du pouls artériel dans l'aide qu'il donne à la circulation nerveuse.
A, artère en diastole; V, veine distendue; S, gaine commune; A', artère distendue par la systole cardiaque; V', veine comprimée et partiellement vidée de sang.

deviennent athéromateuses ou calcaires, le terme fatal de l'existence n'est pas loin. Mais les artères possèdent aussi une propriété d'auto-massage. Le tissu fibreux dur qui forme leur gaine enveloppe habituellement non seulement l'artère et la veine, mais aussi les lymphatiques. Entre l'intima et la tunique moyenne de l'artère, et probablement aussi au sein de la tunique moyenne elle-même, il y a des espaces lymphatiques, de même que dans la tunique adventice, il y a des vaisseaux lymphatiques distincts. La distension et le relâchement alternatif de la paroi artérielle à chaque pulsation, non seulement chasse le sang et la lymphe vers le cœur à chaque battement du cœur, mais, pendant la diastole, lorsque le sang s'échappe de l'artère, les tuniques artérielles ont une tendance à se séparer l'une de l'autre, ce qui amène ainsi un apport de sang nouveau dans les vasa-vasorum, et de ces derniers, du plasma dans les parois artérielles.

EFFET DE L'AFFAIBLISSEMENT DU CŒUR SUR LA NUTRITION DES VAISSEAUX SANGUINS. — D'après ce que je viens de dire de l'auto-massage des artères, des veines et des lymphatiques, à l'intérieur de leur gaine fibreuse commune, il est évident que la petitesse de l'ondée du pouls et l'expansion imparfaite de l'artère tendent d'elles-mêmes, que ce soit dû à l'affaiblissement du cœur, à une tension élevée ou à la rigidité de l'artère, à atténuer le massage et à gêner à la fois la nutrition du vaisseau et le

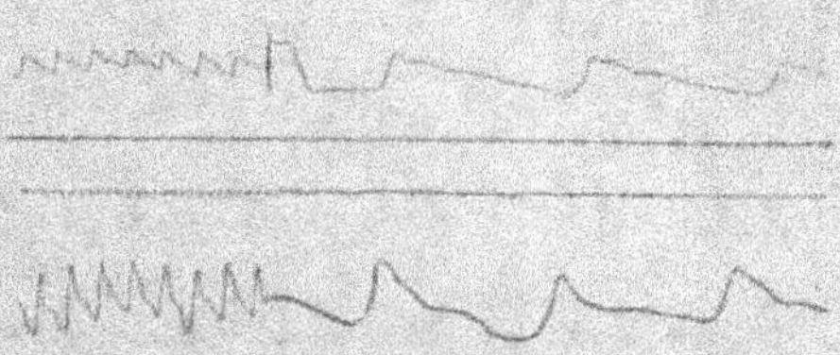

Fig. 53. — Tracé du pouls montrant l'effet du massage et des mouvements gradués.

Chaque tracé est pris en partie avec un mouvement ralenti, en partie avec un mouvement accéléré du sphygmographe. Le tracé supérieur représente une tension élevée et un cœur faible; l'inférieur une tension faible et un cœur plus fort. Je dois ces tracés à l'amabilité du Dr Gustave Hamel que j'avais chargé de soigner le malade.

cours du sang veineux et de la lymphe. D'un autre côté, si la contraction et la dilatation alternante de l'artère à chaque pulsation sont très marquées, comme dans le tracé inférieur, l'auto-massage s'effectuera beaucoup mieux (fig. 53). Les bains, l'exercice, le massage général et les médicaments, qui augmentent l'amplitude du pouls sont donc des adjuvants utiles pour la nutrition des artères. La digitale et ses succédanés accroissent l'amplitude du pouls en fortifiant et ralentissant le cœur; les vaso-dilatateurs, comme les nitrites, ont la même action en diminuant la tension.

Faiblesse du pouls. — La principale cause de la faiblesse du pouls est l'affaiblissement du cœur, qui peut être dû à plusieurs causes. Elle peut se produire d'une façon temporaire par manque de nourriture, ou d'une manière plus permanente, par une maladie des organes digestifs. Le cœur peut être affaibli par suite de dilatation ou de dégénérescence graisseuse, la quantité de sang qui lui est nécessaire peut être diminué par suite d'un rétrécissement mitral, ou sa force de propulsion du sang peut être altérée par suite d'une insuffisance mitrale, ou ses battements peuvent être affaiblis à la suite de l'action exagérée des nerfs inhibiteurs (voir p. 53).

EFFET DE L'ÉMOTION SUR LE NERF VAGUE. — Une cause importante et commune de l'affaiblissement du pouls est la dépression nerveuse qui se fait sentir par le nerf vague. Toutes les émotions peuvent être rattachées à l'action de ce nerf. Nous pouvons dire que le cœur de l'homme peut défaillir par la crainte ou l'appréhension ; il bat fort dans la joie ou l'espoir ; il soupire dans le chagrin ; l'estomac est affecté et le vomissement peut accompagner le dégoût ; les intestins peuvent se relâcher sous l'influence de l'émotion, et tous ceux qui ont à examiner les reins savent quel est l'effet de l'excitation sur ces organes.

Comme l'a montré Gaskell, l'excitation du nerf vague peut amener un ralentissement ou un affaiblissement de l'action du cœur. Ces deux phénomènes peuvent se produire ensemble ou séparément, et cela arrive aussi à la suite d'émotions et de dépression.

Une fois, j'étais à sentir le pouls d'un malade chez lequel le pouls avait une allure régulière habituelle. Son pouls battait 72, lorsqu'on lui apporte un télégramme lui annonçant la mort d'un de ses parents, le pouls tomba immédiatement à 66, et continua ainsi pendant quelques minutes pour remonter ensuite à 72, et, cependant, autant que j'ai pu m'en rendre compte, la force du pouls ne s'était pas modifiée.

Dans la plupart des cas, cependant, je crois que les émotions déprimantes affectent plus la force du pouls que sa vitesse. L'effet des émotions excitantes est décrit à la page 134.

DÉPRESSION NERVEUSE. — La dépression nerveuse à la suite d'émotions est à mon avis un facteur dans la maladie de la circulation beaucoup plus puissant qu'on ne se l'imagine. L'effet du chagrin, des ennuis, des angoisses sur la circulation, surtout chez les personnes âgées est parfois très marqué. Il n'y a pas longtemps, je voyais un homme dont le cœur était très atteint, comme le montrait l'examen physique, mais il ne présentait pas grand symptôme, lorsqu'on lui révéla l'état de son système circulatoire : il sembla, comme on le dit communément, le « prendre à cœur » et dès ce moment, il s'affaiblit progressivement et rapidement, et mourut en quelques jours. Cette coïncidence fut très nette, car ce changement se produisit en quelques heures, de sorte qu'on ne saurait lui attribuer d'autre cause que la dépression nerveuse. Inversement, la joie et l'espoir sont de très puissants facteurs pour stimuler l'action du cœur, accroître ainsi la circulation dans tout le corps et mettre en mouvement tous les adjuvants accessoires de la nutrition des vaisseaux, la progression en retour du sang et de la lymphe, dont j'ai déjà parlé.

On peut donc dire simplement qu'une dépression prolongée de l'action du cœur à la suite de chagrin détermine un état de nutrition défectueuse sans aucune lésion organique définie qui puisse l'expliquer ; et cet état s'observe souvent, non seulement chez les personnes âgées, mais aussi chez les sujets jeunes, et peut prédisposer à la tuberculose.

DÉGÉNÉRESCENCE GRAISSEUSE. — Une autre cause fréquente de l'affaiblissement de l'action du cœur est la dégénérescence du tissu musculaire lui-même, qu'elle soit fibreuse ou graisseuse. Cela se produit souvent dans la diphtérie, la fièvre typhoïde et d'autres maladies infectieuses (p. 125). Elle peut aussi être déterminée par une modification de l'influx nerveux dont il a besoin ; et Eichhorst (10) a constaté de la dégénérescence dans le cœur des poulets, et Wassilieff (11) dans celui des lapins, après la section des nerfs vagues. Fantino et Timofeew (12) ont constaté que la section d'un vague produisait une dégénérescence non pas graisseuse mais atrophique, et la partie du cœur atteinte variait suivant que le nerf vague droit ou gauche avait été sectionné.

Il est probable que le grand affaiblissement du cœur consécutif à la diphtérie est dû dans quelques cas à une triple action, à savoir : 1° à l'effet de la toxine qui cause la dégénérescence du muscle cardiaque, et 2° à ce qu'elle produit la dégénérescence des capsules surrénales, et 3° à ce fait de déterminer la paralysie des nerfs vagues comme elle le fait pour ceux du pharynx. Cette paralysie se traduit par l'extrême rapidité du pouls qui peut se développer au moment de l'acmé de la maladie et continuer pendant plusieurs mois après.

La dégénérescence fibreuse ou graisseuse des fibres musculaires amène naturellement un affaiblissement de l'action du cœur, et cette dégénérescence est ainsi la cause d'une gêne de circulation dans les artères coronaires. Mais ici, il faut considérer les deux parties du cœur, parce que bien que les deux artères coronaires puissent être lésées, il arrive parfois que l'une est lésée et l'autre est indemne. Plus loin nous aurons à étudier l'affection suivant qu'elle siège dans l'un ou l'autre côté du cœur. Il faut noter aussi que la dégénérescence graisseuse peut se faire par plaques (13), et se localiser dans les trabécules ou dans les muscles papillaires (13). Lorsque ceux-ci sont atteints, il paraît très probable que la transmission des excitations dans le ventricule peut être diminuée.

FRÉQUENCE DU POULS. — La fréquence du pouls dépend de beaucoup de facteurs. Dans toute maladie, elle peut être très touchée par l'état du cœur lui-même ; mais à l'état de santé, elle est surtout commandée par le système nerveux central au moyen des nerfs cardiaques et surtout les nerfs vagues. Ces nerfs sont dans un état d'action tonique qui peut être augmentée ou diminuée, et ainsi ralentir ou accélérer le pouls. Ces modifications peuvent se produire à la suite d'excitations réflexes se développant dans une partie quelconque du corps, mais le tonus est maintenu en grande partie par la pression sanguine à l'intérieur des vaisseaux irriguant le centre d'inhibition dans la moelle. Quand la tension s'élève à l'intérieur de ces vaisseaux,

ce centre est excité et le pouls se ralentit ; si la tension diminue, le centre a une action plus faible et le pouls s'accélère. Par suite, toute élévation de la pression sanguine, comme à la suite d'une exposition au froid, ou par suite de la position, tend généralement à ralentir le pouls (14).

EFFET DE LA POSITION. — Habituellement, le pouls bat de 60 à 80 fois par minute dans la position assise, et un peu plus rapidement chez les femmes. L'effet de la pesanteur fait que le sang a une tendance à se porter de la tête aux pieds, et c'est probablement la raison pour laquelle le pouls dans la position debout présente une accélération de huit battements, et que dans la position couchée, il a un retard de quatre pulsations sur la position assise (5). Ces nombres varient beaucoup suivant les sujets, et ils présentent aussi des différences suivant le moment où on les recherche, mais habituellement, il y a une différence d'au moins sept pulsations entre la position debout et la position couchée, et Huchard considère l'absence de cette différence comme un signe de rigidité des artères. Lorsque la tête est placée plus bas que le corps, cela met en jeu un mécanisme accélérateur, car, j'ai constaté dans des expériences faites sur moi-même, qu'alors que mon pouls battait suivant la règle dans les positions debout, assis ou couché, il s'accélérait beaucoup si je m'étendais avec la tête pendante. J'ai vu le même phénomène dans un cas d'abcès cérébral, où le pouls était très rapide avant l'opération, et où il s'abaissa au chiffre normal, quand à la suite de la trépanation, la pression intracranienne disparut.

EFFET DE LA TEMPÉRATURE. — La chaleur augmente la fréquence du pouls (17), à la fois en agissant directement sur le cœur (18) et en dilatant les vaisseaux et diminuant la pression sanguine, et en amoindrissant ainsi l'excitation des racines du nerf vague (19). Le froid a un effet exactement opposé sur le cœur et les vaisseaux et ralentit le pouls.

Dans la fièvre, la température élevée du corps accélère le pouls mais parfois, d'autres facteurs, tels que les toxines, peuvent modifier l'effet de la température ; c'est ainsi que dans la fièvre typhoïde, le pouls est habituellement beaucoup plus lent qu'on ne s'y attendrait d'après la température.

EFFET DE L'ÉMOTION. — Les émotions peuvent accélérer beaucoup le pouls, et chez les sujets nerveux, la simple excitation due à ce que l'on consulte un médecin peut élever le pouls jusqu'à 100 battements et même plus, en même temps qu'elles peuvent accroître beaucoup la force et l'allure de l'action du cœur (fig. 54). Cet état disparaît rapidement. La fréquence habituelle du pouls est de 72 à l'état normal, de 92 avec une excitation modérée et une légère fièvre et de 120 avec une forte excitation et une fièvre élevée.

Un pouls de 120 pulsations indique que le nerf vague ne fonctionne pas, car on a constaté cette fréquence de battement lorsque le nerf vague a été paralysé par l'atropine (20). J'ai constaté ce fait d'une façon plus ou moins permanente, lorsque les nerfs vagues étaient paralysés après la diphtérie, ou dans des cas de névrite alcoolique.

TACHYCARDIE. — Après un exercice très violent, le cœur peut rester accéléré pendant plusieurs jours. Un pouls très rapide sans cause nette, doit faire penser à rechercher soigneusement la myocardite.

TACHYCARDIE PAROXYSTIQUE. — C'est un état dans lequel le pouls s'accélère subitement et arrive à un nombre double, triple et quelquefois quadruple de ses battements normaux, de 70 à 140, 200 ou 280 Les accès, qui s'accompagnent habituellement d'un grand malaise, durent un temps variable de quelques minutes à plusieurs jours, et ils cessent subitement comme ils sont venus L'excessive fréquence des battements du pouls montre qu'elle ne peut être due à la paralysie du nerf vague

senle, mais qu'il y a soit quelque état d'excitation du cœur lui-
même, soit une grande excitation des nerfs accélérateurs, ou les
deux (24). Le fait qu'elles peuvent souvent être arrêtées par un
vomitif semble indiquer que l'excitation réflexe des nerfs accé-

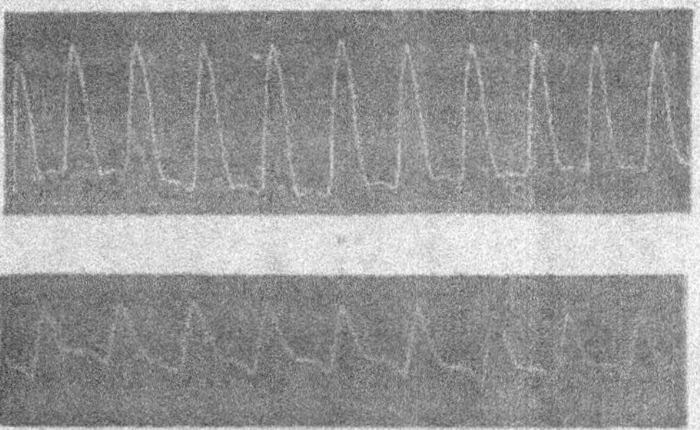

Fig. 54. — Effet de l'excitation sur le pouls d'un jeune garçon âgé de 15 ans.
a, est le tracé pris immédiatement après une entrée dans le malaise de renaudation; b, quelques
minutes plus tard, lorsque son agitation avait disparu.

lérateurs par l'estomac est un facteur important dans leur production. En même temps, il y a probablement quelque cause
prédisposante dans le cœur lui-même, car Lewis a reproduit la
tachycardie expérimentalement en liant une artère coronaire,
(22) particulièrement la droite. Les électro-cardiogrammes pris
pendant l'attaque indiquent qu'il existe de la fibrillation auriculaire. On n'a fait que peu d'autopsies de pareils cas, mais
dans la moitié d'autres cas, on a constaté de la myocardite interstitielle ou de la dégénérescence graisseuse.

Goitre exophtalmique. — Dans les cas de goitre exophtalmique, la sécrétion interne de la glande thyroïde semble non
seulement accélérer le cœur, mais dilater les vaisseaux, et
dans cette maladie, le pouls monte fréquemment à 130 et 140
battements par minute, et même davantage. Il semblerait donc
que non seulement le nerf vague est paralysé, mais les nerfs
accélérateurs sont excités. Cet effet sur la circulation est dû, au

moins pour une part considérable, à l'action de la sécrétion propre de la glande, car je l'ai vu survenir chez un malade atteint de myxœdème qui avait avalé de la glande thyroïde trop souvent et trop longtemps.

BRADYCARDIE OU BRACHYCARDIE. — C'est l'état opposé à la tachycardie; chez certains sujets, le pouls est naturellement très lent. On dit que le pouls de Napoléon ne battait que quarante

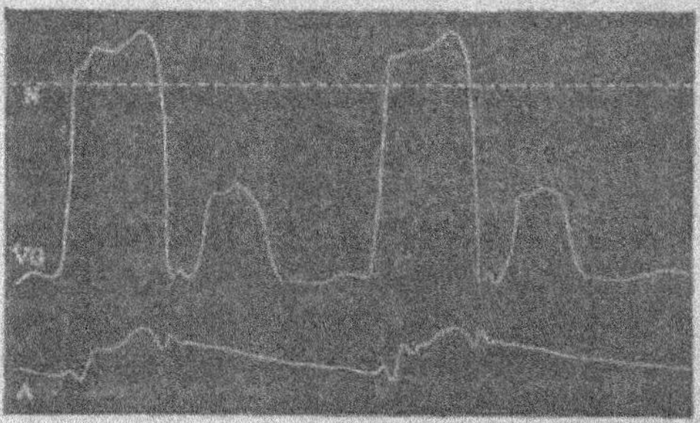

Fig. 55 — Tracé du ventricule gauche et de l'aorte, représentant un pouls lent dans l'aorte dû à ce que chaque battement alternatif du ventricule est trop faible pour vaincre la pression qui est à l'intérieur de l'aorte et soulever les valvules aortiques.

Le tracé supérieur VG est celui du ventricule gauche, l'inférieur A, celui de l'aorte. N est le niveau que la pression à l'intérieur du ventricule doit atteindre pour soulever les valvules aortiques. (D'après Marey).

fois par minute, et chez un de mes camarades d'étude, il n'était que de 42.

Le pouls lent peut être soit apparent, soit réel. Dans quelques cas une lenteur apparente est due au fait que quelques battements du cœur sont si faibles que le ventricule n'arrive pas à ouvrir les valvules aortiques et que l'on ne constate pas de pouls au poignet. Parfois les battements sont alternativement forts et faibles, de sorte que pour un cœur battant 80 fois par minutes, on ne perçoit que quarante pulsations à la radiale (23) (fig. 55). Dans d'autres cas, il n'y a pas de petits battements, mais seulement des pulsations ralenties.

En règle générale, la bradycardie est le plus souvent due à une action excessive des centres d'inhibition dans la moelle ou le cœur lui-même ; cette action peut être renforcée par le seul affaiblissement de l'appareil moteur du cœur, de sorte que les excitations sont, soit produites lentement, soit mal transmises.

La bradycardie peut se produire à la suite d'une excitation centrale du nerf vague, par une tension élevée, comme dans le mal de Bright, ou l'intoxication saturnine, ou la pression intra-crânienne dans les tumeurs cérébrales ou l'apoplexie, et par une inflammation chronique comme dans la paralysie générale. Elle survient aussi dans les affections mentales, comme la manie ou la mélancolie, ou dans une affection ou un trauma-tisme de la moelle elle-même ou de la moelle cervicale. Elle peut être causée par une excitation réflexe du nerf vague pro-venant des organes sexuels, de la peau, du foie ou de l'estomac, comme dans la dyspepsie (14), l'ulcère de l'estomac, ou le cancer ; car l'excitation réflexe du nerf vague peut se produire par l'ex-citation d'un nerf sensitif quelconque (25).

Le blocage du cœur peut la produire, de sorte que les ven-tricules ne se contractent qu'une fois pour trois ou quatre bat-tements des oreillettes (26). Quelquefois le mécanisme d'inhibi-tion dans le cœur lui-même peut être excité par l'irritation des troncs du nerf vague ou de ses branches dans le plexus car-diaque, comme on peut expérimentalement chez l'animal repro-duire le ralentissement du pouls par l'irritation du nerf vague. Quelquefois le ralentissement du pouls se produit chez la femme après l'accouchement, mais il est difficile d'en donner une expli-cation. Il a de la tendance à se produire, quand le cœur est affaibli, comme pendant la convalescence des maladies infec-tieuses, telles que, influenza, rhumatisme aigu, diphtérie, pneu-monie et fièvre typhoïde, et dans l'affaiblissement permanent des parois cardiaques par dégénérescence fibreuse ou grais-seuse. On le voit aussi dans la fièvre typhoïde, même si la tem-pérature est élevée, et dans ce cas, il est probablement dû à l'effet d'une toxine qui excite le mécanisme d'inhibition, soit au

niveau de la moelle, soit dans le cœur, et empêche le pouls de
dépasser 80 à 96, alors même que la température ferait penser à
un pouls de 100 à 120. Dans la convalescence de la diphtérie, le
ralentissement du pouls est vraisemblablement dû à quelque
névrite du nerf vague, qui, dans les cas graves, aboutit à une
paralysie complète avec pouls excessivement rapide. D'autres
poisons comme ceux qui accompagnent l'urémie, et aussi
l'alcool, le café, la digitale, le plomb, le tabac peuvent aussi
déterminer un ralentissement du pouls. Il est fréquent dans
l'ictère, et là, il paraît dû aux sels biliaires qui affaiblissent le
muscle cardiaque et le rendent plus facilement apte à subir l'influence des nerfs inhibiteurs.

BRADYCARDIE PAROXYSTIQUE. — Dans cette affection, le pouls se
ralentit brusquement et devient habituellement petit et faible.
Cet état peut ne durer que quelques minutes, ou continuer des
heures et même des jours, puis il disparaît de nouveau subitement. Il s'accompagne ordinairement de refroidissement et de
pâleur de la peau, de transpirations, de sensation de vertige
avec tendance à la syncope. Il se produit chez les sujets dont
les cœurs sont affaiblis à la suite de maladies infectieuses,
comme le rhumatisme aigu, la pneumonie et surtout l'influenza,
ou par une myocardie chronique, la dégénérescence graisseuse
du cœur ou la sclérose des artères coronaires. Mais toutes ces
causes ne sont que prédisposantes, et l'accès est probablement
dû à une action exagérée du nerf vague, liée à quelque irritation
réflexe provenant surtout de l'estomac et des intestins. Certains
poisons peuvent l'engendrer, surtout le tabac, et quelquefois le
café ou le thé, bien que ces derniers produisent plutôt la tachycardie (27).

SYNDROME DE STOKES-ADAMS. — Il consiste en une bradycardie
extrême (fig. 56) accompagnée d'évanouissements et de convulsions. Il est généralement dû au blocquage du cœur lié à des
lésions du faisceau de His, mais l'accès peut survenir par l'ac-

tion du nerf vague. Les deux facteurs peuvent être dissociés en donnant de l'atropine, un milligramme $\left(\frac{1}{60}\text{ de grain}\right)$. Ce médicament paralyse le nerf vague et fait cesser la lenteur du pouls lorsqu'elle est entièrement due à cette cause, il l'améliore, si elle ne lui est due que partiellement, et elle n'a aucun effet, si elle est due entièrement au bloquage du cœur (28).

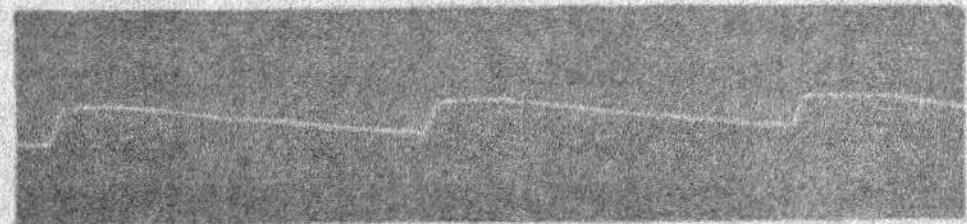

Fig. 56. — Pouls très ralenti, dans un cas de Stokes-Adams.

POULS IRRÉGULIER ET INTERMITTENT. — L'intermittence du pouls est un phénomène fréquent. Un battement manque de temps en temps; cela peut arriver une fois sur trois, de sorte, que deux battements réguliers sont suivis par une pause; ou bien cela peut se produire tous les 4, 5 ou plus battements qui sont tout à fait réguliers, ou bien cela peut survenir à des intervalles variables : par exemple, une fois après 3, la fois suivante après 5, la suivante après 7, et de nouveau après 2.

Un état semblable à un bloquage incomplet a pu être reproduit par Erlanger dans ses expériences (29)

BATTEMENTS COUPLÉS. — Parfois dans les tracés du pouls, deux battements se produisent avec un court intervalle entre eux, le second étant suivi par un intervalle plus long. On a donné à cet état le nom de pouls bigeminé, et si l'intervalle se produit après 3 ou 4 battements, on l'appelle trigeminé ou quartogeminé. Wenckeback considère cette appellation comme trompeuse et voudrait la rejeter pour la remplacer par le terme d'extra-systole. On l'observe dans les cas d'empoisonnements par le tabac ou la digitaline. L'irrégularité due au tabac est quelquefois très extraordinaire, un battement lent et fort est suivi d'une série de battements très rapides.

Cet état peut aussi se présenter tout à fait en dehors de l'intoxication par le tabac et peut persister de nombreuses années sans affecter en rien la santé du malade. Un de mes malades, âgé actuellement de soixante-dix-neuf ans avait depuis nombre d'années un pouls bigeminé, c'est-à-dire deux battements se succédant rapidement et suivis d'une longue pause[1]. Il est encore actuellement robuste et bien portant. Un de mes parents est mort à l'âge de quatre-vingt-quatre ans, ayant eu un pouls très irrégulier pendant soixante-sept ans. Cette irrégularité du pouls vint à la suite d'une crise de rhumatisme aigu à dix-sept ans, et persista toute sa vie. Il est impossible de donner avec certitude, une explication de la vraie cause de ces formes d'irrégularité. Quelques-unes d'entre elles, comme la bradycardie irrégulière ou les intermittences occasionnelles, semblent dues à un bloquage du cœur.

Pouls bigeminé. — Le pouls bigeminé peut quelquefois se produire sans autre cause apparente que la nervosité, comme cela se voit dans les tracés que je reproduis ici, où le pouls prenait un caractère bigeminé pendant que le sphygmographe était appliqué sur le poignet et entre la prise de deux tracés. Il n'y avait aucune modification de la matité cardiaque, il n'y avait aucun souffle, mais la tension était quelque peu basse, 108. Je me suis servi ici du mot bigeminé, dans son acception usuelle, mais Lewis dans son livre *On the Heart* a étudié ses différentes formes. Le pouls bigeminé, peut aussi être produit par l'inhalation de nitrite d'amyle.

Extra-systoles — La production d'extra-systoles ventriculaires qui n'arrivent pas jusqu'au pouls peut expliquer (voir p. 136) beaucoup de cas d'intermittences et d'irrégularités, mais la question se pose immédiatement : Qu'est-ce qui cause les

[1] L'irrégularité apparut en 1891. Les tracés de son pouls sont reproduits, mais inexactement, dans mon article sur *Nervous Diseases of the Heart* (Stern's *System of Practical Therapeutics*, Philadelphia and New York, 2e édit., vol. II, p. 373, 1901).

extra-systoles? Dans les expériences sur les mammifères, on les
les produit habituellement par une excitation mécanique ou électrique du ventricule lui-même mis à découvert, ou du péricarde ;
mais elles peuvent aussi être reproduites dans un cœur tout à
fait isolé, irrigué artificiellement, si on élève brusquement la
pression dans l'aorte ou l'artère pulmonaire (30). L'extra-systole a son point de départ dans le ventricule gauche, lorsqu'on

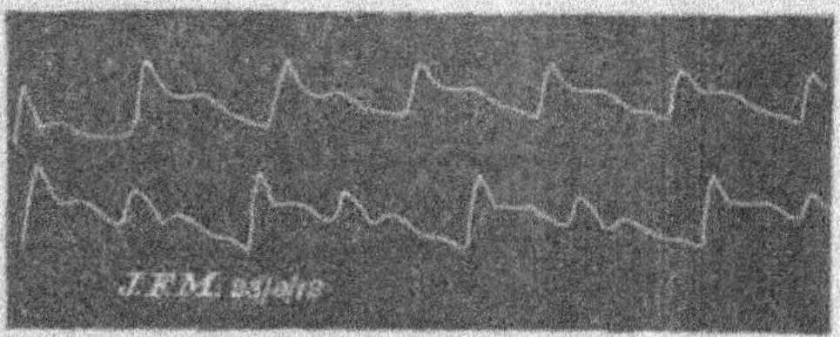

Fig. 57. — Pouls bigeminé se produisant alors que le sphygmographe était placé
sur le poignet.

Le tracé supérieur représente l'état normal. Le second fut pris presque immédiatement après le
premier. Il n'y avait aucune raison apparente pour cette modification. Le malade était un jeune
homme de 17 ans, ayant de l'albuminurie. Tension 180.

arrête l'écoulement de l'aorte, et dans le ventricule droit, quand
on empêche l'écoulement de l'artère pulmonaire (31). Actuellement, il est impossible de savoir d'une façon certaine si ce résultat est dû à l'excitation liée à la pression agissant sur le muscle
cardiaque seulement, ou aussi sur le moteur cardiaque et le
mécanisme d'inhibition qu'il renferme.

Chez l'homme le cœur peut être arrêté, en élevant la pression dans les poumons et en produisant ainsi une obstruction
de l'écoulement dans les vaisseaux pulmonaires, comme dans
l'expérience de Valsava par une expiration énergique contre
une résistance. Un arrêt analogue se produira, quoique à à
un degré moindre, dans un violent effort de toux. La tension
dans l'aorte peut s'élever brusquement à la suite d'un violent
effort, et comme la respiration est souvent soutenue pendant
l'effort, la pression peut être augmentée dans les deux ventricules.

Comme ces expériences démontrent clairement que les irré-

gularités peuvent se développer dans certains états affectant le
cœur seul, sans l'intervention du système nerveux, il faut se
rappeler que le nerf vague est facilement excité par voie réflexe,
et il est possible qu'une pareille excitation puisse au moins
venir en aide à la production de l'intermittence. Je crois qu'une
véritable explication de tous les cas d'irrégularité ne peut être
donné qu'en supposant que le système nerveux joue aussi un rôle
dans le rythme cardiaque, et que parfois le système nerveux et
les rythmes musculaires se heurtent l'un à l'autre. Dans le cha-
pitre premier, j'ai indiqué quelques raisons de croire à cette
conception, et les expériences de von Basch et Fröhlich tendent
à en confirmer la justesse.

POULS PARADOXAL ET POULS DE RIEGEL. — Ces formes d'irrégularité indiquent en général des adhérences pleuro-péricar-
diques qui amènent probablement des tiraillements du cœur
pendant la respiration. Le pouls paradoxal consiste dans la
diminution de l'amplitude du pouls, ou le manque du battement
pendant l'inspiration [32], tandis que dans le pouls de Riegel
ces phénomènes surviennent pendant l'expiration [33].

Bibliographie.

1. Bibliographie dans Handl. Zeitschr. f. Biol. 1890, p. 233.
2. ATHANASIU. Arch. f. expr. Path. u. Pharm. 1893, vol. XXXII, p. 302.
3. ZIEGLER. Lehrbuch. d. Pathol. Anat. 8ᵉ édit. vol. II, pp. 30 et 33 Jena,
   Fischer 1815).
4. BAUMGARTEN. Amer. Journ. of. Physiol. 1899, vol. II, p. 25.
5. Toute la bibliographie ancienne au sujet de la ligature de l'artère coronaire est donnée par W.-T. Porter, Journ. of Physiol. 1894, vol. XV,
   p. 120 et suiv.; aussi par Tigerstedt dans son Lehrbuch; voir aussi
   Schäfer's Textbook of Physiol. 1900, vol. II, p. 154 et Nicolai, Nagel's
   Handbuch of Physiol. 1906, vol. I, p. 694.
6. KRONECKER. Physiol. Congr. III à Berne, 1893.
7. PRATT. Amer. Journ. of Physiol. 1828, vol. I, p. 86.
8. BAUMGARTEN. Amer. Journ. of Physiol. 1899, vol. II, p. 243.

9. Purkinje, Breslau, Schles. Gesellsch. Uebersicht, 1843, pp. 157 et suiv.

10. Eichhorst: Die trophischen Beziehungen der Nervi vazi zum Herzmuskel
    p. 48 (Berlin, 1870).

11. Wassiljew, Zeitsch. f. Klin. Med., 1881, vol. III, p. 316.

12. Fantino et Tisomew, cités par Tigerstedt, Lehrbuch, p. 257.

13. Ziemssen, Op. cit., p. 36.

14. Pour les expériences et la bibliographie sur ce sujet, voir Tigerstedt, Op.
    cit., pp. 301 et suiv., aussi François Franck, Trav. du lab. de Marey,
    1877, vol. III, p. 276.

15. Guy, Article Pulse dans Todd's, Cyclopaedia of Anat. and Physiol., pp. 185
    et suiv., 1852.

16. Huchard, Maladies du cœur, 3e édit., vol. I, p. 90 (Paris, Doin, 1890).

17. Lauder Brunton, St Bartholomew's Hospital Reports, 1871, vol. VII,
    p. 216 et suiv. (là on donne la bibliographie ancienne) ; aussi Journal
    of Anat. a. Physiol. 1876, vol. X, p. 602.

18. Gaskell, Phil. Trans., 1882, p. 993.

19. Hewlett, Heart, vol. II, p. 237.

20. Von Bezold and Bloebaum, Untersuch. a. d. Phys. lab. Würzberg, 1867,
    vol. I, pp. 1 et suiv.

21. Martius, Tachycardie, (Stuttgard 1825), Hirschfelder, Diseases of the
    Heart and Aorta 1910, p. 572, donne la bibliographie.

22. Lewis, Heart, vol. I, pp. 98 et suiv. London, 1910.

23. Marey, Circul. du sang, p. 422, Paris, 1881.

24. Sommerville. Avec commentaire par Lauder Brunton, Practitionner,
    1870, vol. XVI, p. 486.

25. Voir Tigerstedt, Op. cit., pp. 287, 288, 289.

26. Gibson, Nervous Affections of the Heart, p. 61 (Edinburgh, Pentland,
    1904) Mackenzie, Study of the Pulse, pp. 97, 213, 288 (Edin. and
    London, Pentland, 1902.)

27. Hirschfelder, Op. cit., pp. 48 et 460.

28. Osler, Angina pectoris and Allied States pp. 70 et suiv. New-York, 1827,
    Hirschfelder, Op. cit., pp. 460 et suiv.

29. Pour l'étude de l'arythmie, ses variétés et ses causes, voir Wenckeback,
    Arythmia of the Heart, traduit par Snowball 1904 (Green, Edin. and
    London ; J. Mackenzie, Study of the Pulse 1902 (Pentland, Edin. and
    London; Vaquez, Les Arythmies 1911, (Baillière et fils, Paris) ; Lewis,
    Mechanism of the Heart beat, 1911 (Shaw et Sons, London)

30. Heidenhain, Pflüger's Archiv, 1872, vol. V, p. 143.

31. H.-E. Hering, Pflüger's Archiv, 1900, vol. LXXXII, p. 1 ; Martin, Phil.
    Trans. 1883, vol. CLXXIV (2) p. 213 ; Howell and Donaldson, Phil. Trans.
    1884, vol. CLXXV, p. 151.

32. Gaessinger, Voir Hirschfelder, Op. cit., 2e édit. p. 601.

33. Riegel, Berlin, Klin. Wochensch, 1877, Jy. XIV, 657.

CHAPITRE VIII

SYMPTOMES DES TROUBLES DE LA CIRCULATION

PALPITATION. — La palpitation du cœur est un symptôme très incommode et sa cause est très obscure. Parfois elle semble être une sensation purement subjective : le malade a la sensation que son cœur bat très violemment, et cependant la main appliquée sur le choc de la pointe ne perçoit rien d'extraordinaire. Dans d'autres cas, l'énergie du choc de la pointe, telle qu'elle est perçue par la main, est manifestement augmentée. J'ai constaté cette augmentation chez des animaux empoisonnés par la digitale. Dans ma thèse sur l'action de ce médicament, j'ai discuté le mécanisme de la palpitation, et je suis arrivé à conclure qu'elle était probablement due à l'augmentation de l'énergie du cœur, en rapport avec la résistance qu'il a à vaincre, de sorte que la contraction ventriculaire se produisait rapidement et que par suite la pointe frappait avec énergie contre la paroi thoracique. Ce qui semble confirmer cette opinion est le fait que la palpitation existe souvent dans les états de débilité, mais souvent, on peut le dire d'une façon générale, elle manque quand le cœur est hypertrophié avec une tension élevée, de sorte que, malgré son énergie anormale, le cœur ne peut se contracter rapidement.

EFFET DE LA POSITION SUR LA PALPITATION. — On s'attendrait naturellement à ce que l'énergie du cœur soit accrue à chaque pulsation par une contraction rhythmique constante due à la récurrence, et en fait, c'est ce qui semble être le cas. Le cœur est un organe mobile qui se déplace considérablement vers la gauche lorsque le sujet est couché sur ce côté. La pointe par suite, tend à frapper plus violemment contre la paroi thoracique, et comme l'effet de ce choc est semblable à celui d'un coup sur le cœur à chaque pulsation, beaucoup de sujets ne peuvent se coucher sur le côté gauche en raison de la palpitation qui survient alors, tandis que s'ils se couchent sur le côté droit, le cœur repose sur le poumon droit, comme sur un coussin, et les sujets se sentent à leur aise. Lorsque l'estomac est dilaté par des gaz, il tend à repousser le cœur en haut et amène la pointe contre la paroi thoracique, avec le même résultat que quand on est couché sur le côté gauche, et lorsque la distension disparaît par suite de l'évacuation des gaz et que le cœur reprend sa position normale, la palpitation disparaît (cf. fig. 73, p. 186).

PULSATION ABDOMINALE. — Cet état est caractérisé par l'existence d'un battement énergique de l'aorte abdominale, qui est parfois visible à travers la paroi abdominale et fait croire à l'existence d'un anévrysme[1]. Cependant la pulsation ne se fait qu'en avant et non latéralement, et elle est diminuée ou disparaît si le malade se penche en avant. Très probablement, elle est due à la perte du tonus de l'aorte abdominale, et se produit souvent à la suite de quelques causes irritantes de l'abdomen, comme un ulcère gastrique ou duodénal.

1. Sir James Paget, *Clinical Lectures*, p. 158 (London, Longmans).

Battement des artères. — Des battements analogues peuvent se produire dans les artères carotides et sous-clavières, et probablement aussi dans d'autres artères, car les malades se plaignent souvent d'éprouver des battements dans la tête et les extrémités. Ces battements sont très fréquents dans le goître exophtalmique.

Bouffées de chaleur. — C'est très commun de voir des bouffées de bouffées de chaleur subite chez les femmes à l'époque de la ménopause. Elles s'accompagnent quelquefois d'une rougeur très visible ; celle-ci peut aussi manquer. Elles dépendent probablement d'une espèce de toxémie due à quelque sécrétion interne.

Choc. — Le choc est un phénomène dans lequel à la fois le cœur et les vaisseaux paraissent être affectés. Dans ce cas le cœur peut se ralentir et être très faible, mais cela ne semble pas être, car la dépression générale est hors de proportion même avec l'affaiblissement de l'énergie cardiaque. Le choc peut surtout se produire à la suite de coup donné sur l'épigastre, et Goltz, dans sa fameuse expérience, montrait que si on suspend une grenouille dans la position verticale et que l'on découvre son cœur, un coup frappé sur les intestins a une double action (2). Il arrête le cœur par voie réflexe par le nerf vague ; mais après que cet effet a disparu (2), le cœur bat de nouveau, mais il est vide et il n'envoie pas de sang dans les vaisseaux, parce que le coup a déterminé une dilatation des vaisseaux abdominaux et que tout le sang y reste accumulé, de sorte qu'il n'y en a pas dans le cœur (3).

Il est probable qu'un effet analogue peut se produire par suite d'irritants à l'intérieur de l'estomac ou de l'intestin. Lorsqu'une grande quantité d'alcool a été avalée d'un seul coup, la mort survient presque instantanément et le mécanisme de sa production est probablement le même que dans l'expérience de Goltz. Une vive douleur par irritation des nerfs dans une autre partie du corps peut arrêter le cœur, mais dans les circonstances ordinaires, elle amène aussi la contraction des vaisseaux abdominaux, et maintient ainsi la pression sanguine et la circulation continue à se faire (4). Si la douleur est excessivement vive,

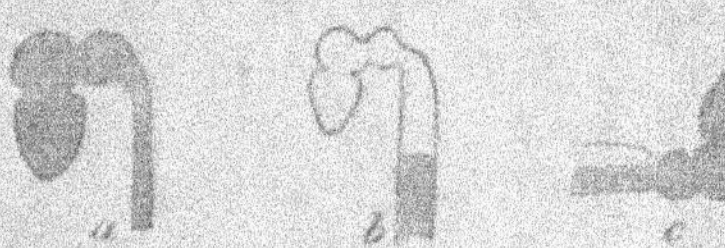

Fig. 59. — Diagramme représentant les expériences de Goltz.

a, Cœur normal dans la position verticale; *b*, cœur dans la même position après le choc; *c*, cœur comme en *b*, mais dans la position couchée, montrant qu'il est rempli et qu'il peut entretenir la circulation, quoique les veines soient encore dilatées.

il est tout à fait possible qu'il se produise un effet opposé et qu'il s'ensuive une syncope fatale.

Le choc ex cinetage. — Dans les opérations chirurgicales, si l'anesthésie est imparfaite, un arrêt réflexe du cœur peut survenir sans contraction réflexe des vaisseaux, et il peut se produire ainsi un choc fatal, tandis qu'une anesthésie parfaite aura aboli toute action réflexe sur le cœur et les vaisseaux, et écarte ainsi tout danger.

Choc a la suite de troubles gastriques. — Un remarquable cas de choc, dû vraisemblablement à une cause très légère, se produisit chez un de mes malades. Il avait dîné tard et avait bu du vin qui probablement avait subi la fermentation acétique dans l'estomac. Environ deux heures après, alors qu'il se promenait chez lui avant de se mettre au lit, il prit une petite quantité de whiskey et d'eau gazeuse. Immédiatement il ressentit un choc, chancela et serait tombé s'il n'avait été retenu par un domestique qui l'accompagnait. Un médecin qui était chez lui, arriva à son secours, le trouva pâle et en état de collapsus apparent, son pouls battant 130 par minute. Il ne revint complètement à lui qu'au bout de deux ou trois heures, et une amélioration notable ne se produisit qu'après qu'on lui eût admi-

nistré un bonne dose de bicarbonate de soude, bien qu'on lui
ait donné 2 grammes de bromure qui n'eurent aucun effet. Les
symptômes observés étaient ceux qui se seraient développés à
la suite d'un coup sur l'épigastre, et je ne peux les expliquer
autrement qu'en supposant que l'effervescence causée par l'eau
gazeuse vaporisa le contenu acide de l'estomac sur toute sa
surface interne, pendant qu'en même temps le développement
de gaz avait augmenté l'excitation en rapport avec la distension mécanique.

SYNCOPE. — La grande différence entre le choc et la syncope
est que habituellement dans le choc le cerveau reste lucide, alors
que dans la syncope, on perd connaissance. La pathogénie de
la syncope n'a pas encore été complètement élucidée, mais
elle paraît due à une anémie brusque du cerveau. Le cerveau a
besoin d'une grande provision de sang lorsqu'il est en état
d'activité fonctionnelle, de sorte que le sang est attiré des
membres, et ceux-ci diminuent de volume. Cela a été
démontré par Mosso à l'aide du plethysmographe (6). Quand
avec cet instrument, on mesure le volume du bras, on voit
qu'il diminue beaucoup, si le sujet concentre ses pensées, parce
que le sang nécessaire pour accroître l'activité fonctionnelle du
cerveau est attiré du bras. Lorsque le corps est dans la station
verticale, la pression sanguine dans le cerveau est diminuée,
mais celle-ci augmente, si la tête est placée en bas.

La position couchée est donc la meilleure pour ranimer une
personne en état de syncope, et la tendance à la syncope peut
parfois être arrêtée en plaçant la tête dans les mains entre les
genoux. Avant l'introduction des anesthésiques, c'était l'habitude de faire l'opération pendant que le malade était en syncope ; et on la produisait, en faisant coucher le malade à plat
sur le sol pendant un court espace de temps, et en le faisant
mettre brusquement dans la position verticale par des aides
vigoureux (7). Une observation curieuse a été faite par John
Hunter sur l'écoulement du sang pendant la syncope. Chez

une dame chez qui on pratiquait une saignée, le sang s'écoulait lentement de la veine et était foncé, mais à un moment donné, elle eut une syncope et on vit alors le sang couler plus vite et présenter une teinte peu claire. Ce phénomène est exactement ce que l'on voit dans la glande sous-maxillaire, lorsque ses artérioles se dilatent par l'irritation de la corde du tympan. Comme le sang des veines au niveau du pli du bras vient surtout à travers les muscles, je crois que nous pouvons admettre, que dans quelques cas de syncope tout au moins, les vaisseaux des muscles subissent une dilatation, et ainsi la pression sanguine baisse brusquement et rapidement (8) (cf. p. 13).

En même temps la tendance à la syncope dans les pièces chauffées est beaucoup plus accentuée chez les femmes que chez les hommes, et cependant chez les hommes, la surface musculaire est beaucoup plus développée, tandis que chez les femmes c'est l'aire splanchnique (p. 15). Il semble donc probable que la dilatation splanchnique peut causer la syncope aussi bien que celle des muscles.

Pression sanguine basse (9). — La pression est basse dans le choc et la syncope, dans l'état de collapsus à la suite d'empoisonnement, dans les hémorrhagies graves, les évacuations profuses de l'intestin ou de l'estomac comme dans la diarrhée, la dysenterie, le choléra, les vomissemens répétés. Elle survient en général dans les états fébriles, surtout la fièvre typhoïde, à la suite de l'influenza ou de la diphtérie, dans la dégénérescence graisseuse du cœur, et dans les états d'affaiblissement liés aux maladies chroniques.

Deux états dans lesquels j'ai constaté une pression très basse sont la phthisie et l'abus du tabac. Une pression sanguine anormalement basse peut parfois être un signe précurseur de phthisie et peut parfois être un indice précoce du danger. Dans un cas, je constatai une pression extraordinairement basse chez un homme paraissant en bonne santé qui, quelques mois plus tard, présenta de la phthisie. Une des causes les plus fréquentes d'une tension basse est l'abus de fumer. Une simple pipe de tabac fait monter la pression sanguine, mais l'usage exagéré continu du tabac la fait certainement baisser. Il semblerait que quand on fume beaucoup de tabac, cela engendre dans l'organisme des anti-corps qui viennent contre-balancer l'effet de la nicotine. Je ne sais pas exactement si cette baisse de la pression est due à la dilatation des vaisseaux plutôt qu'à la faiblesse de l'énergie cardiaque. En raison de cet effet sur le cœur, on doit réglementer jusqu'à un certain point l'usage du tabac, mais je suis toujours très circonspect pour demander aux grands fumeurs, qui ont une pression élevée, de cesser complètement de fumer.

Essoufflement. — Dans l'essoufflement d'origine cardiaque, souvent le malade n'éprouve aucun malaise quand il est au repos; mais le moindre effort amène un accès : dans cet état, l'inspiration est habituellement brève tandis que l'expiration est très prolongée. Von Basch explique cela par l'état rigide des alvéoles du poumon : elles se remplissent aisément mais se vident avec difficulté. En fait, elles sont tenues ouvertes par le réseau de capillaires qui les enveloppe et qui est rigide par suite de sa congestion (10). L'essoufflement peut être dû au retour en arrière du courant sanguin, ou à la difficulté qu'il éprouve à progresser dans l'insuffisance ou le rétrécissement mitral, ou à l'incapacité du ventricule droit de chasser le sang dans la résistance due à l'emphysème, ou à la faiblesse du ventricule droit par suite de sa dilatation, ou à la dégénérescence graisseuse consécutive à l'athérome de l'artère coronaire droite (11, p. 125).

Mal de tête. — C'est là un symptôme fréquent dans les maladies du cœur. Chez les malades ayant une tension élevée, il varie d'une sensation douloureuse pénible à une douleur extrêmement vive. En général il est diffus dans toute la tête, mais il peut parfois se localiser dans un point plutôt que dans un autre, comme le front, l'occiput et peut, comme la migraine, s'accompagner de scintillements. Il est assez curieux de constater que parfois on ne conserve que peu ou pas le souvenir de la douleur, quoique parfois elle ait été très vive au moment où elle existait.

Migraine. — Cette affection survient tout à fait en dehors d'une maladie cardiaque ou d'une tension élevée. La douleur

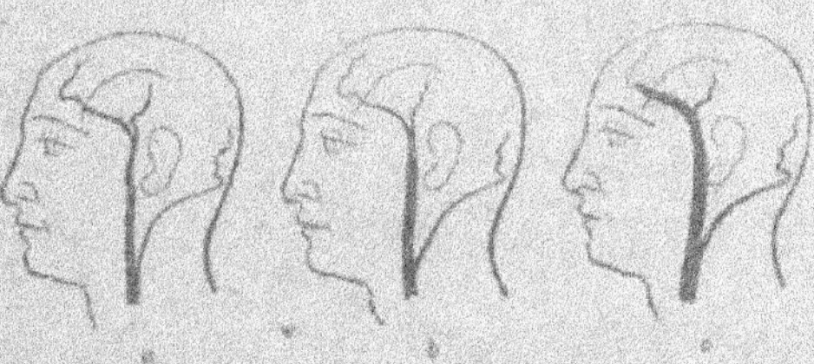

Fig. 59. — Diagramme des artères temporales, carotide et occipitale dans la migraine.

a, État normal. b, pendant la migraine, représentant la dilatation de la carotide et une contraction spasmodique des artères temporales; c, pendant la migraine, montrant la dilatation de la carotide et des artères temporales et une forte contraction de la branche frontale ascendante de l'artère temporale antérieure.

siège ordinairement dans l'une ou l'autre tempe, et est souvent déterminée par un effort fait avec les yeux à cause d'un astigmatisme ou de quelque autre défaut visuel. Sa pathogénie est très intéressante, et permet, je crois, de comprendre mieux quelques-uns des autres troubles circulatoires. On a beaucoup discuté au sujet du mal de tête s'accompagnant de nausées ou migraine. Dubois-Reymond a montré dans son cas personnel que pendant le mal de tête, l'artère temporale était très contractée, et il en concluait que c'était la contraction qui prédominait dans les vaisseaux. D'autres au contraire ont décrit cette artère comme très dilatée, et animée de battements, et ont admis que c'était ce qui se passait d'une façon constante pour tous les vaisseaux. J'ai malheureusement eu trop souvent l'occasion de répéter ces observations dans mon propre cas, et j'ai constaté comme cela arrive souvent que les deux opinions sont à la fois

justes et erronées : que cet état, tel qu'ils le décrivent, se produit souvent, mais qu'il ne s'étend pas à toutes les parties de l'artère en même temps. Quelquefois, par exemple, pendant un
accès de migraine j'ai constaté que mon artère temporale était
largement dilatée et animée de battements ; d'autres fois, je
l'ai trouvée dure et contractée comme une corde de fouet ; mais
quand elle était dilatée, si je la suivais jusqu'à la phériphérie,
je constatai que la branche ascendante était contractée comme
une corde de piano (fig. 59, c. Dans beaucoup d'occasions,
en suivant l'artère temporale contractée dans un trajet en
arrière vers le cœur, je trouvai que la carotide de ce côté semblait épaisse comme mon pouce, distendue trois fois plus qu'à
l'état normal et animée de violentes pulsations. J'en arrivai
ainsi à conclure, que pour ce qui concerne la pathogénie de la
migraine, il y a une contraction périphérique et une dilatation
centrale des artères (13).

SENSIBILITÉ DES ARTÈRES. — Les artères sont sensibles, comme
on le savait autrefois avant l'introduction des anesthésiques,
parce que les malades éprouvaient de la douleur quand on liait
les artères. Dans la migraine, la douleur est pour une grande
partie due au tiraillement exercé sur l'artère temporale contractée par le sang qui provenant de la carotide dilatée, essaye
d'y pénétrer. Cela est démontré par ce fait que j'ai vérifié dans
mon cas personnel que, si par une compression exercée sur la
carotide, on arrête le pouls dans l'artère temporale, souvent le
mal de tête disparaît instantanément. Malheureusement, il est
presque impossible de comprimer la carotide sans presser en
même temps sur le nerf vague, et la sensation d'oppression que
cela détermine dans la poitrine est si accentuée que l'on est
généralement obligé de cesser la compression au bout de
quelques secondes, bien que au moment où on retire le doigt,
la douleur de la tête revient avec une intensité particulière. On
considère souvent la migraine comme un état névralgique, mais
les observations faites dans mon propre cas que je viens de

relater m'ont convaincu, que, quoique les troubles vasculaires qui l'accompagnent soient presque certainement dus à une modification de l'action des nerfs vaso-moteurs, néanmoins la douleur ressemble pour beaucoup à celle de la colique, dans laquelle existe une douleur vive due à une contraction spasmodique de l'intestin avec dilatation ou distension de l'autre partie

PHÉNOMÈNES SENSITIFS FONCTIONNELS. — Si nous admettons que les artères à l'intérieur du crâne se contractent de la même façon que celles qui sont à l'extérieur, on comprend facilement les curieux symptômes nerveux qui souvent accompagnent la migraine. Ainsi lorsque l'artère du centre visuel se contracte, il se produira des scintillements lumineux, des zigzags, ou de l'hémianopsie. Des contractions analogues des artères irriguant les centres auditif, olfactif ou gustatif peuvent déterminer des troubles dans les organes sensoriels correspondants (14).

TROUBLES MOTEURS FONCTIONNELS. — Les fonctions des centres moteurs cérébraux peuvent être abolies temporairement par un spasme des artères qui interrompt l'apport du sang dont elles ont besoin. C'est le professeur Émile Du Bois Reymond qui je crois a été le premier à le reconnaître ; car il considérait que l'épilepsie et la migraine ne différaient plutôt que par une question de degré que d'espèce (15). J'ai moi-même observé des cas dans lesquels la migraine s'accompagnait d'aphasie, et Russell a décrit des cas d'hémiplégie temporaire probablement due à un spasme artériel (16). Dans quelques cas de cette sorte, il est difficile de déterminer quelle part revient au spasme et quelle part est due à l'obstruction partielle d'une artère par athérome et peut-être par thrombose.

SENSIBILITÉ DU CŒUR. — Comme les vaisseaux, le cœur est probablement doué de sensibilité et peut être le siège d'une douleur des plus intenses (17). La pression extérieure n'est pas perçue, comme Harvey le découvrit dans le cas du jeune Lord

Montgomery, dont le cœur était à découvert par suite d'une malformation congénitale du sternum (18). Mais la pression, venant de l'intérieur, sauf si elle est excessive, ne produit pas de douleur dans les muscles creux comme l'estomac, l'intestin, la vessie, la vésicule biliaire, les canaux biliaires ou l'uretère ; néanmoins la distension venant de causes intérieures produit une douleur des plus intenses dans tous ces organes. Tous sont sujets à être le siège de malaise sans douleur ; et au cœur aussi, souvent on éprouve un malaise sans douleur. La sensation d'oppression qu'on ressent dans le chagrin et l'angoisse est due, je crois, à l'action du nerf vague, parce que j'ai observé dans mon propre cas, que le chagrin a produit dans la poitrine une sensation d'oppression qui a persisté après que l'émotion qui lui a donné lieu avait disparu. Nous savons que cette sensation d'oppression peut se produire à la suite d'une irritation mécanique du nerf vague, car le professeur Czermak avait une exostose sur une de ses vertèbres cervicales, et en comprimant son nerf vague entre cette exostose et son doigt, il pouvait arrêter son cœur, mais la pression causait en même temps ce sentiment d'oppression, ou comme il l'appelait un « resserrement de la poitrine[1] (19).

Douleur dans la région cardiaque. — Les deux sièges principaux de la douleur cardiaque sont au niveau de la pointe et de la partie moyenne du sternum. Il est probable que la douleur du milieu du sternum est étroitement liée à l'état de l'aorte et à l'irritation des nerfs sensitifs qu'elle contient, tandis que la douleur de la pointe doit être en rapport avec quelque irritation dans le muscle cardiaque ou le péricarde, mais elle se produit souvent tout à fait indépendamment d'une affection organique quelconque du cœur. Quand j'étais chef de clinique, les cas que j'avais à soigner étaient généralement sérieux, et

1. Lorsque le professeur décrivait cette sensation, il supposait que le nerf vague était comprimé entre son doigt et un ganglion hypertrophié, mais le regretté professeur Sharpey me dit que ce que Czermak supposait être un ganglion fut trouvé ensuite être une exostose sur une des vertèbres cervicales.

chez eux la douleur de la région cardiaque était généralement
associée avec une maladie organique du cœur, ou avec une
inflammation de la plèvre. Quand je commençais à faire la consultation externe à l'Hôpital Saint-Bartholomew, et que je
voyais un grand nombre de malades (600 à 800 par semaine),
j'examinai d'abord soigneusement le cœur dans les cas où on
se plaignait d'une douleur au niveau de la pointe du cœur ;
mais je trouvai bientôt que dans la majorité de ces cas, il n'y
avait rien d'anormal au cœur, et que chez les femmes en particulier, elle était associée à la leucorrhée. Je ne saurais dire
jusqu'à quel point cet état est dû à des connexions nerveuses
entre les organes du bassin et le cœur, ni comment elle peut
être en rapport avec une modification du sang qui puisse produire cet écoulement, mais par un traitement ferrugineux, la
douleur disparaissait généralement en un court espace de temps.

Angine de poitrine. — Une des formes les plus douloureuses
des troubles cardiaques est l'angine de poitrine. Elle s'accompagne souvent de deux sensations ou peut-être même de plus :
une oppression extrême et une douleur interne. Cette douleur,
je serais disposé à la comparer à la colique de l'intestin ; elle
dépendrait d'une contraction spasmodique du cœur en face
d'une résistance qu'il ne peut vaincre (20). Dans beaucoup de
cas, elle siège à la partie moyenne du sternum, mais on la
ressent souvent vers la pointe, et fréquemment, elle s'irradie
vers les épaules et dans les bras, surtout le gauche (21). Comme
je l'ai déjà dit, elle est probablement due à un défaut de proportion entre l'énergie du muscle cardiaque et la résistance qu'il a
à vaincre. Elle est produite par tout ce qui élève brusquement
la pression sanguine, comme un effort, une émotion, et spécialement par un accès de colère, qui, comme dans le cas de
John Hunter, peut déterminer immédiatement un accès fatal.
Tout ce qui vient gêner l'action du cœur tend à augmenter la
douleur : ainsi la distension de l'estomac en repoussant le cœur
en haut aggrave l'état du malade, et celui-ci est souvent très

soulagé, si on lui administre des carminatifs qui font disparaître la flatulence et permettent au cœur de reprendre sa position normale. J'ai eu l'occasion de suivre un cas d'angine de
poitrine grave chaque jour pendant plusieurs semaines, et j'ai
pu avoir la satisfaction de constater que, bien que l'élévation de
la tension, la rapidité du pouls et la douleur cardiaque surve-
naient en même temps, cependant chacun de ces troubles
pouvait se montrer séparément à l'exclusion des autres. Un sentiment d'angoisse accompagnait souvent la douleur, mais l'angoisse pouvait se produire sans la douleur et vice-versa.

PATHOGÉNIE DE L'ANGINE DE POITRINE. — La douleur est si vive
qu'elle ressemble à une névralgie, et quelques auteurs l'ont en
effet considéré comme une névralgie du cœur. A la suite des
observations que j'ai eu l'occasion de faire en 1867, je suis
arrivé à conclure qu'elle était due aux efforts spasmodiques que
faisait le cœur pour se contracter en face d'une résistance qui
était trop forte pour lui : qu'en fait, la douleur ressemblait à
celle qu'on éprouve dans la vessie quand elle essaye en vain de
se vider en face de la résistance due à une prostate hypertro-
phiée. La ressemblance est encore rendue plus frappante du
fait que dans ces deux cas, dès que la résistance est supprimée,
la douleur disparaît. Ce n'est pas une simple distension qui
cause la douleur dans les deux cas : car la vessie peut arriver
à être très distendue et cependant on n'éprouve aucune douleur
tant qu'elle n'essaye pas de se contracter et de se vider, et les
ventricules peuvent arriver à être très dilatés sans que l'on res-
sente de douleur. De plus, les malades atteints d'angine de poitrine ne ressentent, sauf dans les cas très graves, aucune douleur quand ils sont au repos, et ce n'est que s'ils font un effort
où s'ils éprouvent quelque émotion que la douleur survient.
L'effort et l'émotion font tous deux monter la pression sanguine,
et c'est surtout après le repas, alors que cette propriété est
beaucoup plus développée qu'à l'état de jeûne, qu'ils provo-
quent plus aisément la douleur. Une des causes les plus com-

munes est l'essai de faire une marche en montant, et si on le fait immédiatement après un bon repas, l'accès peut être très grave. Dans les cas plus légers, la douleur disparaît avec la cessation de l'effort, et si l'exercice est fait lentement dès le début, la douleur peut ne pas se produire du tout. Si on persiste à faire de l'exercice doucement après que la douleur est passée, on peut le continuer jusqu'à un point considérable sans ramener la douleur. Un de mes malades me disait son étonnement de voir que, bien qu'un ou deux pas en montant amènent la douleur, dès que celle-ci était passée, il pouvait marcher dans ses propriétés et chasser la perdrix aussi bien que beaucoup de personnes plus jeunes que lui.

L'angine de poitrine est très commune chez les gens qui ont dépassé le milieu de la vie et chez qui la tension est plus élevée qu'à l'état normal ; mais elle peut aussi survenir chez des gens dont la tension est normale, ou même au-dessous de la normale. Mais de même qu'un poids qui ne serait rien pour un homme est trop pesant à soulever pour un jeune garçon, de même une tension au-dessous de la normale peut être trop considérable pour un cœur affaibli. Dans quelques cas, le cœur ne semble pas faible, quand le malade est au repos, et cependant il est incapable de faire le moindre effort. Il n'a aucune force de réserve. J'ai déjà dit que le fonctionnement du cœur dépend beaucoup de ce que l'oxygène dont il a besoin lui soit fourni abondamment, et si celui-ci ne lui est pas fourni en quantité suffisante, le cœur faiblit. Dans le cœur comme dans les autres muscles, l'oxygène lui est apporté en plus grande quantité par le sang oxygéné dès qu'il a accompli un travail plus considérable. Mais si les artères coronaires sont calcifiées, elles ne peuvent se dilater pour recevoir la provision de sang nécessaire, et c'est cet état morbide de la calcification des artères coronaires qui est le plus commun dans l'angine de poitrine. Nous n'avons aucune donnée pour résoudre la question de savoir s'il existe ou non dans les artères coronaires une contraction spasmodique comme celle que j'ai décrite dans la

migraine : mais une pareille contraction, si elle existait, cause-
rait certainement l'angine, et la production d'un spasme musculaire dans l'angine de l'abdomen semble montrer la possibilité
que les artères coronaires peuvent être excitées à se contracter

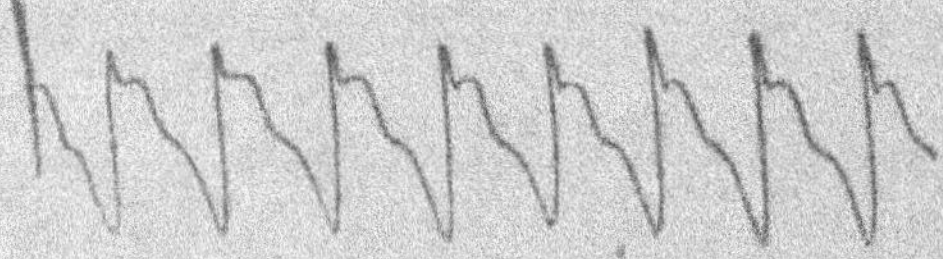

Fig. 60. — Pouls normal.

par une élévation subite de la pression sanguine. Dans quelques
cas, il y a certainement une contraction des artérioles de tout
le corps ramenant l'élévation de la tension, quoique les observations ne sont pas aussi nombreuses qu'on le voudrait,
parce qu'il est très difficile de faire des observations au cours
d'un accès d'angine de poitrine. Lorsque l'accès se produit, on

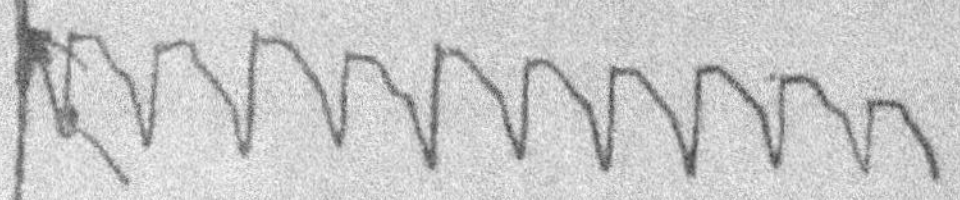

Fig. 61. — Pendant l'accès d'angine.

n'a pas en général sous la main un appareil nécessaire pour
les observations, et même si on l'a, on est tellement occupé à
tâcher de soulager le malade qu'on ne songe pas à l'ennuyer en
lui appliquant des instruments. En 1866 et 1867 j'ai eu l'occa-

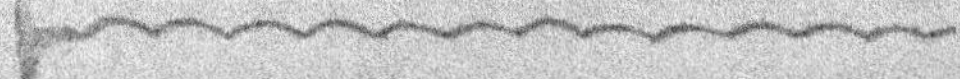

Fig. 62. — Pendant de vives douleurs angineuses.

sion de faire des observations dans un cas d'angine de poitrine
dans lequel les accès revenaient chaque nuit et duraient deux
à trois heures. Pendant l'accès, le pouls était très accéléré et les
artérioles étaient contractées comme l'indique la chute très
lente de la tension artérielle pendant la diastole cardiaque.
Mais même avec tout sous la main, je ne réussis qu'une fois à

faire une observation, et elle est même très imparfaite, du commencement d'un accès, et elle montrait que dès que la douleur

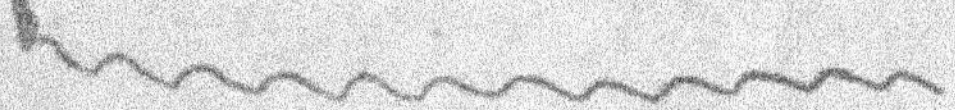

Fig. 63. — Douleur partiellement soulagée par le nitrite d'amyle.

apparaît, la tension s'élève. Je pus par contre faire de nombreuses observations sur la fin de l'accès et je constatai que à

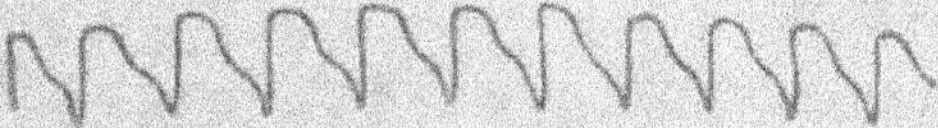

Fig. 64. — Douleur calmée par le nitrite d'amyle.

mesure que la tension baissait, la douleur disparaissait (fig. 63 à 67).

Une douleur analogue à celle de l'angine de poitrine peut

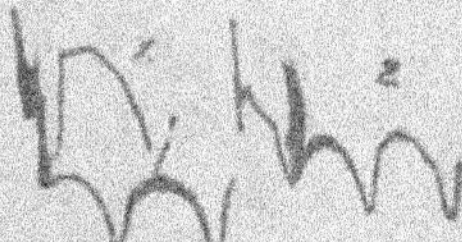

Fig. 65. — Douleur se produisant en 1, beaucoup plus forte en 2.

survenir chez des sujets sains à la suite de surmenage de

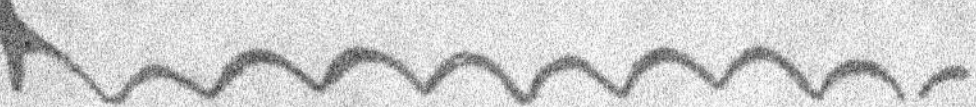

Fig. 66. — Accès d'angine en évolution : douleur très vive.

gymnastique, de sports, d'ascension dans les Alpes, de dyspepsie, ou d'abus du tabac. Elle peut aussi se produire dans

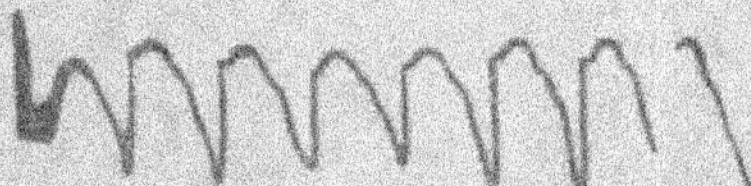

Fig. 67. — Douleur soulagée par le nitrite d'amyle.

l'hystérie ou la maladie de Graves. Ces cas peuvent tous s'ex-

pliquer par la production d'un spasme des vaisseaux coronaires
comme celui qu'on observe dans la migraine.

CLAUDICATION ET ANGINE DE POITRINE. IDÉES D'ALLEN BURNS. —
Quelques personnes âgées, dont les artères sont devenues contractées et rigides, ne peuvent faire le moindre effort : on a
donné à cette inaptitude le nom de claudication. Cet état qu'on
a observé chez les animaux dont les artères s'ossifient fut vraisemblablement reproduit expérimentalement par Allen Burns,
au moyen d'une ligature modérément serrée placée autour d'un
membre ; et il reconnut le rapport entre l'ossification des artères
coronaires et le danger pour l'existence consécutif à un effort.
Il dit : « Lorsque, par suite, les artères coronaires sont ossifiées,
tout agent capable d'augmenter l'énergie du cœur, comme
l'exercice, l'émotion, la colère, doit être une source de danger
(22). Cette conception de la pathogénie de l'angine de poitrine
est celle qui est le plus communément adoptée actuellement,
mais elle peut aussi se produire sans que les artères coronaires
soient lésées (23).

IDÉES DE SIR BENJAMIN BRODIE. — La claudication a été si bien
décrite et ses rapports avec l'angine de poitrine ont été si bien
exposés par Sir Benjamin Brodie en 1846, que je ne puis mieux
faire que de citer ses paroles :

« De tels malades, dit-il, peuvent marcher parfaitement
pendant une courte distance, mais s'ils essayent de faire davantage, les muscles semblent inadéquats à la tâche, et ils ne
peuvent marcher plus loin. Les muscles ne sont pas absolument paralysés, mais ils sont dans un état qui est voisin de la
paralysie : la cause de ces phénomènes est bien évidente. Les
membres inférieurs ont besoin d'une quantité de sang, tantôt
plus grande, tantôt plus petite. Pendant l'exercice, il en faut une
grande quantité en raison de l'augmentation de l'activité des
muscles, mais, comme les artères sont ossifiées ou oblitérées, et
par conséquent ne peuvent se dilater, l'accroissement de la
quantité de sang ne peut être obtenu.

Cet état de choses n'est pas particulier aux membres inférieurs. Partout où il existe du tissu musculaire, la même cause produira le même effet. Le D' Jenner d'abord et le D' Pang de Bath ensuite, ont publié des observations qui étaient supposées démontrer que la maladie qu'on appelle habituellement angine de poitrine, dépend de l'ossification des artères coronaires. Quand les artères coronaires sont dans cet état, elles peuvent être capables de recevoir une quantité modérée de sang pour le tissu musculaire du cœur : et tant que le malade ne fait pas d'effort anormal, la circulation s'effectue suffisamment bien : mais par contre, si le cœur est excité et augmente son activité, que ce soit dans un accès de colère, en courant, en montant un escalier, en soulevant des poids, à ce moment les artères ossifiées sont incapables de présenter une expansion suffisante pour recevoir la quantité additionnelle de sang nécessaire en de pareilles circonstances, et alors il s'arrête et une syncope s'ensuit : et je déclare que cela correspond exactement à la sensation de faiblesse et de manque de force musculaire qui existe chez les sujets dont les artères des jambes sont obstruées ou ossifiées. » (24).

ANGINE DE L'ABDOMEN. — En 1899, j'ai décrit des accès de douleur abdominale sous le nom de « mal de tête dans l'estomac », parce que je les croyais dus à une contraction spasmodique des vaisseaux de l'intestin semblable à celle qui existe dans le mal de tête p. 151 (25).

Baccelli donna à ces accès le nom d'angine de l'abdomen, et Huchard celui d'angine de poitrine pseudo-gastrique (26). Pal a constaté qu'ils étaient très fréquents dans le tabes et souvent associés avec les accès d'angine de poitrine vraie. En 1912 j'ai rapporté avec le D' Williams un cas qui ressemblait à l'angine de poitrine en ce qu'il était occasionné par un effort, et était immédiatement soulagé par la nitro-glycérine exactement de la même façon que l'angine de poitrine (28).

DYSPNÉE CARDIAQUE. — Le ventricule gauche fournit du sang

au système nerveux, aux muscles, aux viscères, et par suite,
tout ce qui vient gêner son fonctionnement est plus ou moins
indiqué par des symptômes qui dépendent de ces tissus, tels
que vertiges, sensation de faiblesse, de douleur comme celle
de l'angine de l'abdomen déjà signalée, ou vraie douleur dans
le cœur lui-même ou l'aorte. Le ventricule droit fournit le sang
aux poumons et tout ce qui gêne son fonctionnement diminue
l'activité respiratoire. Car, si par l'arrêt de la circulation pulmonaire, on empêche le sang d'arriver au contact de l'air, le
résultat est le même que si, par une obstruction des voies respiratoire, on s'oppose à l'arrivée de l'air au contact du sang. Je
crois que la dyspnée cardiaque coïncide parfois avec l'angine
de poitrine, mais non toujours, et on peut voir se produire une
grande dyspnée sans aucune douleur. Dans quelques cas tout
au moins, la dyspnée cardiaque dépend comme l'angine de
poitrine, d'une oblitération partielle des vaisseaux coronaires et
et dans un cas, j'ai pu faire le diagnostic de l'athérome de l'artère coronaire fournissant le sang au ventricule droit, à cause
de l'oppression du malade alors que l'auscultation des poumons
était négative, et que le choc du cœur bien frappé indiquait que
le ventricule gauche avait toute sa force. Ce diagnostic pourrait
sembler un peu difficile, mais il n'y en avait pas d'autre possible, et l'autopsie démontra son exactitude (27). Dans les cas
de dyspnée cardiaque survenant par accès subits, les poumons
semblent être affectés aussi bien, et vraisemblablement, la
sécrétion de la membrane muqueuse pulmonaire aussi bien que
les fibres musculaires des bronches peuvent être touchées, à
la fois, parce que, à l'auscultation, on entend en même temps
dans le poumon des râles secs et humides.

MALADIE DE RAYNAUD. — Dans la maladie à laquelle Raynaud
a donné son nom, il se fait une contraction passagère des
artères qui amène l'anémie des tissus. Dans cette affection, les
artères se contractent d'une façon spasmodique, et j'ai vu
d'abord les extrémités des doigts devenir froids, exsangues et

recroquevillés comme les doigts d'un cadavre, puis cet état se
propage à toute la main en cinq à dix minutes. Parfois il n'y
a qu'un doigt d'atteint, parfois toute la main, quelquefois les
orteils, les extrémités des oreilles, le bout du nez et parfois,
quoique rarement, les bras et les jambes. Les artères internes
semblent aussi subir la même contraction, surtout celles des
reins ou du cerveau, parce que cette maladie est souvent associée à l'hémoglobinurie et quelquefois à des symptômes épilep-
tiques et à une hémiplégie passagère. L'état est tout à fait semblable à ce que l'on observe après l'immersion de la main dans
l'eau très froide : dès que cette main a été retirée de l'eau froide,
elle devient en général tuméfiée, chaude et rouge : de même,
dans la maladie de Raynaud, quand le spasme a disparu, les
extrémités deviennent rouges et chaudes. Dans les journées
très froides, on a remarqué que même chez un sujet bien portant la blancheur de la peau, ce qui indique qu'il y a à la fois
une contraction veineuse et artérielle, est remplacée par une
teinte bleue qui montre qu'il y a une contraction artérielle mais
avec dilatation veineuse. C'est également ce qui arrive dans
les cas graves de maladie de Raynaud, et c'est ce qu'on a
appelé l'asphyxie locale. Dans les cas excessivement graves, la
contraction est telle qu'il y a arrêt du cours du sang et par
suite gangrène, comme cela se produit dans la dégénérescence
sénile des vaisseaux.

ENGELURES URTICAIRE. ŒDÈME ANGIO-NERVEUX. — Une affection qui est souvent associée, et qui est beaucoup moins grave,
est la très commune maladie des engelures. Une autre indisposition qui est très pénible et où il existe une dilatation vasculaire locale avec effusion de lymphe, est l'urticaire. Les papules
caractéristiques de cette affection sont tout à fait semblables à
celles que produit une piqûre d'ortie. Elles peuvent se développer sans cause visible, mais chez quelques sujets à système
vasculaire irritable, elles peuvent être produites par une simple
égratignure de la peau, de sorte qu'avec l'ongle, on peut

écrire le nom du malade sur son dos. Dans l'œdème dit angio-
nerveux, au lieu de simples papules disséminées, le malade
peut présenter brusquement un œdème intense occupant une
grande partie de son corps. J'ai vu tout un côté de la face d'un
malade devenir en une demi-heure tellement tuméfié que son
œil gauche était presque complètement fermé, et le côté gauche
de sa face était comme celui d'un malade atteint d'hydropisie
d'origine rénale, alors que l'autre côté de la face était resté
absolument normal. La pathogénie de cet état n'a pas encore
été élucidée, mais il est probable que la cause en est due à des
substances toxiques du sang, car les éruptions urticariennes
sont très fréquentes après l'injection d'antitoxine diphtéritique,
et j'ai vu un œdème généralisé, ressemblant à celui de l'hydropisie rénale avancée, déterminé par l'injection de sérum antis-
treptococcique. La localisation unilatérable dans le cas que j'ai
rapporté, indique que dans cette maladie, le système nerveux
était profondément atteint.

ATHÉROME. — Dans les artères, comme dans le cœur, tout ce
qui empêche l'arrivée du sang nécessaire à la nutrition, amène
la dégénérescence. Dans une forme, la forme nodulaire, il y a
inflammation dans et autour des tuniques artérielles avec
infiltration locale au niveau des vasa-vasorum, aboutissant à
des plaques de dégénérescence et à la formation d'une plaque
d'athérome ou d'une plaque nodulaire d'artério-sclérose. Chez
les personnes âgées les parois artérielles deviennent rigides,
et ressemblent à de vrais tuyaux de pipe par suite du dépôt
calcaire, tandis que le tissu situé au-dessus de l'intima peut se
désagréger et former des ulcérations athéromateuses gros-
sières (31). Une des lésions les plus importantes de toutes est
l'artério-sclérose diffuse ou, comme Gull et Sutton l'appellent,
l'état fibreux artério-capillaire, dans lequel la paroi s'épaissit par
suite d'un dépôt de tissu hyalin entre la couche musculaire et
la couche endothéliale (32). Ce dépôt, qui peut aussi se produire
dans la maladie du rein a une grande importance, parce qu'une

diminution de la lumière du vaisseau des artérioles accroît la résistance périphérique, conduit à l'hypertrophie du cœur, amène une élévation notable de la pression sanguine avec ses dangers consécutifs de rupture et d'apoplexie.

Pression sanguine élevée. — Les idées de Gull et Sutton, au moment où elles furent exposées, furent combattues par le Dr George Johnson, qui soutenait que l'accroissement de la tension était dû à la contraction des artérioles de tout le corps, souvent accompagnée d'une hypertrophie de leur tunique musculaire. Actuellement, il semble prouvé que bien que l'épaississement des artères puisse être un facteur dans la production de l'élévation de la tension, cependant pour une grande part, celle-ci est due à la contraction des artérioles par l'excitation de leur tunique musculaire, par la présence de toxines. On a démontré que par elle-même la tension artérielle élevée détermine des lésions athéromateuses dans les vaisseaux, de sorte qu'avec les progrès de la maladie, les deux facteurs peuvent se combiner pour élever la tension (34).

Insomnie. — C'est là un symptôme souvent très pénible. Dans le sommeil naturel, la rapidité de la circulation cérébrale diminue ainsi que son activité fonctionnelle[1]. La diminution de la circulation est probablement due à la diminution de la pression sanguine dans le cerveau, ou provient de la contraction de l'artère carotide et de ses branches, et quand elles sont rigides, et que leur pouvoir contractile est amoindri, ou si la pression sanguine est si élevée qu'elles ne peuvent résister suffisamment, il devient difficile de dormir.

État vertigineux. — C'est là un symptôme très commun dans les troubles de la circulation, qui est souvent accompagné de perte de connaissance. Ces deux symptômes indiquent que le sang n'arrive pas au cerveau en quantité suffisante, mais ils

1. Les dendrites des neurones sont amiboïdes. Rose Harrison, cité par Mott, Brit. Med. Journ., 24 septembre 1892, vol. II, p. 781.

peuvent se produire dans des conditions bien différentes. Chez
les sujets jeunes, ils sont liés à un affaiblissement passager du
cœur ou à une dilatation extraordinaire des vaisseaux, ce qui
détermine une pression sanguine anormalement basse. Chez
les sujets âgés d'autre part, l'état vertigineux est souvent accompagné d'une pression sanguine élevée, mais quand il se produit, il
dépend moins de la tension que de la gêne apportée par l'athérome et la contraction de ses vaisseaux à l'apport du sang
nécessaire à sa nutrition. Il a une beaucoup plus grande tendance à se produire, si le sang n'est pas complètement débarrassé des toxines produites par la constipation ou l'état bilieux.
Chez quelques malades, il est certainement d'origine labyrinthique et s'accompagne souvent de la présence de bruits dans
les oreilles, synchrones avec le pouls et dépendant probablement
de l'athérome des artères de l'oreille. Dans de pareils cas, un
mouvement brusque de la tête peut produire un vertige tel
qu'il s'accompagne de chute. Une tendance à l'athérome qui,
au début, ne cause qu'un état vertigineux, peut par la suite
affecter les artères coronaires et causer l'angine.

ÉLÉVATION SÉNILE DE LA PRESSION. — Je dois ici appeler l'attention sur un état qui est très commun et qui peut devenir
encore plus commun, puisque l'accroissement de nos connaissances médicales au sujet de la prophylaxie des maladies infectieuses conduit à prolonger la durée de l'existence. Chez tous
les sujets qui avancent en âge, les artères tendent à perdre
leur élasticité et à devenir plus rigides. Le moment auquel se
produit cette lésion varie suivant les différents sujets et les
diverses familles et le proverbe que, un homme a « l'âge de ses
artères » est particulièrement vrai, de sorte que souvent nous
trouvons des familles fortes, robustes, athlétiques qui non seulement ont une force physique et mentale considérable, mais
qui encore semblent indemnes de maladie, et qui cependant ne
parviennent pas à un âge avancé. Je crois que ces existences
pourraient être souvent prolongées si on prêtait plus d'attention

au moment voulu à l'état de leurs artères, surtout en mesurant
leur tension artérielle et en leur indiquant la somme de travail
à exercer, ainsi que la quantité de nourriture qui est adé-
quate à leur état. L'association des artères athéromateuses avec
une pression élevée est très commune, et elle fait courir deux
sortes de risques : 1° elle peut déterminer de l'insuffisance cardiaque, le cœur ne pouvant plus lutter contre la tension excessive, et cela est très fréquent lorsqu'il présente de la dégénérescence graisseuse ou fibreuse; 2° un vaisseau peut se rompre
dans le cerveau et donner lieu à la mort subite, à l'hémiplégie,
et si l'hémorrhagie n'est pas très abondante, à une paralysie
locale, à des affections sensorielles, à des troubles mentaux, le
résultant dépendant de la partie du cerveau qui a été atteint.
Suivant Ziegler (38), ces petites hémorragies sont très fréquentes. On peut obtenir les mêmes résultats à la suite d'un
bloquage des artères par l'athérome.

DÉCHÉANCE SÉNILE. — Dans la décade de 1891 à 1900, chez
les personnes mortes après soixante-quinze ans, il y en a eu
34.822 qui ont succombé à des maladies du cœur et 39.662 à
des maladies des vaisseaux (39). Cette statistique ne renferme
pas tous les cas qui ont succombé à des maladies des vaisseaux,
car l'apoplexie, la paralysie, la déchéance sénile peuvent être
comptés comme secondaires à la maladie des vaisseaux cérébraux. Dans son livre très intéressant, *La nature de l'homme*,
Metchnikoff dit (40) qu'il existe deux classes de phagocytes
dans le corps : les petits, ou microphages, les grands ou macrophages. La fonction des microphages est de nous débarrasser
des microbes, celle des macrophages est de nous guérir des
traumatismes mécaniques, tels que hémorrhagies, blessures etc.
Dans les cerveaux de personnes ou des animaux âgés, un grand
nombre de cellules nerveuses sont envahies et dévorées par
des macrophages (fig. 68), et Metchnikoff pense qu'il a raison
de soutenir que la déchéance sénile est surtout due à la destruction des éléments nobles de l'organisme par les macrophages.

D'autres parties du corps ne sont pas non plus à l'abri de leurs attaques et les reins peuvent également en souffrir (fig. 69). Mais la fonction des macrophages n'est pas de s'attaquer aux tissus sains : elle consiste à faire disparaître ces tissus dont la vitalité est détruite ou gênée, et tant que les cellules cérébrales sont abondamment fournies du sang qui leur est nécessaire,

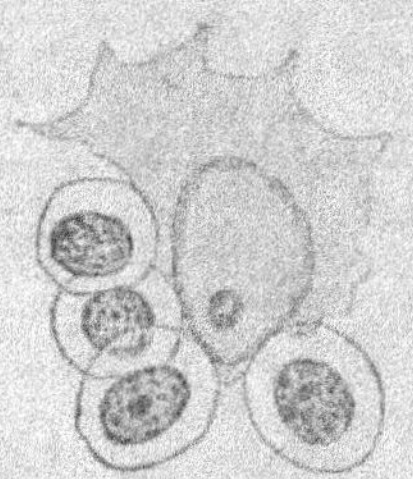

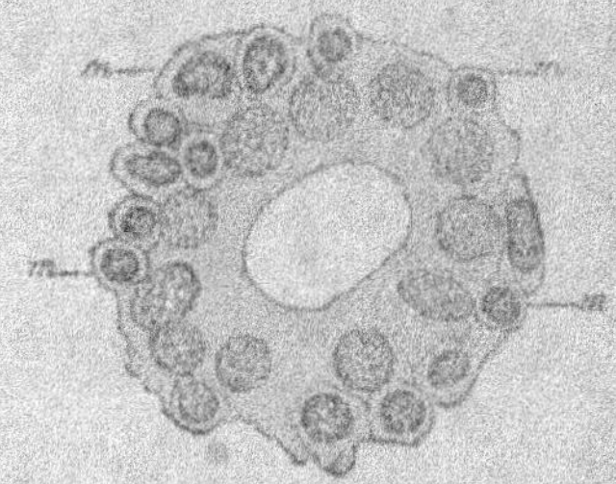

Fig. 68. — Cellules du cerveau d'une femme âgée de 100 ans, dévorées par des macrophages (d'après Metchnikoff).

Fig. 69. — Coupe d'un canal du rein envahi par des macrophages, provenant du corps d'un homme âgé de 100 ans (m, macrophages) (d'après Metchnikoff).

elles pourront résister aux attaques des macrophages. Je pense donc que puisque la déchéance sénile peut être produite par les macrophages, nous sommes autorisés à croire qu'elle a véritablement son origine dans une lésion des vaisseaux sanguins.

EMBOLIE ET THROMBOSE. — Lorsque les vaisseaux sanguins viennent à être oblitérés, l'apport du sang aux parties qu'ils sont chargés d'irriguer devient si insuffisant que les tissus meurent et qu'il se fait de la gangrène, comme chez les personnes âgées, chez qui les parois artérielles deviennent en un état de dégénérescence tel, et leur lumière devient si rétrécie que la circulation est complètement arrêtée et qu'il se fait de la gangrène sénile des extrémités. L'oblitération d'une artère peut être due à une embolie ou à une thrombose : c'est ainsi par exemple, que un caillot ou une végétation peut se détacher du cœur et être emporté par la circulation jusqu'à ce qu'il s'arrête dans une artère, à travers laquelle il ne peut pas passer, et par conséquent l'obstrue. Quelquefois la paroi artérielle subit la dégénérescence athéromateuse, et cela peut conduire soit à une thrombose survenant au point où la paroi est rétrécie, ou

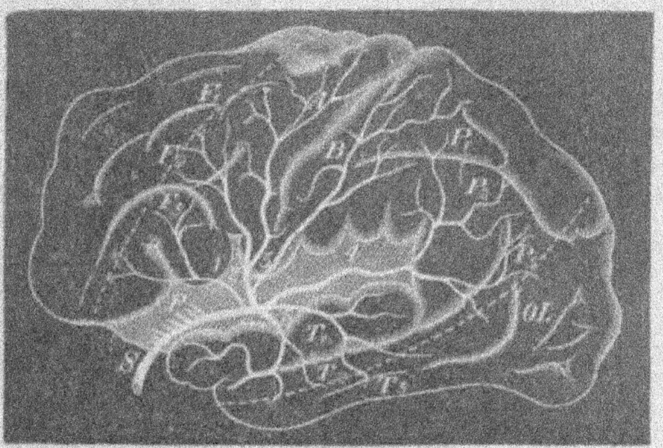

Fig. 70. — Distribution des artères dans le cerveau.

bien la plaque athéromateuse peut se mobiliser et déterminer une embolie (41). Il est quelquefois très difficile de faire le diagnostic entre un cas de thrombose et une hémorrhagie (42) ;

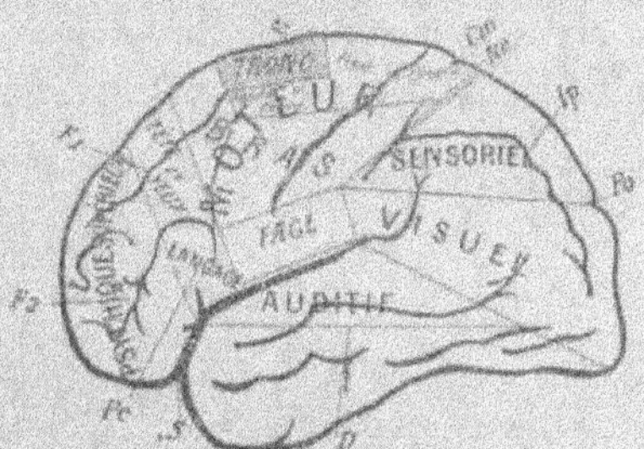

Fig. 71. — Écorce cérébrale indiquant la distribution des centres d'après Osler.

mais si la tension est normale ou peu élevée, les probabilités sont en faveur d'une thrombose ; si elle est élevée, c'est plutôt une hémorrhagie.

Si l'embolie ou la thrombose se produit dans une des branches de l'artère sylvienne, le résultat peut être comme je l'ai dit au paragraphe Mal de tête (p. 150) une aphasie, une cécité partielle, un trouble auditif ou une monoplégie ; et s'il n'y a que la circulation du lobe frontal de lésé, il peut n'y avoir qu'un trouble mental sans symptômes moteur ou sensoriel apparent. Cela sera rendu plus clair en comparant la distribution des artères centrales (fig. 70) (43), avec les territoires des fonctions cérébrales (fig. 71) (44).

Bibliographie

1. Lauder Brunton, On Digitalis etc. Collected Papers on Circulation and Respiration First Series, p. 52 (London, Mac Millan et C°).
2. Goltz, Centralbl. f. de med. Wiss., 1863, pp. 17, 497, Arch. Anat. Path. 1863, vol. XXVI, p. 40.
3. — Centralbl. f. de med. Wiss., 1863, p. 593 and Arch. Anat. Path. 1863, vol. XXVIII, p. 428.
4. Kretschmer, Wien. Sitzungsb. 1879, Abt. 2, vol. LXVII, p. 28.
5. Lauder Brunton, Brit. med. Journ. 4 déc. 1875, p. 695 et Practitionner, 1873, vol. XI, p. 241.
6. A. Mosso, Die Diagnostik des Pulses (Leipzig, Veit et C°, 1879), p. 12 ; Arch. Ital. d. Biol. 1884, vol. V, p. 130 et suiv. La Peur, p. 69 (Paris, Alcan, 1908).
7. Isaac, cité par Lauder Brunton, Practitionner 1873, vol. XI, p. 241.
8. John Hunter's Works, édités par Palmer 1837, vol. III, p. 94.
9. Pour la discussion de la tension basse, voir Janeway, Clinical Study of Blood Pressure, pp. 132 et suiv. (New-York et Londres, Appleton 1904).
10. Von Basch, Wiener. med. Presse, n° 8, 1900 ; Allg. Physiol. u. Pathol. de Kreisl. p. 74 (Hölder, Vienne, 1892).
11. Lauder Brunton, Practitionner Juin 1905, vol. LXXIV, p. 738.
12. Du Bois Reymond, Arch. f. Anat. Path. u. Physiol. 1860, p. 461 et suiv.
13. Lauder Brunton, Trans. odontolog. Soc. of Great Britain, 1879, Réimprimés dans Disorders of Digestion, p. 85 (London Mac Millan).
14. — Journ. of mental science, Avril 1902.
15. Emil Du Bois Reymond, Arch. f. Anat. u. Physiol. etc., 1860, p. 468.
16. Wm. Russell, Arterial Hypertoons, sclerosis, etc, p. 289 (Edinb. et Londres, Green, 1907). F. G. Hawthorne, Clinical Journal Déc. 1906.

17. Gairz. Op. cit.
18. Harvey's Works, p. 382 (Sydenham Soc. Edin. et Londres, 1847).
19. Cramsik. Prager Vierteljahrsch, 1868, vol. c., pp. 30 et suiv.
20. Lauder Brunton. Cardiac Pain and Angina Pectoris (Practitioner 1891, vol. XLVII, p. 24 et suiv.
21. Morisson. The Nervous System and Visceral Disease p. 737. (Edin et Londres Pentland, 1899) ; G. A. Gibson. Diseases of the Heart and Aorta 2e édit pp. 760 et 787 ; A Gibson. Nervous affections of the Heart 2e édit. pp. 8 et suiv (Edin and London, Pentland, 1904) ; Osler, Angina Pectoris and allied states (New-York, Appleton 1827) ; Mackenzie. Diseases of the Heart etc. p. 42 et suiv. (London 1908)
22. Allen Burns. An Inquiry into the symptoms and Causes of the syncope Congenosa, p. 60 (London, 1799).
23. J. Lindsay Steven, réimprimé de Glasgow Hospital Reports, 1898, vol. I, p. 236.
24. Sir Benjamin Brodie. Lectures on Pathology and Surgery, p. 360 (London 1848).
25. Lauder Brunton International Clinics, 1899, 8e série, vol. III, p. 3, (London T. Lewin et Cie)
26. Baccelli, cité par Minella, Gaz. d. Ospedali e d. Clin. 1901 Extrait dans Centralb f. inn. med. 1902, p. 210 ; Huchard, Maladies du cœur et de l'aorte, 3e édit. vol. II, p. 19, 1899 (Paris, O. Doin).
27. Pal. Gefässkrisen Leipzig, Hirzel, 1905) et Wien. med. Woch. 1904, p. 574.
28. Lauder Brunton et Williams, Lancet, 6 avril 1912.
29.   —   Practitioner, juin 1905.
30. Raynaud. Pour la bibliographie, voir Barlow dans Clifford's Allbutts system. of medicine, 1e édit vol. VI. p. 600.
31. Ziegler. Pathologische Anatomie, 8e éd. pp. 54 et suiv. Iéna. Fischer, 1825.
32. Gull et Sutton Lancet, 1872, vol. I, p. 724
33. Geo Johnson. Lancet, 1873, vol. I, p. 422
34. Rickett. Journ. Pat. and Bactériol. 1907, vol. XII, pp. 45 et suiv. donne les expériences et la bibliographie
35. Durham. Brit. and for. med. chir. Rev. 1861, vol. XXVII, pp. 254 et 332. R. Jones, Lancet, 1913, vol. II, p. 769
36. Freudländer. Ueber den Isopropylalkohol (Diss. Berlin, 1888)
37. Lauder Brunton. Brit. med. Journ. 1905, vol. II, pp. 1102 et suiv.
38. Ziegler. Lehrb. d. Path. Anat. 8e édit. vol. II, p. 359 (Iéna, Fischer, 1895)
39. Registrer general in Lauder Brunton on Longevity, Lancet, 17 nov. 1906, vol. II, n° 1331.
40. Metchnikoff. The nature of Man. Traduit par Chalmers Mitchell London Heinemann, New-York, Putnam, 1903)
41. Pour la bibliographie de la sclérose et de l'athérome, voir Ziegler Lehrb.

d. Path. Anat., 8ᵉ édit., vol. II, p. 38 et pour l'artérite p. 63 (Iena, Fischer, 1825).

42. Lauder Brunton, Sᵗ Bartholomew's Hospital Reports, 1891, vol. XXVII, pp. 225 et suiv.

43. Ross, Diseases of the Nervous System, vol. II, p. 274 (London, Churchill, 1883).

44. Ferrier, Functions of the Brain (London, Smith Elder et Cⁱᵉ); Mills in Osler's Practice of medicine, 1ʳᵉ édit., p. 820 (Edin. Pentland, 1892.

CHAPITRE IX

MALADIES ORGANIQUES DU CŒUR

Modifications des bruits du cœur. — Modifications du second bruit. — Accentuation. — Rhythme de galop. — Modifications du premier bruit. — Souffles cardiaques. — Organiques. — Fonctionnels. — Dilatation à la suite d'effort cardiaque. — Souffles passagers. — Effets du rétrécissement aortique. — Effets de l'insuffisance aortique. — Défaut de compensation. — Insuffisance secondaire. — Effets de la maladie mitrale sur le rhythme cardiaque. — Insuffisance initiale organique. — Rétrécissement mitral. — Dyspnée cardiaque. — Engorgement veineux. — Œdème. — Albuminurie. — Flatulence. — Ascite. — Effets de la flatulence sur le cœur. — Autres formes de maladie du cœur. — Cercle vicieux.

Lorsque nous entendons fermer une porte avec grand bruit, nous savons qu'elle a été fermée rapidement avec une force inaccoutumée, et, comme on doit s'y attendre, lorsque la tension est élevée dans l'aorte, le second bruit est plus bruyant, ou, comme on dit, est accentué ; cette accentuation du 2ᵉ bruit au niveau de l'aorte est d'une grande importance clinique, et est habituellement l'indice d'une tension artérielle élevée, ou d'athérome aortique, ou d'anévrysme. Elle peut être simplement temporaire et dûe à un effort physique ou à une émotion. Mais lorsqu'elle est permanente, elle indique habituellement l'artério-sclérose ou une maladie du rein. Lorsqu'il y a une dilatation de l'aorte, celle-ci se rapproche davantage de la paroi thoracique antérieure, et le bruit est plus retentissant qu'à l'état normal. Lorsqu'il y a une calcification ou un anévrysme de l'aorte, le 2ᵉ bruit est non pas seulement plus retentissant, mais il a un caractère clangoreux particulier. Une accentuation au niveau de l'artère pulmonaire indique une augmentation de pression dans cette artère, comme cela se voit dans le rétrécissement mitral, ou l'insuffisance, ou dans l'emphysème.

Lorsqu'une porte est fermée doucement, il n'y a qu'un bruit faible. Lorsque la pression est peu élevée dans les artères aorte et pulmonaire, le second bruit est plus faible qu'à l'état normal.

Le redoublement du 2 bruit est dû à ce que les valvules pulmonaires et aortiques ne se ferment pas simultanément, soit parce que les ventricules ne battent pas en même temps, soit parce qu'une pression relativement plus élevée existant dans l'artère pulmonaire ou l'aorte a déterminé une prolongation de la systole. Cela peut se produire à l'état de santé par suite d'une modification de la pression dans l'artère pulmonaire à la fin de l'inspiration ou au commencement de l'expiration.

Rhythme de galop. — À l'état normal, la diastole est beaucoup plus longue que l'intervalle entre le premier et le second bruit, mais si le cœur bat rapidement, la diastole peut se raccourcir au point d'égaler cet intervalle, et alors le bruit rappelle le galop d'un cheval.

On peut très bien l'imiter en frappant sur une table avec l'extrémité de trois doigts l'un après l'autre : il est dû à l'interposition d'un troisième bruit juste à la fin de la diastole : celui-ci est probablement dû à la contraction des oreillettes. Il est d'une signification grave, et est habituellement l'indice d'une grande faiblesse cardiaque, et se produit dans les maladies infectieuses ou dans les néphrites chroniques.

Modifications du premier bruit. — La cause du premier bruit étant plus complexe, les modifications qu'il présente peuvent provenir d'un plus grand nombre de causes. Le redoublement peut se produire par le manque de synchronisme dans les ventricules, mais il peut aussi être dû à un bruit additionnel auriculaire ou ventriculaire (2) (Cf. fig. 15, p. 37). Comme il est surtout un bruit musculaire (3), on doit naturellement s'attendre à ce que l'affaiblissement du muscle cardiaque tel qu'il se produit dans les fièvres (p. 121), diminue ce bruit, et c'est ce qui arrive. Dans les cas de fièvres typhoïdes, lorsque le premier bruit devient difficilement perceptible, on sait que le cœur présente un affaiblissement qui rend le pronostic grave. Mais il semblerait que ce n'est pas seulement l'énergie de la contraction musculaire qui rend le bruit plus retentissant, et c'est plutôt la rapidité de la contraction, et même, un cœur comparativement affaibli peut avoir un premier bruit fort et net, si la tension est peu élevée dans l'aorte, ou, en d'autres termes, si la résistance qu'il a à vaincre est faible, de sorte qu'il peut se contracter rapidement. Lorsque la tension artérielle est élevée et que la résistance qu'il a à vaincre est considérable, les parois musculaires du ventricule se contractent relativement lentement, et même, si elles sont hypertrophiées bien au delà de leur volume normal, elles peuvent donner lieu à un bruit plus affaibli et plus sourd qu'à l'état normal.

Naturellement, la contraction rapide ne donne pas seulement lieu à un fort bruit musculaire, mais elle ferme les valvules auriculo-ventriculaires plus nettement, et augmente ainsi la partie valvulaire du premier bruit. Et même, un cœur qui se contracte rapidement donne à la paroi thoracique une impulsion franche, ou comme on l'appelle quelquefois, claquante, tandis que le cœur hypertrophié le plus fort, luttant contre une plus grande résistance, ne donnera qu'une poussée incapable de produire autant de résonnance, et de cette façon, le deuxième bruit du cœur peut être aussi diminué. Le dernier facteur dans la production du premier bruit du cœur peut être aussi diminué par une couche épaisse du poumon entre le ventricule et la paroi thoracique, comme dans l'emphysème, et le poumon tendra aussi à amortir le bruit en agissant comme mauvais conducteur entre l'oreille et le ventricule. En outre, l'impulsion du cœur contre la paroi est ainsi amoindrie et le bruit en est ainsi affaibli[1].

1. La commission de la *British Association* a constaté que le premier bruit du

Souffles cardiaques — Lorsque les valvules aortiques sont détruites, le bruit net « dop » que leur fermeture produit dans l'état de santé disparaît et est remplacé par un autre bruit ou souffle (5). Vous le comprendrez facilement en essayant de dire « dop » avec vos lèvres seules, et vous constaterez que sans y penser, vous reproduirez les bruits que l'on entend dans l'insuffisance aortique. Lorsqu'il est peu prononcé, la fermeture des valvules s'entend encore, mais elle est suivie par un souffle comme lorsque vous dites « deuff » et dans l'insuffisance aortique, les bruits peuvent se représenter par « lob-deuff ». Il se passe la même chose pour la valvule mitrale, et lorsqu'il n'y a que cette valvule qui est insuffisante, les bruits du cœur se traduisent par lob-deuff, lob-deuff. Mais lorsque les valvules mitrales et aortiques sont à la fois légèrement insuffisantes, les bruits se traduisent par lob-deuff; et lorsqu'elles sont très insuffisantes, on entend un souffle comme oho oho.

Souffles cardiaques organiques. — Les principaux souffles cardiaques sont ceux dus à l'obstruction se produisant dans la circulation du sang en avant à travers les orifices aortiques ou mitral, ou par le retour du sang en arrière à travers ces orifices à la suite de l'insuffisance de ces valvules. Pour l'aorte, un léger épaississement de sa paroi antérieure par l'athérome peut donner lieu à un souffle systolique, que l'on entend habituellement surtout au niveau de la seconde côte ou dans le premier espace intercostal et qui se propage vers le cou. Ce souffle est très fréquent chez les personnes âgées et peut persister des années sans occasionner le moindre symptôme. En même temps, il indique que l'aorte n'est pas saine, et si l'athérome vient à gagner les artères coronaires, les conséquences peuvent en être graves. Cependant un pareil souffle peut indiquer une diminution de l'orifice aortique (sténose). L'insuffisance des valvules aortiques se traduit par un souffle diastolique qui s'en-

cœur était plus retentissant, lorsque le cœur frappait contre un morceau de bois (Brit. Ass. Rep., 1857, p. 246).

tend surtout au niveau des valvules aortiques, ou plutôt au niveau du cartilage aortique, se propage en bas vers le sternum, et qui parfois peut être entendu à la pointe. On peut quelquefois méconnaître sa présence, parce que parfois on ne l'entend pas du tout à la base du cœur, mais seulement à la partie inférieur du sternum, plus spécialement du côté gauche. Le rétrécissement mitral se traduit par un souffle systolique aussi à la pointe.

Les sténoses mitrale et aortique sont à la fois dues à la rétraction des orifices par un processus inflammatoire, et les insuffisances mitrale et aortique sont dues à des lésions des valvules à la suite d'un processus analogue, amenant des déformations ou un ratatinement des valvules, ou à la présence de végétations qui empêchent l'accolement exact des croissants des valvules.

Les orifices mitral et aortique sont formés de fibres musculaires qui les entourent, et lorsque celles-ci se contractent d'une manière imparfaite, l'orifice devient trop large pour les valvules, et il se produit une insuffisance. Cette insuffisance fonctionnelle est très fréquente pour les valvules mitrale et tricuspide, mais elle semble se produire moins communément pour les valvules aortiques. Ludwig et Hesse ont montré que lorsque le ventricule se contracte normalement, les fibres musculaires autour de l'orifice auriculo-ventriculaire le diminuent au point que même des valvules imparfaites pourraient le fermer ; mais quand le cœur est dilaté, l'orifice devient si grand que les valvules ne pourraient le fermer, quelque saines qu'elles pussent être (6) (fig. 24, p. 62).

Des observations récentes de Tait Mackenzie (7) ont montré que des souffles qui sont presque certainement fonctionnels, sont beaucoup plus fréquents qu'on ne l'a cru jusqu'ici, et leur constatation a fait que beaucoup de malades ont été condamnés à ne faire qu'un exercice restreint, alors qu'en réalité on aurait dû les soumettre à un entraînement physique régulier. Sur 1 000 étudiants, on en choisit 266 qui à un examen ordinaire ne présentaient aucune lésion apparente. Après les avoir soumis à un exercice consistant à monter cinquante marches, en relevant les genoux aussi haut que possible à chaque marche, pour exciter le cœur, on les examine à nouveau, et on trouve des souffles chez 74 sur 266, c'est-à-dire 27,8 p. 100. Dans 64 cas, le souffle existait à l'artère pulmonaire et dans 35 p. 100 seulement dans cette position. Ils étaient beaucoup plus fréquents dans la position couchée.

L'apparition de souffles cardiaques chez presque 28 p. 100 des sujets sains prouve qu'il ne faut pas leur attacher une trop grande importance, mais en même temps, le développement de souffles systoliques à la pointe à la suite d'un effort indique que le cœur, quoique sain en lui-même, n'est pas suffisamment fort pour l'effort qui a été fait, de sorte qu'il se fait une petite fuite dans la valvule mitrale, et que par suite, il est nécessaire de faire un entraînement physique gradué avant de se livrer à un exercice violent. Dans tous ces cas, je crois qu'il est bon de rechercher l'effet de quelque effort sur la respiration, comme en marchant vite ou en courant, de façon à déterminer la capacité fonctionnelle du cœur. Dans son mémoire, le professeur Tait Mackenzie rapporte un exemple des résultats désastreux qui peuvent survenir à la suite d'un violent exercice entrepris sans un entraînement préalable. Je ne connais pas d'explication des souffles pulmonaires qui se produisent dans la position couchée, mais il me semble parfaitement possible que la pression sur l'artère pulmonaire ou sur sa branche gauche par le péricarde, tiré en bas et en arrière par le poids du cœur, puisse causer un souffle, de la même façon que la pression du stéthoscope sur l'artère sous-clavière.

DILATATION PAR EFFORT CARDIAQUE. — Cette dilatation se produit non seulement comme une conséquence de l'insuffisance aortique, mais aussi à la suite d'un effort violent chez des sujets sains, ou par suite de l'affaiblissement du cœur. En vérité, cela arrive souvent dans les cas d'anémie et de débilité, comme à la suite des maladies infectieuses. Nous constatons alors un souffle systolique, indiquant une insuffisance mitrale, mais à mesure que le cœur reprend de la force, le souffle disparaît complètement. C'est un souffle pareil que je constatai et suivis chez une jeune fille qui pouvait jouer au tennis sans inconvénient, mais chaque fois qu'elle allait au bal, elle présentait un souffle systolique très marqué provenant de la combinaison de l'excitation de la danse avec le fait d'avoir passé une partie de la nuit (8).

Souffles transitoires. — On peut aussi observer de l'insuffisance par suite d'une action irrégulière des muscles papillaires, comme je l'ai observé, lorsqu'en 1865, je faisais des expériences sur la digitale : je constatai la production d'un souffle d'insuffisance mitrale dans le cœur d'un chien qui avait été empoisonné par la digitale, bien qu'à l'autopsie on trouva le cœur absolument sain (9). Roy et Adami ont fait la même observation avec le strophantus.

J'ai observé un souffle mitral passager chez un malade qui me dit l'avoir depuis trente ans. Lorsque le cœur est calme, il n'y a pas du tout de souffle, mais lorsqu'il est excité, on voit apparaître un souffle systolique à la pointe. Il peut disparaître de nouveau en quelques minutes. Il s'était probablement développé au début à la suite d'un violent effort fait à l'occasion d'un pari ; je pense que dans cet effort un des muscles papillaires avait été forcé, de sorte que par la suite, il ne se contractait pas d'une manière synchrone avec les autres, et produisait ainsi entre les valvules fermées une petite fente par laquelle se faisait l'insuffisance.

Effet du rétrécissement aortique. — Un léger degré de rétrécissement pur n'a que peu ou pas d'effet sur la circulation, mais comme le travail que le ventricule a à exécuter pour chasser le sang est accru par la résistance en avant, il s'hypertrophie habituellement. Comme la quantité de sang qu'il a à envoyer dans l'aorte reste la même, sa cavité ne s'augmente pas, ou, en d'autres termes, il ne subit pas de dilatation.

EFFETS DE L'INSUFFISANCE AORTIQUE. — Lorsqu'il y a insuffisance, le sang revient en arrière dans le ventricule aussi bien qu'il va en avant vers la périphérie. Il y a ainsi une grande différence entre la pression systolique et diastolique, et on peut voir les artères animées de violentes pulsations. Le sang pénètre ainsi dans le ventricule provenant de deux orifices, l'oreillette et l'aorte, de sorte que la quantité de sang qu'il est appelé à contenir est plus grande qu'habituellement. Sa cavité se dilate, et en même temps, afin de pouvoir lancer cette ondée sanguine considérable, il est nécessaire que ses parois soient plus fortes que de coutume. Elles s'épaississent, ou, en d'autres termes, il se produit à la fois dilatation et hypertrophie. Aussi longtemps que cette hypertrophie compensatrice est suffisante pour permettre au ventricule de remplir sa tâche, il peut n'y avoir aucun symptôme, et j'ai vu des sujets atteints d'insuffisance aortique qui néanmoins accomplissaient de pénibles travaux physiques, montant par des échelles plusieurs fois par jour en portant de lourdes charges de briques, sans s'apercevoir qu'ils présentent quelque chose d'anormal. Souvent on peut observer que la face présente une teinte pâle cireuse, et que les artères montrent une irritabilité particulière (p. 72), de sorte que si avec l'ongle on trace une ligne sur le front, on voit apparaître une marque rouge qui présente trois espèces de pulsations (11).

PERTE DE COMPENSATION. — Le cœur augmenté de volume a besoin d'une quantité de sang plus considérable, et les artères coronaires peuvent peu à peu devenir insuffisantes pour fournir la provision supplémentaire, et l'insuffisance cardiaque commence à se produire. Lorsque survient cet inconvénient, on voit apparaître des symptômes indiquant que le cerveau ne reçoit plus la quantité suffisante de sang, tels qu'indécision, vertiges, tendance à la syncope et évanouissement, et des symptômes qu'on peut rapporter au cœur, tels que palpitations, malaise cardiaque, angine de poitrine.

INSUFFISANCE SECONDAIRE (FONCTIONNELLE). — Tant que les valvules mitrales restent suffisantes, les symptômes sont limités aux parties du corps qui reçoivent le sang fourni par l'aorte. Mais quand le cœur se dilate de façon que les valvules mitrales ne peuvent plus fermer l'orifice auriculo-ventriculaire et que le sang revient en arrière dans l'oreillette gauche et les veines pulmonaires, il se développe des symptômes d'engorgement pulmonaire (p. 183).

EFFET DE LA MALADIE MITRALE SUR LE RHYTHME CARDIAQUE. — Lorsque les valvules mitrales deviennent insuffisantes, le reflux

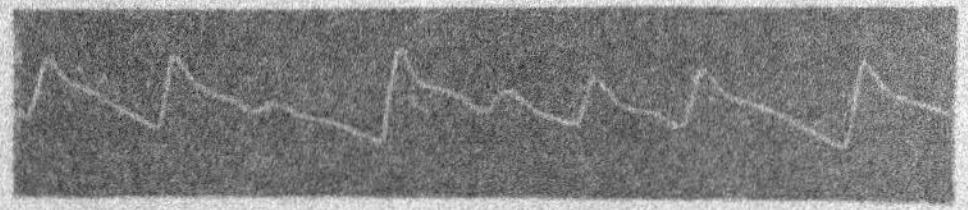

Fig. 72. — Pouls irrégulier dans un cas d'insuffisance mitrale et probablement d'athérome du péricarde.

du sang à chaque battement d'un ventricule énergique tend à distendre l'oreillette et les veines pulmonaires, d'où doit partir l'excitation normale pour la contraction ventriculaire. Par suite, de ce fait le rhythme cardiaque peut être troublé, et il s'ensuit un pouls irrégulier. C'est pour cela que l'irrégularité du pouls est plus fréquente dans la maladie mitrale que dans toute autre forme de maladie du cœur, et elle est même plus marquée dans le rétrécissement que dans l'insuffisance mitrale, probablement parce que dans la première maladie, il y a une excitation constante au lieu d'intermittente, de l'oreillette et des grosses veines par la pression du sang à leur intérieur.

INSUFFISANCE MITRALE (ORGANIQUE). — L'insuffisance des valvules mitrales provient de la déformation des valvules par l'inflammation, ou par des végétations à leur surface, ce qui empêche leur occlusion complète, et cela même plus souvent que de la dilatation de l'orifice auriculo-ventriculaire. En tout cas, le résultat est le même. Toutes les fois que les valvules sont insuffisantes, le ventricule à chaque systole chasse le sang en arrière dans l'oreillette et les veines pulmonaires aussi bien qu'en avant dans l'aorte, et pendant la systole, la pression dans l'oreillette et les veines pulmonaires doit être presque aussi élevée que celle de l'aorte, et par conséquent l'oreillette s'hypertrophie. Comme il n'y a pas de valvules dans les veines pulmonaires, il semble extraordinaire que les vaisseaux pulmonaires ne souffrent pas davantage, et il me paraît très probable que le pouvoir contractile des veines pulmonaires que Sir Joseph Fayrer, puis moi, nous avons redécouvert, fasse disparaître l'effort soutenu par les capillaires du poumon, et empêche ainsi jusqu'à un certain point la congestion énorme qui se produirait s'il en était autrement.

Rétrécissement mitral. — Lorsque les valvules mitrales sont le siège d'une vive inflammation, souvent elles contractent des adhérences entre elles, et l'orifice mitral est ainsi parfois rétréci au point de ne pouvoir laisser passer l'extrémité du doigt. Il se fait alors une énorme hypertrophie de l'oreillette, tandis que le ventricule devient plus petit qu'à l'état normal. Dans un pareil état, la pression à l'intérieur de l'oreillette et des veines pulmonaires tend à être élevée d'une façon plus ou moins constante, tandis qu'après la systole, celle du ventricule s'abaisse.

En parlant plus haut de la physiologie du cœur, je disais que la dilatation de la pointe du cœur chez la grenouille par suite de la pression à son intérieur pouvait agir comme un excitant pour cette portion du ventricule et la ferait battre d'une manière rhythmique, tandis qu'autrement elle resterait parfaitement tranquille (p.   ). L'application de cette pression constante à l'oreillette gauche tend naturellement à troubler ce rhythme et détermine par conséquent de l'irrégularité du pouls. De plus Schiff (12) a trouvé que les contractions rhythmiques dans les veines observées par Wharton Jones (13), dépendent de la pression à l'intérieur de ces veines, et elles existent très marquées, si la pression est élevée, et elles manquent, si la pression est basse. Si cela existe aussi, pour les veines caves et les veines pulmonaires, qui, elles aussi possèdent la propriété de présenter des contractions rhythmiques (14), la pression du sang dans les veines pulmonaires au cours du rétrécissement mitral peut déterminer chez elles des excitations dont le rhythme peut s'entremêler avec d'autres qui ont leur origine dans les oreillettes ou les ventricules. Il est probable que c'est à la suite de semblables excitations anormales provoquées par la pression dans les oreillettes et les veines pulmonaires, et peut-être aussi dans les veines caves, que l'irrégularité de l'action du cœur est plus fréquente dans le rétrécissement mitral que dans tout autre forme de maladie du cœur.

DYSPNÉE CARDIAQUE. — Une fibre musculaire involontaire semble avoir moins de pouvoir de résister à un effort lorsqu'il est continu que lorsqu'il est intermittent, et c'est dans le rétrécissement mitral que nous constatons que le plus souvent les capillaires pulmonaires cèdent et qu'il se produit une hémoptysie.

La pression en retour dans la circulation pulmonaire retarde naturellement la circulation pulmonaire : une quantité moindre de sang passe en un temps donné, et par suite, soit dans l'insuffisance mitrale, soit dans le rétrécissement mitral, la brièveté de la respiration est un symptôme prédominant. Un malade peut se trouver parfaitement bien quand il est au repos, mais il n'y a aucune force de réserve, et l'effort amène immédiatement une accélération de la respiration et un état de malaise, qui peut parfois être très accentué. Comme conséquence de cette gêne de la circulation pulmonaire, le ventricule droit a une plus grande résistance à vaincre ; il doit se contracter avec plus de force, et en raison de cette augmentation de travail, il tend à s'hypertrophier. En général, sa puissance de travail est de plus en plus mise à l'épreuve jusqu'à ce qu'elle atteigne un maximum, et alors il commence à se dilater, de sorte que les valvules tricuspides deviennent insuffisantes, et le sang revient dans l'oreillette et les veines caves (cf. fig. 25, p. 70).

ENGORGEMENT VEINEUX. — La dilatation et l'hypertrophie de l'oreillette se produisent de la même façon que du côté gauche, mais comme il n'y a pas de valvules dans les veines caves, tout le système veineux devient engorgé. Le premier signe de l'engorgement veineux se voit dans les parties du corps où la pression veineuse est la plus grande, à savoir, au niveau des pieds ou des chevilles, parce qu'en ces points, il n'y a pas seulement la pression en retour qui existe dans la veine cave elle-même, mais encore le poids de la colonne de sang entre les pieds et le cœur. C'est ce poids supplémentaire qui détermine le fléchissement des capillaires veineux et l'exsudation du liquide. La preuve de ce phénomène est le fait que lorsqu'on enlève ce poids dû à la colonne sanguine en tenant les pieds élevés sur un tabouret ou sur une chaise, ou si on maintient le malade au lit, en général, l'œdème disparaît. Ensuite le foie et le système porte se prennent. Le foie se congestionne et augmente de volume, et de la flatulence, à la fois dans l'estomac et l'intestin, devient un symptôme désagréable. A mesure que la congestion augmente, on sent le foie qui devient dur, tendu, augmenté de volume au point d'arriver en bas au niveau de la crête iliaque ; on peut percevoir une pulsation à son niveau, et la sérosité se répand dans l'abdomen pour faire de l'ascite. Les reins se congestionnent aussi. L'accroissement de la pression veineuse diminue la circulation dans les glomérules, l'urine devient rare et chargée, puis l'albuminurie apparaît.

ŒDÈME. — L'accumulation du liquide séreux dans les espaces intercellulaires des tissus, qui constitue l'œdème, est due en grande partie à la congestion veineuse, mais l'affaiblissement des nerfs vaso-moteurs joue aussi un rôle dans sa production. En liant la veine cave chez un chien, Ranvier détermina de la congestion veineuse dans les deux extrémités, mais l'œdème ne se produisit que dans la jambe dont on avait sectionné le sciatique. Pour prouver que l'œdème était dû à la paralysie des vaso-moteurs, et non des fibres motrices, il sectionna les racines motrices d'un côté et les racines du sympathique (vaso-moteur) de l'autre. L'œdème se produisit du côté où les racines du sympathique avaient été sectionnées, bien que le membre ait conservé son pouvoir moteur, et il manquait dans l'autre membre, bien qu'il fût paralysé (15).

ALBUMINURIE. — L'albuminurie par engorgement veineux est en réalité une espèce d'œdème du rein, le liquide séreux s'écoulant à travers l'uretère comme il s'écoule des jambes œdématiées, lorsqu'on les a ponctionnées. Elle est tout à fait différente de l'albuminurie due à une maladie organique du rein, et par suite ne présente pas de contre-indication à l'emploi de l'opium. Naturellement cette forme d'albuminurie peut se produire chez des sujets qui sont déjà atteints d'une maladie du rein, ce qui doit faire agir avec prudence.

FLATULENCE. — La stase veineuse dans l'estomac et l'intestin empêche que les gaz qui s'y forment soient absorbés, voire même si elle n'augmente pas leur formation et augmente beaucoup le malaise du malade.

ASCITE. — Les conséquences habituelles de la congestion veineuse et abdominale sont d'abord « du vent », puis « de l'eau », c'est-à-dire d'abord la flatulence intestinale, puis un liquide séreux s'accumulant dans la cavité péritonéale, qui, repoussant le diaphragme en haut, augmente la gêne pour respirer et pressant sur les uretères empêche l'écoulement de l'urine, et diminue sa quantité déjà si faible.

EFFETS DE LA FLATULENCE SUR LE CŒUR. — La distension par flatulence sans ascite est très commune, comme aussi avec

ascite ; mais l'ascite sans flatulence est très rare. Le soulagement éprouvé par le malade avec troubles cardiaques lorsque
la flatulence de l'estomac disparaît est très marquée, non seu-

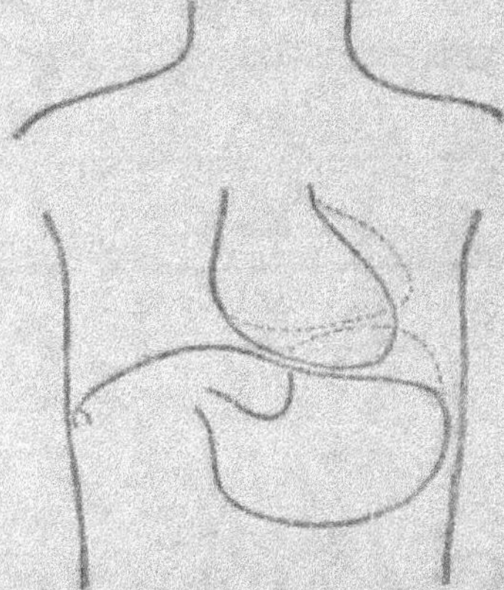

Fig. 73. — Diagramme de l'effet de la distension flatulente de l'estomac
sur le cœur.
La ligne pleine indique la position normale des viscères, la ligne pointillée leur position quand
l'estomac est distendu.

lement dans les cas de maladie valvulaire, mais dans l'affaiblissement cardiaque et dans l'angine de poitrine.

Le modus operandi de la distension gastrique pour troubler
l'action du cœur est probablement double. Il peut le déprimer
soit par action réflexe (fig. 106, p. 294), soit mécaniquement.
Le cœur repose sur la paroi supérieure de l'estomac dont il
n'est séparé que par la faible épaisseur du diaphragme, et si
l'estomac est distendu, il repousse le cœur en haut (fig. 73) et en
modifiant ainsi sa position, il a une tendance à le soulever et
à amener la pointe près de la paroi thoracique ; il peut ainsi
causer des palpitations. Non seulement il produit ce résultat
mais il semble aussi, en modifiant son axe, gêner l'action du
cœur et peut produire du malaise, et même la mort. Il y a
quelques années, j'ai lu l'observation d'un sujet qui était mort
subitement, et à l'autopsie on trouva qu'il était parfaitement

sain, mais son estomac était distendu par un mélange de pommes de terre et de lait. Celui-ci avait commencé à fermenter et la masse pulpeuse étant de nature adhésive, le gaz n'avait pu s'échapper et avait causé une distension telle de l'estomac que la mort s'était produite.

Évidemment dans ce cas le mécanisme est difficile à établir, parce que la distension aiguë peut avoir produit un arrêt réflexe, mais très probablement l'effet mécanique avait dû jouer un rôle important. Il y a un an ou deux, j'ai vu la relation d'un autre cas semblable, où la mort fut attribuée au thé. Dans ce cas, le pain et le lait avaient probablement formé une masse comme le lait et les pommes de terre dans le premier cas, et avaient eu le même effet. Dans les temps anciens une façon de faire mourir les condamnés était de les obliger à boire le sang chaud s'écoulant des vaisseaux d'un bœuf qu'on venait de sacrifier (17). Par lui-même, le sang n'est pas un poison, mais comme le criminel avait à en boire une grande quantité, il se coagulait dans l'estomac, et formait un énorme caillot solide qui soit par réflexe, soit mécaniquement, causait la mort (18). Dans les circonstances habituelles, la distension de l'estomac, sauf si elle est extrême, ne déplacera pas le cœur et ne le repoussera pas dans les poumons, parce que les parois abdominales céderont, et que les intestins, partiellement distendus comme ils le sont par le gaz, seront comprimés avant que ne se produise un déplacement du cœur. Mais si l'abdomen est distendu par du liquide, ou s'il est comprimé par un corset ou une ceinture, la pression due à la flatulence ne pouvant s'exercer ni en bas, ni en dehors, repoussera le cœur en haut, et la mort peut en résulter. C'est pour cela que, comme l'a montré la Commission pour le chloroforme de Hyderabad, il est très dangereux d'attacher trop étroitement le sujet pendant l'administration des anesthésiques (19). Cela facilite la production de la palpitation, et rend compte du bien fondé de la pratique habituelle de délacer immédiatement les corsets en cas de syncope.

Autres formes de maladie du cœur. — Il est évident que tous ces états que je viens de décrire peuvent se produire comme conséquences d'une maladie mitrale soit primitive, soit secondaire à une insuffisance aortique, mais le nombre de ces états peut être plus grand ou moindre dans d'autres formes de maladie cardiaque, suivant le point de la circulation où se développe la lésion. Ainsi nous pouvons avoir tous les symptômes d'un engorgement veineux par suite de faiblesse du ventricule droit et de son incapacité de chasser le sang à travers les poumons. Cet affaiblissement peut être absolu, dû à la dégénérescence graisseuse du muscle cardiaque par suite de l'athérome de l'artère pulmonaire droite ; ou bien, il peut être relatif et dû à une plus grande résistance éprouvée par la circulation à travers les poumons, comme par exemple dans la bronchite chronique et l'emphysème. Une expérience très instructive à ce sujet est celle qui est connue sous le nom d'expérience de Valsalva. Si on fait une expiration forcée contre une résistance, comme en fermant à la fois la bouche et les narines, le pouls s'arrête complètement quand la pression atteint un certain point. C'est probablement de cette façon que se produit la mort quand on fait un effort pour aller à la selle.

Dans les efforts de toux, l'expiration se fait naturellement contre l'élévation de la pression due à l'occlusion des cordes vocales, qui cèdent comme par explosion quand la pression s'est élevée jusqu'à un certain point, et le mucus est chassé par le violent courant d'air qui s'échappe des poumons. Dans les violents accès de toux, l'effet de la pression élevée dans les alvéoles pulmonaires sur la circulation pulmonaire devient très nette. La face se congestionne, et si l'accès de toux résiste quelque temps, elle devient plus ou moins livide et les veines jugulaires font une saillie notable sur les côtés du cou. Chez les sujets sains, le ventricule se contracte à nouveau lorsque cesse la toux, mais un effort prolongé, comme dans la bronchite chronique ou l'asthme spasmodique, tend à déterminer une dilatation permanente du côté droit du cœur, avec tous les inconvénients qui en résultent.

CERCLE VICIEUX. — Comme dans beaucoup d'autres cas, il se produit un cercle vicieux dans la maladie cardiaque. Les troubles de la circulation modifient le fonctionnement des autres organes et ceux-ci à leur tour rendent la circulation plus difficile. Cet état me remet en mémoire ces anciens vers à propos du chagrin : Le poids du chagrin est augmenté par le manque de sommeil qui en est la conséquence.

Les troubles circulatoires amènent une gêne dans les fonctions des poumons, du foie, de l'estomac, de l'intestin et des reins. En raison de la difficulté pour respirer, l'exercice devient impossible et tous les aides nécessaires pour la circulation fournis par les muscles et les aponévroses pendant le mouvement sont inutilisés. L'appétit diminue et la flatulence augmente, l'élimination par les reins des déchets de la nutrition est gênée et la distension de l'abdomen, soit par flatulence seule, soit par flatulence avec ascite, repousse le diaphragme en haut, diminue le champ respiratoire des poumons, relève le cœur et augmente encore davantage la difficulté qu'il y a à exécuter son travail. Dans de pareilles conditions il est évident que le malade est voué à la mort, et même à une mort très pénible, à moins que l'assistance médicale ne lui vienne en aide ; et il est très heureux que dans des cas semblables l'art médical puisse faire tant de choses.

Bibliographie

1. VON BASCH, cité par Landois et Stirling, Physiology, 4ᵉ édit, vol. I, p. 83, (London : Juffin, 1841).

2. Pour l'étude de ce sujet, voir Gerhardt, Arch. f. exp. Path. u. Pharm. 1894, vol. XXXIV, p. 361 et Sahli, Lehb. d. klin. Untersuchungs Methoden, Leipzig and Vienna 2ᵉ édit. 1893, p. 276 ; aussi A. James, Scot. med. and Surg. Journ. Juin 1899, vol. IV, p. 533.

3. Ludwig and Dogiel. Sitzungsb. d. sächs. Gesellsch. d. med. Wis. math. phys. kl. 1868, p. 90 ; et Ludwig's Arbeiten for., 1868, p. 73.

4. Guttmann. Virch. Arch. 1862, vol. XLVI, pp. 105 et suiv. Ottomar, Bayer, Arch. d. Heilk. 1870, vol XI, p. 157.

5. Sixth. Report of the British Association, 1836, p. 204.

6. Ludwig et Hesse. Arch. f. Anat. u. Physiol. Anat. Abt. 1880, p. 344 ; Roy et Adami. Practitionner, 1890, vol. XLIV, p. 348.

7. Tait-Mackenzie. Amer. Journ. of med. science, 1913, vol. CXLIV, p. 92 ; Schleps. Jahrb. f. Kinderheilk. septembre 1912, p. 247.

8. Lauder Brunton. Rest and massage in Cardiac Affections, Practitionner 1893, vol. LI, pp. 190 et suiv.

9. —   Collected Papers on Circulation and Respiration. First series 1907, p. 114 (London, Mac-Millan).

10. Roy et Adami. Practitionner, 1890, vol. XLIV, p. 348.

11. Lauder Brunton. Journ. of Physiol. 1884, vol. V, p. 11.

12. Simon. Roser and Wunderlichs. Arch. f. Physiol. Heilk. 1855, vol. XIII, p. 521.

13. Wharton Jones. Phil. Trans., 1852, p. 131.

14. Brunton and Fayrer. Proc. Roy. Soc. 1874, vol. XXII, p. 125 et 1876, vol. XXV, p. 72.

15. Ranvier. Comptes rendus 1869, t. LXIX, p. 1326.

16. Barclay. Brit. med. Journ. 28 sept., 1912, p. 778.

17. Marx. Giftlehre, vol. I, p. 268 ; Herodotus lib. III, Thalie, c. 15.

18. Cette explication était connue de Pline. Hist. Nat. lib. XI, c. 38, section 90, cité par Marx Giftlehre.

19. Med. Press and Arc 1890, vol. I, p. 235 ; Lancet 1890, vol. I, p. 662.

CHAPITRE X

MÉTHODES DE TRAITEMENT DANS LES MALADIES DU CŒUR

Modes de traitement. — Repos. — Règles concernant le repos pour les malades. — Position. — Massage. — Résultats de l'emploi combiné du repos et du massage. — Exercices gradués. — Oxygène. — Traitement de Nauheim. — Bains et exercices. — Traitement d'Œrtel. — Régime. — Sports. — Régime lacté. — Alimentation sans chlorures. — Traitement par le sucre de la défaillance du cœur. — Moyens de modifier localement la circulation. — Chaleur et froid. — Fomentations. — Cataplasmes. — Saignée locale. — Saignée générale. — Méthode. — Ponction de l'abdomen. — Ponction de l'ascite. — Emplâtre sur le cœur. — Vésicatoires.

Modes de traitement. Repos. — Il n'y a peut-être pas une maladie dans laquelle les résultats du traitement sont aussi frappants et aussi encourageants que les maladies du cœur; si on arrive à briser le cercle vicieux en un point, on permet à la guérison de commencer; et un des agents les plus importants, je dirai même l'agent le plus important, que peut employer le médecin, est le repos absolu. À vrai dire, il est difficile de faire comprendre aux malades ce que l'on entend par repos absolu. Parfois ils se figurent que cela veut dire qu'ils doivent rester à la maison, mais qu'ils peuvent monter ou descendre les escaliers aussi souvent et aussi rapidement que cela leur plaît. Peu de gens se rendent compte de la somme de travail qui est développée du fait de monter des escaliers. Le poids du corps est distribué d'une façon si égale sur les muscles des jambes que c'est à peine si à l'état de santé nous avons conscience de l'effort, mais si l'on suppose que l'on a fixé à la rampe de l'escalier au niveau de l'étage de la chambre à coucher une forte poulie munie d'une corde et d'une corbeille, et que le malade pesant, disons 150 livres, soit mis dans cette corbeille placée au rez-de-chaussée, et que l'on ait à le monter en haut au moyen de la corde, on comprendra alors quelle somme de kilogrammètres comporte l'effort nécessaire pour le transporter de l'étage de la salle à manger à celui de la chambre à coucher. C'est le même poids et la même hauteur, que le malade soit monté dans la corbeille, ou qu'il gravisse les marches de l'escalier. En présentant la chose de cette façon au malade, j'ai réussi quelquefois à le convaincre que le travail développé en montant un escalier est véritablement considérable et bien supérieur à celui que peut supporter son cœur affaibli. Ce n'est pas seulement en gravissant des marches d'escalier qu'on donne au cœur un travail supplémentaire. Même le fait de se mettre au lit exige un certain travail, et malheureusement, comme dans le cas d'un malade que j'ai vu immédiatement après ma troisième conférence, l'effort développé pour se mettre au lit peut être fatal.

Lorsque les malades sont en assez bon état pour monter lentement des escaliers, mais néanmoins ont besoin de prendre des précautions, on doit leur apprendre à monter les escaliers en arrière ou plutôt en marchant de côté, de façon à rendre toute hâte impossible.

RÈGLES CONCERNANT LE REPOS POUR LES MALADES. — Le conseil que je donne aux malades est qu'ils ne doivent jamais provoquer un battement de cœur qu'il leur est possible d'éviter, et qu'ils ne doivent jamais faire eux-mêmes une chose qui peut être faite par quelqu'un autre. Personne ne peut respirer pour vous, personne ne peut avaler pour vous, personne ne peut aller à la selle pour vous, mais sauf ces exceptions tout le reste doit être fait pour vous. Lorsqu'ils veulent s'asseoir sur leur lit, ils doivent être soulevés par d'autres personnes; s'ils désirent se retourner, ils doivent être retournés par d'autres personnes, s'ils ont besoin d'aller à la selle, on doit placer un bassin sous eux.

Position. — Mais on va de suite nous faire l'objection que
dans les cas graves, le malade ne peut rester étendu à cause de
la difficulté qu'il a à respirer. La cause de cette gêne respi-

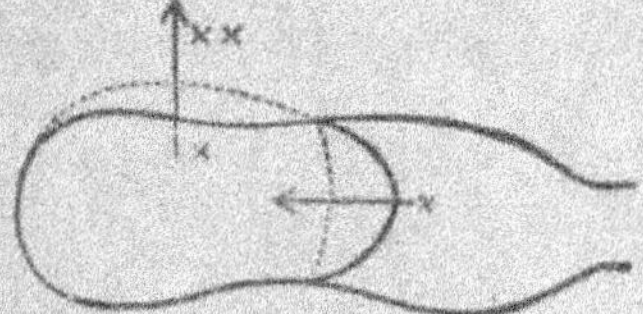

Fig. 74. — Diagramme représentant la façon dont se soulève le contenu abdominal
pendant l'inspiration dans la position couchée.

ratoire dans la position couchée est double. En premier lieu,
lorsque le malade est couché sur le dos, la contraction du diaphragme à chaque inspiration a à élever les viscères abdominaux, tandis que dans la position verticale,
il n'a qu'à les pousser horizontalement en
avant [2]. Une autre cause est probablement
la tension supplémentaire dans le cœur
droit qui se produit lorsque le cœur est
abaissé au niveau de l'aire splanchnique; et
le bien-être relatif qui se produit dans la
position verticale est dû à ce que le sang
reste dans l'abdomen et les membres, de
sorte que la tension du cœur droit diminue. Dans quelques cas, les faits que
lorsque les jambes sont dans une position
élevée, la tension veineuse dans les veines
caves devient parfois plus élevée que lorsqu'elles sont pendantes, et aussi que lorsque les membres inférieurs sont œdéma-

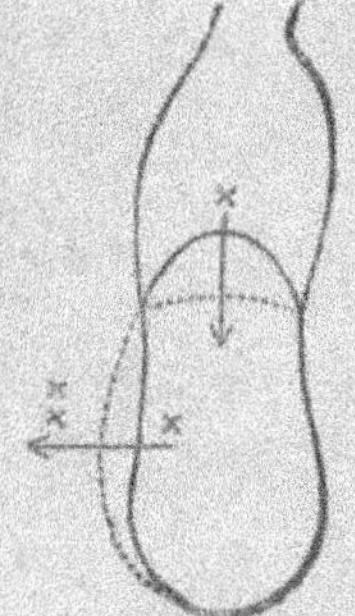

Fig. 75. — Diagramme
montrant le mouve-
ment horizontal du
contenu abdominal
dans la position ver-
ticale.

tiés, il y a une petite pression supplémentaire qui s'exerce sur
l'abdomen, imposent la nécessité que le malade soit autorisé à
être assis et à ne pas être confiné au lit. Mais si le malade est
assis, il doit toujours rester dans cette même position, il ne doit

pas du tout se lever, et ne doit pas avoir une chaise ordinaire, mais une chaise percée de façon à ce que l'on puisse enlever les évacuations sans le déranger. On a imaginé différents lits sur lesquels les malades peuvent être étendus confortablement, et ont leur corps et leur membres placés à l'angle que l'on désire sans qu'il y ait le moindre effort à faire par le malade, mais quoique au point de vue théorique, ces lits soient très utiles, ils ne sont pas employés autant qu'ils pourraient l'être.

CHAISES PERCÉES. — Une des grandes difficultés dans le traitement de beaucoup de cas de maladies du cœur est que quelques malades ne peuvent réellement pas arriver à vider leur intestin, s'ils sont dans la position couchée. Quelques-uns disent d'abord que cela leur est impossible, mais avec de la patience et de la persuasion, on leur apprend à le faire. Dans d'autres cas, ils ne peuvent y arriver et ils doivent absolument se lever. Il faut leur venir en aide autant que possible, et les remettre dans leur lit, car j'ai déjà dit que l'effort pour remonter dans le lit peut être instantanément fatal. Il vaut mieux avoir une chaise percée que l'on met à la hauteur du lit sur une espèce de plateforme, de sorte que le malade n'a besoin que d'être déplacé sans qu'on modifie le niveau de son bassin, le seul déplacement qui se fait n'est que pour le bassin et les membres. On fabrique actuellement des chaises percées qui peuvent être placées dans le lit (3).

EMPLOI DU MASSAGE. — Il est évident que lorsque le malade est au repos complet soit dans un lit, soit sur une chaise, tous les moyens accessoires qui facilitent la circulation dans les muscles, moyen dont j'ai déjà parlé, manquent, et souvent on constate que le ralentissement de la circulation dans les muscles qui par suite facilite l'accumulation des déchets de la nutrition, donne lieu à une sensation de pesanteur dans les membres, de malaise, à une agitation qui sont souvent très pénibles pour le malade. À l'état de santé, les artères qui sont situées dans la même gaine que les nerfs exercent une espèce de massage sur eux par leur expansion et contraction alternatives, de la même façon que sur les veines ; mais lorsque le pouls est faible, les nerfs en souffrent (voir p. 128). Ici l'indication du traitement est de remplacer les accessoires naturels de la circulation autant que possible par des moyens artificiels, et cela peut être obtenu jusqu'à un certain point par un massage habile. Le massage est un des agents de traitement les plus puissants dans de pareils cas (1). C'est un agent thérapeutique d'une grande énergie et d'une grande valeur ; mais comme pour l'opium qui à cause de son utilité a été appelé par God, le plus grand cadeau qui ait été fait à l'homme, on peut être amené à en abuser, et en raison de ces abus, on le regarde d'un mauvais œil. Mais de même qu'on ne doit pas rejeter l'opium comme médicament parce qu'on peut en abuser, de même on doit employer le massage s'il doit être utile à nos malades, et en même temps nous devons autant que possible ne pas nous exposer à en abuser. Si l'on fait des pressions lentes, fermes dirigées du côté du cours du sang le long des jambes et des bras, le sang veineux est chassé en avant et en haut vers le cœur, et le liquide qui s'est accumulé dans les espaces intercellulaires est attiré dans les lymphatiques. De cette façon la résistance que la circulation du sang à travers les artérioles et les capillaires a à vaincre est diminuée, et le travail du cœur en est allégé. La fatigue, la sensation de poids, le malaise ressenti dans les membres sont enlevés, et l'agitation et l'instabilité du malade sont diminuées. Un massage trop fort comme un exercice trop violent ne peuvent au contraire ne faire que du mal.

RÉSULTATS DU REPOS COMBINÉ AU MASSAGE. — Les effets du repos combiné au massage font que le cœur bat plus lentement, a une plus longue période de repos entre chaque battement, et a moins de travail à effectuer à chaque systole. On permet ainsi au processus de réparation de commencer.

La diminution de la résistance permet à chaque cavité de se

contracter d'une manière plus parfaite, la plus grande durée de
la pause fait que chaque cavité se remplit plus complètement
de sang, l'ondée plus grande du pouls envoyée dans les vaisseaux à chaque contraction augmente l'amplitude du pouls dans
les artères et amène un autre massage plus efficace dans les
parois artérielles, et par conséquent facilite la circulation du
sang et de la lymphe dans les veines et les lymphatiques qui
accompagnent les artères dans leurs gaines.

Le cœur lui-même, grâce à son auto-massage plus efficace à
débarrasser des déchets de sa nutrition, est mieux fourni de sang
et devient graduellement de plus en plus fort jusqu'à ce que
finalement beaucoup de malades qui paraissaient moribonds,
s'améliorent sous l'influence du repos et du massage à un degré
tel que pratiquement ils vont bien et continuent à se bien
porter pendant des années.

Mais ce n'est pas seulement sur le cœur et les vaisseaux que
l'on rencontre l'influence du repos et du massage, et l'amélioration de la circulation qui en résulte. En raison de la plus
grande facilité de la circulation dans les muscles, les produits
de déchets de la nutrition sont mieux oxydés, et le massage
remplaçant l'exercice, l'appétit devient meilleur en même temps
que la diminution de la congestion du foie, de l'estomac et des
intestins améliore la digestion et diminue la flatulence. Le
massage de l'abdomen vient en aide à ce processus : il facilite
l'expansion des gaz de l'estomac et l'intestin, et diminue la
gêne mécanique que la distension de l'abdomen exerce sur le
cœur et les poumons. La circulation plus facile réagit aussi
sur les reins. La quantité d'urine augmente, l'albumine disparaît, les déchets de la nutrition sont mieux éliminés, les phénomènes d'absorption au niveau du tissu intercellulaire et des
cavités séreuses s'effectuent plus régulièrement, de sorte que
l'œdème des membres et le liquide séreux accumulé dans les
cavités pleurale ou péritonéale est résorbé, et l'on voit disparaître l'œdème, l'ascite et les épanchements pleuraux. L'épanchement pleural est évidemment une complication sérieuse

dans la maladie valvulaire, diminuant comme il le fait, le
champ de l'hématose, et on doit surveiller tout particulièrement
son développement qui se fait souvent d'une manière insidieuse.
Cependant il est moins fréquent et moins gênant que la distension abdominale par des gaz ou du liquide, ou par les deux à
la fois.

EXERCICES GRADUÉS. — Pour ceux qui sont assez malades pour
être confinés au lit, des mouvements doux peuvent être utiles,
et employés concurremment avec le massage. Ils doivent être

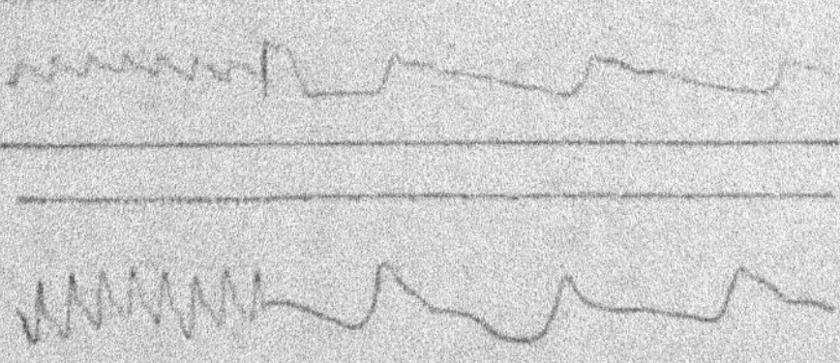

Fig. 76. — Tracé du pouls représentant l'effet du massage des exercices gradués.
Chaque tracé est pris en partie avec un mouvement lent, et en partie avec un mouvement rapide
du sphygmographe. Le tracé supérieur représente une tension élevée et un cœur faible ; l'inférieur
une tension moindre et un cœur plus fort. Je dois le tracé nº 1 à l'amabilité du Dr Gustave Hamel
au traitement de qui j'avais recommandé le malade.

augmentés très graduellement. Par exemple, le premier jour
ou la première matinée, le malade peut fléchir un doigt doucement contre quelque chose de résistant ; dans l'après-midi il peut
étendre ce même doigt en lui opposant une résistance, le lendemain il peut fléchir deux doigts, et dans l'après-midi faire
l'extension avec deux doigts, et ainsi de suite, faisant ensuite
graduellement ces mouvements avec le poignet, l'avant-bras
et même le bras. Au début, la résistance doit être très légère
et peut être graduellement augmentée à mesure que le malade
peut le supporter. Un petit mouvement tel que la simple flexion
du doigt peut à première vue paraître inutile, mais si quelqu'un
place la main sur son biceps et que quelqu'un autre maintienne
son doigt pendant qu'il le fléchit contre une résistance, on verra
bientôt que ce n'est pas simplement les muscles du doigt qui

sont mis en jeu, mais que le biceps et même les muscles du tronc prennent part au mouvement. L'effet du massage et des exercices sur le pouls est représenté par le tracé ci-dessus (fig. 76), où la tension élevée avec un léger mouvement de l'arbre radiale est transformée en une tension moindre et une contraction plus rapide du cœur et un mouvement plus prononcé du vaisseau, qui augmente l'auto-massage à la fois des artères et du cœur.

OXYGÈNE. — L'inhalation d'oxygène est certainement d'un grand secours dans les cas graves, et je crois possible que parfois les inhalations profondes que font les malades en respirant de l'oxygène sont un adjuvant mécanique en produisant l'auto-massage du cœur. Elles diminuent aussi la viscosité du sang et facilitent ainsi la circulation. On place généralement un masque sur la figure du malade, mais beaucoup de malades n'aiment pas cet appareil et préfèrent un simple tube dans la bouche 3, ou un tuyau maintenu devant le nez.

Je ne crois pas qu'il soit possible de donner trop d'oxygène. Dans quelques cas j'en ai fait respirer pendant plus d'une semaine continuellement avec les meilleurs résultats. Pour cela il faut mieux suspendre un tuyau à une courte distance au-dessus du nez et de la bouche du malade de façon à ce qu'il y ait un courant constant d'oxygène qui tombe devant lui.

Il est souvent utile d'administrer du nitrite d'amyle ou de l'iodure d'éthyle en même temps que de l'oxygène aux malades atteints d'accès angineux ou d'asthme spasmodique. On peut le faire en versant ce médicament sur un morceau de papier buvard ou de coton que l'on place dans le tuyau ou dans l'inhalateur près de la figure du malade. L'inconvénient de cela est que l'appareil est exposé à changer de place et qu'il n'y a aucun moyen de régler la force de l'inhalation. Pour parer à ces inconvénients MM. Allen et Hanbury ont fabriqué pour moi un flacon avec deux tubes en métal disposés comme ceux du flacon de Woulfe (fig. 77).

L'un d'eux peut être mobilisé de haut en bas et peut être fixé
au moyen d'une vis comme l'indique la figure. Le coton ou le
papier buvard, imprégnés de nitrite ou d'iodure, est placé dans
le flacon. Au début, le tube mobile est
remonté jusqu'en haut, de sorte que,
à mesure que l'oxygène passe à travers du coton, la vapeur est diluée. A
mesure que le nitrite s'évapore, le tube
est baissé de façon à arriver plus près
du papier ou du coton et on obtient
ainsi plus de vapeur. Si l'on désire
donner un stimulant diffusible, on
peut employer de la même façon de
l'éther ou de l'alcool rectifié, ou du
cognac, ou bien on verse du whisky
dans la partie inférieure du flacon et
on fait bouillonner l'oxygène à travers ce whisky. On peut aussi se ser-

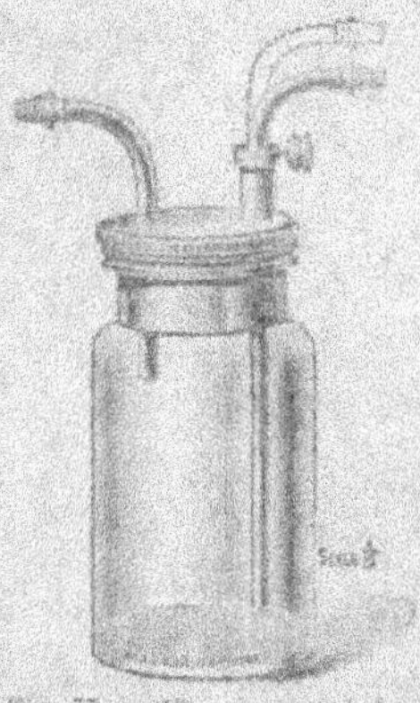

Fig. 77. — Flacon pour inhalation d'oxygène.

vir du flacon simplement pour rendre l'oxygène chaud et humide.
Dans ce dernier cas, on remplit la bouteille à moitié avec de
l'eau chaude, et on la met dans un petit bassin d'eau chaude,

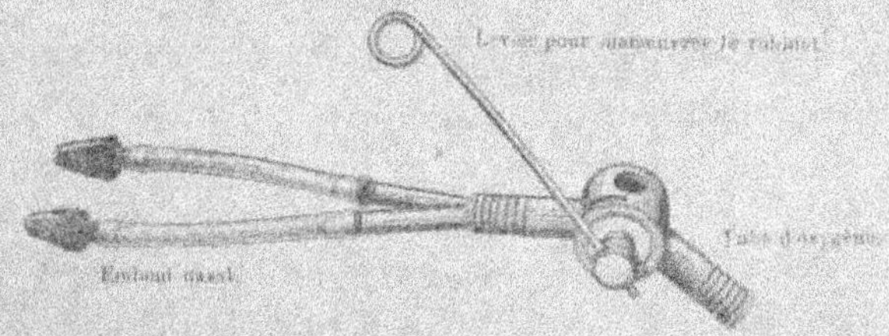

Fig. 78. — Robinet pour la respiration artificielle avec l'oxygène

ou bien on l'entoure d'une flanelle chaude et humide. Dans
quelques cas de bronchite, on peut ajouter à l'eau chaude du
baume de Friar, du térébène ou quelque autre préparation térébenthinée (6

Dans les cas très graves, on peut faire de la respiration artificielle avec de l'oxygène (7). La figure 78 représente l'instrument destiné à cet usage. Il consiste en un robinet de construction spéciale qui est relié par un tube de caoutchouc à l'extrémité d'un cylindre renfermant de l'oxygène, et à l'autre extrémité il se termine par deux embouts qui sont fixés dans les narines. En faisant mouvoir un petit levier, les narines sont alternativement mises en communication avec le cylindre d'oxygène et avec l'air extérieur, de sorte que, en faisant mouvoir le levier alternativement en avant et en arrière, la respiration artificielle se fait avec un minimum d'effort et peut, si cela est nécessaire, être continuée pendant des heures.

Traitement de Nauheim. — Pour les cas de cœur faible et de tendance à l'engorgement veineux, le traitement par les bains et les exercices est aussi très utile. Leur mode d'application a bien été réglé par les frères Auguste et Théodore Schott, à Nauheim, et on désigne souvent ce traitement sous le nom de traitement de Nauheim. A Nauheim, l'eau au sortir de la source est très chargée d'acide carbonique, mais on le laisse échapper et on laisse l'eau devenir tranquille pour les bains que l'on donne au début, et ce n'est que dans les bains ultérieurs que l'on emploie l'eau effervescente.

Bains. — On donne en général les bains chaque jour pendant trois jours, puis on les suspend un jour pendant une saison de trois à six semaines, ou même plus longtemps suivant l'état du malade. Les bains au début ne durent que six minutes à une température de 35°, puis on augmente la durée à huit ou dix minutes et la température est abaissée à 33°. On les renforce plus tard avec l'eau mère en faisant évaporer l'eau ordinaire. La durée est graduellement augmentée jusqu'à quinze ou vingt minutes et la température abaissée jusqu'à 31°. Immédiatement après ce bain, le malade est frictionné à sec avec des serviettes chaudes par un employé, puis il doit se reposer au moins pendant une heure. L'effet du bain est de ralentir quelque peu le pouls. Cet

effet sur la fréquence du pouls n'est pas aussi marqué que sur
sa qualité, car les bains le rendent beaucoup plus plein et plus
mou (voir fig. 79-84, pp. 202-203).

Tous les jours ou tous les deux jours, suivant l'état du
malade, on lui fait faire des mouvements. Je donne ci-dessous la
liste des mouvements que le professeur Schott a eu l'amabilité
de me faire montrer par son assistant : on peut faire faire six à
douze de ces mouvements chaque fois, et on doit les choisir de
façon que des mouvements alternés soient exécutés par différentes séries de muscles.

EXERCICES. — La partie essentielle de ces mouvements est
que le mouvement doit être lent et régulier, et que chaque

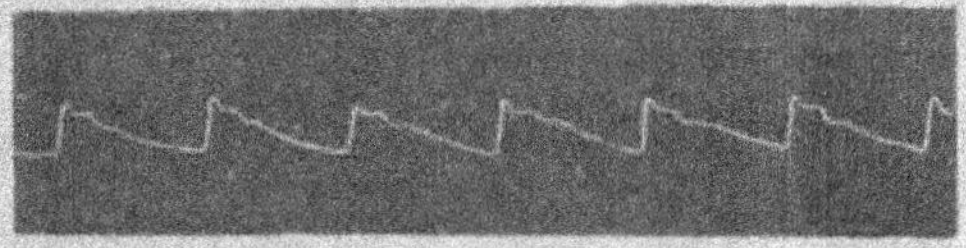

G. F. 27. 16-55. Avant exercice 108 $\frac{1}{2}$.

Fig. 79. — Tracé du pouls d'un malade âgé de 62 ans avec un rein goutteux et
un cœur défaillant. — Le tracé et les cinq suivants proviennent du même
malade pour montrer l'effet des bains et des exercices sur le pouls. G. F. 27.
16-36 avant l'exercice 7.

mouvement doit être exécuté dans toute son étendue. Le corps
doit être en position verticale, les jointures dans l'extension,
et la résistance qu'on oppose ne doit pas être trop forte pour

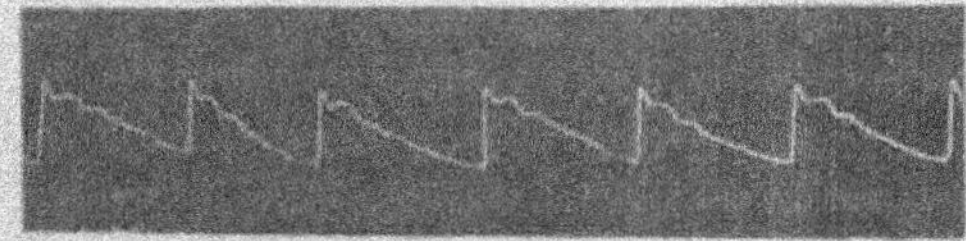

G. F. 27. 16-58. Après exercice 96 $\frac{1}{2}$.

Fig. 80. — G. F. 27. 16-58, après l'exercice. Effet de l'exercice.

ne pas causer de tremblement des membres, ou de la brièveté
de la respiration chez le malade. La résistance peut être faite
par le malade lui-même en mettant en action les muscles

antagonistes de ceux qui effectuent le mouvement, ou bien par un assistant ou un ami qui s'oppose doucement aux mouvements.

I. Les bras sont portés lentement dans l'abduction jusqu'à ce

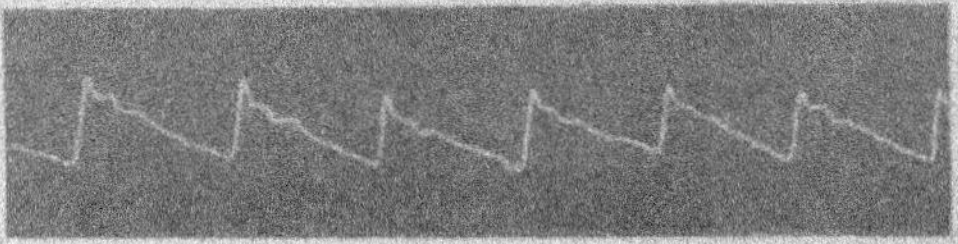

Fig. 81. — G. F. 28, 10-98, avant le 1er bain.

qu'ils arrivent au niveau de l'épaule, puis après une pause, on les abaisse lentement.

II. Le corps doit être incliné de côté autant que possible, d'abord à droite, puis à gauche.

III. On porte une jambe de côté autant que possible en l'écar-

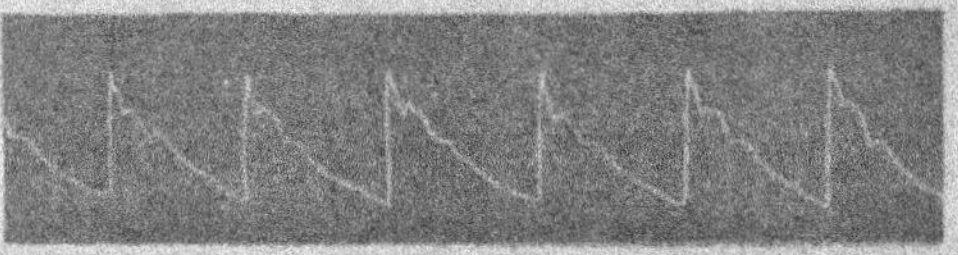

Fig. 82. — G. F. 28, 10-98, après le 1er bain. Effet d'un bain.

tant du corps, pendant que le malade se tient debout en s'appuyant sur une chaise ; puis on ramène la jambe à la position primitive, et on répète ces même mouvements avec l'autre jambe.

IV. On porte les deux bras en avant du corps jusqu'à ce qu'ils atteignent le niveau de l'épaule, et on les laisse retomber.

V. Les mains reposant sur les hanches, on penche le corps en avant autant que possible, puis on le remet dans la position verticale.

VI. On porte la jambe en avant, avec le genou étendu, aussi

loin que possible, et on la ramène en arrière. Ce mouvement est répété avec l'autre jambe.

VII. Les deux mains reposant sur les hanches, tourner le

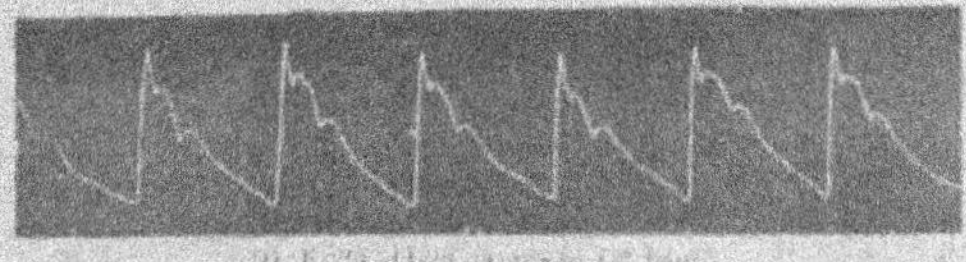

Fig. 83 — G. F. 25. 11-03, après le 14e bain et le 2e effervescent. Effet d'un bain salin et effervescent.

corps vers la droite aussi loin que possible, puis le tourner ensuite à gauche.

VIII. Les mains s'appuyant sur une chaise, et le tronc étant maintenu ferme et droit, chaque jambe est portée en arrière aussi loin que possible, une d'abord et l'autre ensuite.

IX. Les bras sont étendus et les poignets sont en supination.

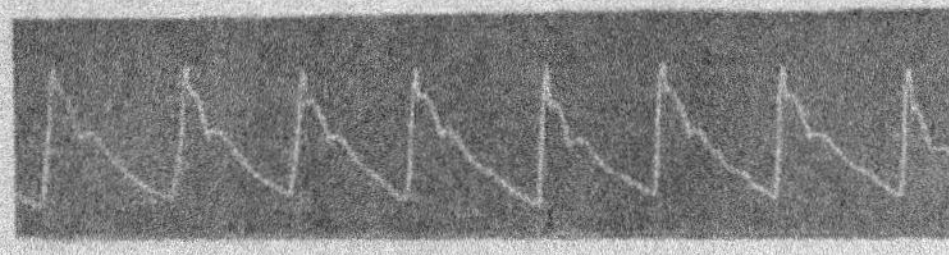

Fig. 84 — G. F. 10. 12-28, après le 19e bain. Effet de 19 bains.

Tourner les bras d'abord en dehors, puis en dedans à la hauteur du corps.

X. Relever chaque genou aussi haut que possible vers le corps, puis étendre la jambe.

XI. Même mouvement que le IX, mais avec les poignets en pronation.

XII. Placer chaque jambe en arrière du genou, puis l'étendre.

XIII. Fléchir chaque bras, puis l'étendre.

XIV. Le coude et les mains étant dans la rectitude, mettre les bras en avant et en haut, puis en bas et en arrière aussi loin que possible.

XV. Mettre les bras au niveau de l'épaule, puis les fléchir au niveau du coude et les étendre.

XVI. Avec les bras placés en avant à la hauteur des épaules et les mains étendues, porter les bras de chaque côté et les ramener l'un contre l'autre.

XVII. Fléchir les bras en dehors, au niveau des coudes et les étendre.

Il faut faire une pause d'une demi-minute entre chaque mouvement comme entre l'élévation des bras et leur abaissement, et s'arrêter une à deux minutes entre les mouvements de différente espèce, comme entre I et II

OBSERVATIONS PERSONNELLES SUR LE TRAITEMENT DE NAUHEIM. — Voici les résultats des observations faites sur moi-même pendant une cure légère de cinq semaines, sous la direction du professeur Schott à Nauheim.

La fréquence du pouls était affectée soit par les bains, le massage ou les mouvements, mais chacun de ces moyens de cure modifiait son caractère ou le rendait plus plein et plus souple.

La pression sanguine n'était que peu changée par les bains et les massages, mais les exercices l'abaissaient régulièrement de cinq millimètres.

Le résultat des cinq semaines fut une augmentation de force, une plus grande aptitude pour l'exercice, et une diminution de la dilatation du cœur, qui était indiquée par la percussion, et le retour de la pression sanguine à l'état normal (9).

APRÈS LA CURE. — Lorsque la cure est terminée, il faut conseiller au malade d'aller dans quelque endroit où il pourra continuer le traitement par les exercices gradués.

Le meilleur moyen de faire ce qui est nécessaire après la cure est de faire chaque jour des promenades à pied, à des distances progressives et sur des routes de plus en plus inclinées, en prenant grand soin de ne pas arriver jusqu'à la fatigue, ni

d'être obligé de faire un très grand effort, ce qui pourrait
détruire tout le bien obtenu par la cure. A Badenweiler, en
Allemagne, on a organisé très soigneusement des promenades
dans ce but ; mais il y a un très grand nombre d'endroits, soit
en Angleterre, soit à l'étranger où on peut trouver des organisations semblables avec des promenades soit en terrain plat,
soit sur des terrains plus ou moins inclinés au flanc des collines. En Suisse en particulier, il y a un grand nombre d'endroits de cette espèce, et en outre l'air frais semble avoir une
action fortifiante. Beaucoup de sujets atteints de maladie du
cœur ne peuvent dépasser une altitude de 600 mètres sans
éprouver des malaises, tandis que d'autres se trouvent mieux
à une altitude plus élevée, bien que le nombre de ceux qui
veulent aller à 2 000 mètres soit très réduit, et si la tension
artérielle est élevée, il faut éviter de pareilles altitudes

TRAITEMENT D'ŒRTEL. — Ce traitement par exercices gradués
est souvent appelé le traitement d'Œrtel. Les principes sur
lesquels il repose, sont : (1) que les symptômes cardiaques sont
dus à la disproportion entre la force du cœur et la résistance
qu'il a à vaincre ; 2) cette disproportion peut être améliorée
par le régime et par de l'exercice, consistant surtout en des
promenades sur des plans de plus en plus inclinés sur une
colline (10).

Les règles du régime sont : 1° Donner une alimentation qui
redonne des forces au muscle cardiaque, et, 2° diminuer la
quantité de liquide absorbé de façon à réduire la masse du
sang en circulation.

Les exercices ont pour but de mettre en jeu l'élimination du
liquide, surtout par la peau et les poumons, et d'accroître
la nutrition et l'activité du cœur. Dans l'insuffisance aortique,
le Dr Schott considère que le travail du cœur est plus facile
quand il y a une abondance de sang pour combler le déficit
de sang dû à l'insuffisance pendant la diastole. Il conseille
donc un régime abondant ; mais dans la maladie mitrale, où

le malade, en raison de sa dyspnée, peut se remuer moins qu'une personne en bon état, il ne permet qu'un régime restreint. Dans la myocardite chronique, où il faut de l'albumine et non de la nucléine, il ne faut donner la viande de boucherie qu'en petite quantité, mais au contraire du lait et du plasmon en abondance. Dans la maladie aortique, il permet un litre de liquide par jour et un litre et demi — si le temps est chaud : mais s'il y a quelque gêne de la circulation, comme l'indique le brièveté de la respiration, il ne permet qu'un demi-litre à un litre. Dans la maladie mitrale, il n'autorise qu'un demi-litre à trois quart de litre

L'exercice consiste en une promenade sans hâte sur des pentes graduées. La première promenade se fait sur une pente peu prononcée et seulement sur une courte distance. Celle-ci est augmentée chaque jour, et lorsque le malade peut marcher sur un terrain plat ou sur une légère pente sans dyspnée, il est autorisé à marcher sur une pente un peu plus accentuée. La raideur de l'ascension et la longueur des marches sont graduellement augmentées à mesure que le cœur du malade peut les supporter (11).

EXERCICE. JEUX. SPORTS. — Les malades atteints de maladie du cœur nous posent constamment ces questions. Quel exercice puis-je faire ? Puis-je jouer au tennis ou au golf ? Puis-je aller en bicyclette, pêcher, chasser ou monter à cheval ? Les réponses à ces différentes questions varient suivant la nature et le degré de la maladie, mais aussi d'après le tempérament et la disposition du malade ; car, alors qu'un malade fera exactement ce qu'on lui a dit, un autre sera timoré et fera trop peu ; un troisième interprétera toute la liberté qui lui sera permise dans un sens très large et fera des efforts qui seront à la fois exagérés et dangereux pour son existence. La grande règle est de faire autant d'exercice que possible sans que cela cause de fatigue ou détermine un trop grand effort. Dès que la fatigue arrive, il faut cesser l'exercice. Si le malade est obligé d'aller en dehors de chez lui pour faire de l'exercice, il doit toujours se rappeler qu'il a à retourner à la maison, que ce soit en marchant, à cheval ou à bicyclette, et il doit toujours retourner assez à temps pour ne pas être obligé à continuer à faire de l'exercice après qu'il a commencé à sentir la fatigue. Il faut éviter tout effort brusque et intense comme d'aller à bicyclette contre le vent, ou en montant une pente, monter un cheval impatient, faire un grand saut en chassant ou en jouant au lawn-tennis, au cricket ou au golf, dans un match où le joueur sent qu'il doit faire de son mieux de son côté sans faire attention aux conséquences. Il en est de même pour ramer. Le fait de ramer dans un petit bateau est parfois très bon dans les cas de maladie du cœur légère, car cela amuse et donne assez d'exercice pour faire bénéficier la circulation sans causer d'effort. Pour les gens qui ont besoin de faire de l'exercice et qui n'ont que peu de temps à y consacrer, une machine à ramer est excellente parce qu'il est possible de doser exactement la résistance, la fréquence des mouvements et la durée de l'exercice.

RÉGIME LACTÉ ET ALIMENTATION DÉCHLORURÉE. — Récemment, l'attention a été appelée surtout en France, sur l'effet des chlorures sur la transsudation des vaisseaux dans les tissus (12). Les chlorures semblent la favoriser, et par suite, bien qu'ils puissent être utiles à l'état de santé, ils ont des inconvénients dans l'hydropisie et par suite, on doit prescrire un régime ne contenant que peu de chlorures. Le calcium et ses sels semblent avoir une action contraire et diminuer plutôt la transsudation. La quantité de chlorures contenue dans le lait n'est pas très élevée, mais la quantité de calcium est considérable (13), et la lactose paraît avoir une action diurétique ; de sorte que souvent nous voyons des malades atteints de maladie mitrale qui, si on les met au lit au repos complet avec du massage, le régime lacté absolu, exactement comme s'ils avaient la fièvre typhoïde, avec une pilule renfermant de la digitale, de la scille et du calomel, s'améliorent très rapidement. Mais ce régime lacté ne convient pas toujours, et alors on peut employer du pain fabriqué avec du sucre à la place de sel, des préparations farinacées faites aussi avec du sucre mais sans sel, et de la viande bouillie sans sel, mais avec une sauce tomate douce ou quelque condiment pour le rendre agréable et des œufs, soit à la coque sans sel ou sous forme d'omelette sucrée, et du plasmon. Je n'ai essayé ce régime que dans quelques cas, mais certainement, il a paru donner de bons résultats.

TRAITEMENT PAR LE SUCRE DE LA DÉFAILLANCE DU CŒUR. — Les propriétés nutritives du sucre ont été utilisées dans les cas de faiblesse cardiaque par le D' Goulston [1] et le D' Carter (voir p. 215).

MODIFICATION LOCALE DE LA CIRCULATION. FROID ET CHALEUR. — Nous possédons différents moyens pour modifier localement la circulation. Dans les inflammations locales, l'aconit semble être utile, et pendant qu'on l'administre, l'inflammation locale souvent diminue, la douleur disparaît, la rougeur, le gonflement et la chaleur de la partie enflammée s'atténuent. Nous pouvons modifier la circulation locale dans l'inflammation par la chaleur ou le froid. Si l'inflammation siège en un point où les tissus sont lâches, c'est la chaleur qui la soulage le mieux ; si au contraire, les tissus sont résistants, comme par exemple, l'inflammation se produit au niveau de la racine d'une dent ou au-dessous d'une aponévrose dure, la chaleur augmente la douleur, tandis que le froid la diminue. L'explication de ce fait est évidente. La chaleur a de la tendance à produire de la dilatation des vaisseaux et si les nerfs qui les accompagnent sont dans une gaine inextensible, les vaisseaux pressent davantage sur eux et augmentent la douleur ; tandis que si les tissus sont lâches dans tout le voisinage, la circulation collatérale est accrue, et la pression du sang dans la zone enflammée est diminuée. Si les nerfs et les vaisseaux sont à la fois situés dans une gaine résistante, l'application du froid fait contracter les vaisseaux et en diminuant leur calibre, diminue la pression sur les nerfs et atténue la douleur. L'application locale de chaleur peut produire une dilatation assez prononcée des vaisseaux ; en effet, en mettant mes pieds dans un bain d'eau chaude, j'ai quelquefois observé une augmentation de la pulsation des artères fémorales. L'application locale du froid dans le cas d'une artère la fera contracter et diminue la circulation dans la partie distale ; ainsi que l'on place un bandage froid sur la partie moyenne du bras, l'artère radiale présentera des battements moins forts (17). Si l'on place un bandage froid avec de la toile cirée, il se produit à la surface une douce chaleur, qui paraît avoir un effet calmant sur la circulation, et diminue la douleur due à l'inflammation, comme on le voit par son emploi dans diverses affections locales, et principalement quand on fait l'application au-devant de la gorge dans les cas de pharyngite ou d'amygdalite. Une large compresse humide de cette sorte appliquée sur l'abdomen est quelquefois très utile dans les cas d'insomnie, car elle produit un appel de sang du cerveau et permet aux cellules nerveuses de se calmer. La chaleur mise à l'intérieur de l'estomac a une action similaire et des aliments chauds amèneront souvent le sommeil. Les aliments ne doivent cependant pas être trop chauds, car la chaleur passant à travers le diaphragme, par son action locale sur le cœur augmenterait la force du pouls, et chassant une plus grande quantité de sang au cerveau, diminue la tendance au sommeil au lieu de l'augmenter.

Cataplasmes. — Ceux-ci donnent souvent un très grand soulagement dans la douleur due à la pleurésie ou à la péricardite, comme à celle due aux coliques. On les fait ordinairement avec de la farine de graines de lin, de la mie de pain, de l'arrowroot, de l'avoine, et souvent on y ajoute un peu de farine de moutarde. Souvent on les applique directement sur la peau, ou bien quelquefois on interpose une couche de mousseline. Dans le cas de cataplasmes de farine de moutarde seule, ou de cata-

plasmes dont on attend une action instantanée, cela est très bien
et de même lorsqu'on emploie les cataplasmes de farine de
graines de lin pour leur action locale adoucissante et émolliente
sur les plaies et les ulcères. Mais cette méthode n'est pas la
meilleure lorsqu'il est nécessaire de calmer la douleur à l'intérieur du thorax ou de l'abdomen ; car, si on applique le cataplasme directement sur la peau, ou bien on fait une brûlure
qui est très douloureuse pour le malade, ou bien il faut attendre
qu'il soit assez refroidi pour être supporté, et alors une bonne
partie de la chaleur est perdue. Mais si on interpose entre le
cataplasme et la peau deux couches de flanelle, on peut le
placer aussi chaud que possible.

Une façon commode de faire un cataplasme est de préparer
une poche en flanelle d'environ 25 centimètre sur 10 : cette
poche est fermée sur trois côtés et ouverte sur le quatrième. Un
des côtés doit être environ de deux à trois centimètres plus
long que l'autre, et il est bon d'avoir quatre petits rubans atta-
chés aux points qui ferment les coins de la poche lorsque celle-
ci est fermée, de façon à pouvoir maintenir le cataplasme en
place. En outre, il faut préparer une bande de flanelle de la
même largeur que la longueur de la poche et assez longue pour
l'enrouler autour une fois au moins et même davantage. De la
farine de lin, un bol et une cuillère doivent être tout prêts : la
cuillère et le bol sont chauffés au moyen d'eau bouillie, puis le
cataplasme sera fait avec de l'eau bien bouillante et plutôt
douce. Aussitôt qu'il est prêt, on le verse dans la poche de flanelle, qu'on a réchauffée en la tenant devant le feu ; le bout qui
est formé par le côté le plus long de la poche sera tourné en
bas et fixé en place par quelques points faits avec du fil et une
aiguille : on l'enveloppera alors rapidement dans la bande de flanelle qui aura été préalablement chauffée, et on la fixera en
place au moyen de bandes, si cela est nécessaire. On peut la
recouvrir à l'extérieur avec une couche de coton. De cette façon
le cataplasme peut être appliqué bouillant sur la peau, sans la
brûler ; les deux couches de flanelle qui tout d'abord sont

sèches permettent à la chaleur d'arriver graduellement à la
peau ; comme l'humidité du cataplasme pénètre à travers elles,
elles deviennent meilleurs conducteurs, et la chaleur passe
plus rapidement, et de cette façon, l'accroissement est graduel et ne cause aucune sensation de douleur, mais au contraire
de confort et de bien-être. En outre, le cataplasme se maintient
chaud plus longtemps et il n'est pas nécessaire de le changer
aussi fréquemment. Un sac en caoutchouc placé au-dessus
d'une ou deux couches de flanelle humide est parfois un bon
moyen pour remplacer les cataplasmes.

Bain d'air chaud. — En plaçant un bras ou une jambe dans
un bain d'air chaud à 120°, la température du corps peut être
élevée et la douleur cardiaque est quelquefois diminuée. Naturellement le membre doit être soigneusement protégé par du
coton ou quelque autre substance qui conduit mal la chaleur, de
façon à le protéger contre une brûlure (19).

Saignée locale. — Un moyen de modifier la circulation
locale, qui était très employé autrefois et qui est maintenant
tombé en désuétude jusqu'à un certain point, est l'application
de sangsues ou de ventouses. Le soulagement produit par l'application sur le côté d'une demi-douzaine de sangsues est vraiment extraordinaire dans les cas de pleurésie grave, et à vrai
dire, on comprend difficilement comment la relativement petite
quantité de sang qu'elles soustraient puisse autant soulager le
malade ; mais il n'est pas douteux que le soulagement que cela
procure est énorme. Leur application sur l'apophyse mastoïde
dans les cas de mal de tête intense, ou dans la méningite, et
sur la région cardiaque dans la péricardite, ou sur le foie dans
l'hépatite, surtout si elle est accompagnée de péri-hépatite, est
excessivement utile. Des ventouses scarifiées sur les reins dans
la néphrite aiguë, ou dans le dos en cas de bronchite suffo-
cante, produisent une amélioration marquée des symptômes. Ce
n'est pas simplement l'extraction du sang qui produit cet effet,

parce que des ventouses sèches, sans extraction de sang, rendent souvent grand service. Dans les ventouses sèches, l'amélioration peut être due au fait que le sang est attiré à la peau et dans le tissu sous-cutané. Il peut être aussi dû à l'action réflexe de l'excitation sur la circulation, à la fois générale et locale, et il peut se faire aussi jusqu'à un certain point une forme de thérapeutique du sérum, puisque le liquide qui exsude dans les tissus après l'application des ventouses peut subir quelque modification qui lui donne une action curative après qu'il a été réabsorbé. Toute explication du mode d'action est pour le moment hypothétique, et nous devons nous contenter de connaitre quels sont les effets sans savoir comment ils sont produits.

Saignée générale. — La saignée au niveau du bras est une médication qu'on emploie trop peu actuellement. Dans le cas d'angine de poitrine où j'employai le nitrite d'amyle pour la première fois, de petites saignées de 90 à 120 grammes furent le seul moyen qui soulagea la douleur. Avant que l'on employât le nitrite, et même après son emploi, la saignée au niveau du bras améliora l'état du malade. Lorsque le cœur droit est engorgé soit par suite d'une insuffisance mitrale ou d'une affection pulmonaire, la saignée non seulement soulage le malade, mais peut sauver son existence.

Comment faire la saignée. — La saignée qui, à une époque, était pratiquée par les barbiers et les forgerons, était si à la mode que, chaque printemps, on se faisait saigner par routine, que l'on fût malade ou non. Cet abus a conduit à ce qu'on a cessé de faire des saignées, et actuellement elle est si peu employée que beaucoup de praticiens n'ont jamais saigné un malade et ignorent même comment on la pratique et quels sont les instruments dont on doit se servir. A mon avis, on ne doit pas la faire avec le bistouri, mais avec la vieille lancette, qui est beaucoup mieux. On place une bande assez serrée autour de la partie moyenne du bras de façon à empêcher le retour du sang veineux ; dans la main du malade, on met un rouleau de papier, une canne ou quelque objet analogue, de façon à ce qu'il le serre alternativement avec fermeté et avec douceur, et par ce mouvement des muscles, il chasse le sang dans les veines. Le bâton rayé qui est encore employé comme enseigne par les barbiers représente la canne dont ils se servaient pour saigner, et les raies qui l'entourent figurent le bandage. Lorsque les veines font saillie, on fait une petite ponction avec la lancette dans la médiane céphalique ou la médiane basilique, en faisant attention à ce que la section de la peau ne se déplace pas, car la section de la peau et celle de la veine doivent coïncider.

Lorsque le sang s'écoule de la veine distendue, il faut le recevoir dans un récipient placé pour pouvoir le recevoir, sans quoi les vêtements et les draps du lit seraient tachés. Si le sang ne veut pas couler, ce qui arrive lorsque les malades sont dans un état trop grave, il faut presser l'avant-bras et le frictionner de bas en haut, et faire inhaler de l'oxygène pour aérer le sang (v. p. 198). Ordinairement la soustraction de 300 à 500 grammes de sang suffit pour une fois, car ce n'est pas simplement la quantité de sang soustrait qui donne un bon résultat.

Dans les cas de forte hypertension, je crois que la soustraction répétée de petites quantités de sang de temps en temps fait beaucoup de bien, et dans mon mémoire sur l'emploi du nitrite d'amyle dans l'angine de poitrine paru dans le *Lancet* du 27 juillet 1867, je conseillai que, dans les cas graves de cette maladie, outre l'emploi du nitrite d'amyle dans les paroxysmes, on pratique une saignée tous les quinze jours (20). Des saignées aussi fréquentes que cela, bien qu'elles fussent le seul moyen de soulager le malade avant l'emploi du nitrite d'amyle, sont probablement inutiles maintenant dans la plupart des cas, puisque nous connaissons actuellement d'autres moyens pour faire baisser la tension.

PONCTION DE L'ŒDÈME. — La façon la plus simple de ponc-

tionner les jambes œdématiées est de faire des piqûres avec une
aiguille à coudre ordinaire en de nombreux points, puis de les
recouvrir avec du coton hydrophile, qui absorbe le sérum à
mesure qu'il est exsudé. Il faut au préalable laver la jambe
avec une solution désinfectante, et aseptiser l'aiguille. Quelquefois on préfère une aiguille triangulaire à une aiguille ordinaire ; d'autres fois on introduit par un trocart de fines canules
reliées à un long tube en caoutchouc pour faire écouler le
liquide.

PONCTION DE L'ASCITE — Souvent la crainte éprouvée par le
malade fait différer à tort cette opération, mais on peut l'atté-

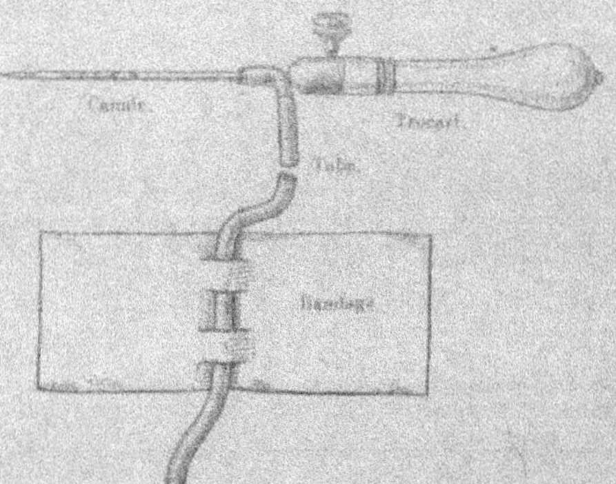

Fig. 85. — Diagramme représentant la manière de faire la ponction de l'ascite
et de tenir le tube, comme cela est décrit dans le texte.

nuer en se servant d'un petit trocart et d'une canule de 1/10 à
1/8 de pouce comme calibre. Avant de l'introduire, on fixe sur
l'ouverture externe un long tube de caoutchouc d'environ un
mètre. Le trocart est ensuite poussé à travers le caoutchouc.
Auparavant le tube et la canule sont remplis d'une solution
antiseptique, comme de l'acide phénique à 1 pour 20, puis on
fait un nœud avec le tube pour empêcher le liquide de s'échapper
La peau est ensuite désinfectée, et si le malade est très sen-

sible, on peut anesthésier localement la peau à l'éther, la cocaïne
ou la novocaïne. Le trocart est alors introduit à travers la paroi
abdominale, on défait le nœud et on retire le trocart. L'élasticité du caoutchouc ferme l'orifice fait par le trocart, et il ne
peut revenir aucun liquide par cet orifice, la solution phéni-
quée commence à s'écouler dans un seau ou un bassin placé à
terre, et dans lequel on a mis également un peu de la même
solution. En raison du petit diamètre du tube, le liquide
s'écoule lentement, ce qui a l'avantage de diminuer les chances
de syncope. Si l'assistant avait à se tenir longtemps auprès du
malade, cela présenterait le grave inconvénient de le gêner
dans ses autres travaux. Mais cela est inutile, car si le tube
est bien fixé à la paroi abdominale, on peut le laisser pendant
deux heures sans inconvénient pour le malade, et même sans
qu'il ait conscience de la présence de ce tube. Pour faire cela,
le mieux est de se servir d'une bande d'un tissu adhésif avec
deux sections dans chaque pièce de façon que le milieu peut
être soulevé et que le tube puisse passer au-dessous. La bande
est alors fixée à la paroi abdominale et maintient le tube parfaitement en place. S'il est nécessaire, on peut employer plus
d'une bande.

EMPLÂTRES SUR LE CŒUR. — Ceux-ci agissent probablement
par réflexe, mais nous l'ignorons. Mais cependant il n'est pas
douteux qu'on retire un véritable avantage d'applications locales
sur la région cardiaque. Lorsque le cœur est excité par l'émotion, la tendance naturelle est de placer la main sur le cœur,
pour, comme on dit, calmer son battement. La pression de la
main sur la région cardiaque tend à calmer la palpitation, et
on obtient le même résultat, et même à un plus haut degré, par
la pression permanente d'un emplâtre appliqué sur cette région.
L'emplâtre peut être simplement adhésif ; mais je crois que
l'emploi de l'extrait de belladone est plus qu'un préjugé, et je
crois qu'un emplâtre à la belladone a une action sédative sur le
cœur plus marquée qu'un emplâtre simple adhésif. Cela dépend

beaucoup de la façon dont l'emplâtre est placé. Il vaut mieux ne pas en employer un trop petit, et pour les femmes il faut le couper comme le patron que je vous montre ci-joint de façon à ce qu'il s'applique sur le sein. Un sac en caoutchouc, rempli de fragments de glace, appliqué sur la région cardiaque calme parfois une activité trop grande du cœur, ou bien, à sa place, un tube de caoutchouc replié en rond de façon à former une plaque aplatie, à travers laquelle passe un courant continu d'eau froide, peut avoir la même action. Lorsque l'action du cœur est affaiblie, un sac rempli d'eau chaude, ou un cataplasme chaud ou une fomentation térébenthinée peut stimuler son énergie. Dans un cas de maladie cardiaque, j'ai vu une friction faite avec un liniment ammoniacal sur la région cardiaque pour soulager le malade, produire une palpitation telle qu'elle causa un fort malaise au malade et qu'il fallut abandonner cette médication

VÉSICATOIRES. — Dans la péricardite, des vésicatoires près ou sur la région cardiaque sont quelquefois très utiles, à la fois en arrêtant l'inflammation tout à son début (21), et en déterminant la résorption du liquide épanché dans le péricarde dans la péricardite aiguë. Avant l'introduction du salicylate, la méthode habituelle de traiter les jointures enflammées dans le rhumatisme articulaire aigu consistait à couvrir le membre juste au-dessus et au-dessous de la jointure, avec un vésicatoire long comme un pouce. Ce procédé pourrait être considéré comme une thérapeutique par le sérum, car elle rendait alcaline l'urine qui auparavant était acide (22).

Bibliographie

1. LAUDER BRUNTON, On the use of Rest in Cardiac Affections, Practitioner, 1893, vol. LI, p. 190.
2. — On Posture and its Indications, Lancet, 4 juillet 1892, p. 12.

3. LIONEL STRETTON (J.), Brit. med. Journ. 1904, vol. II, p. 927.
4. LAUDER BRUNTON, Practitioner, vol. p. 202.
5. Brit. med. Journ. 23 janv. 1912, p. 172.
6. LANCET 5 avril 1913, vol. I, p. 970.
7. LAUDER BRUNTON, Atti del XI Congresso medico Internationale, Roma, 22 mars, 5 avril 1894, et Brit. med. Journ. 17 fév. 1912, p. 131.
8. SCHOTT, Berl. Klin. Wochensch. 1885; Th. Schott Berl. Klin. Wochens. 1880; Heilfactoren Bad Nauheims, 1900 (Wiesbaden: Bergmann), Ueberanstrengungen des Herzens, 1898 (Wiesbaden, Bergmann); Berl. Klin. Wochensch. 1896, n° 21; Bibliographie, etc.; Eulenburg's Realen Encyclopedie, 2e édit. vol. XII; Verhand. d. XVI Kongr. inne med. Wiesbaden, 1828, med. Rec. New-York, 1901, 29 juin, p. 1028.
9. LAUDER BRUNTON, Mémoires en l'honneur du prof. Raphaël Lepine, Revue de médecine, octobre 1911, pp. 125 et suiv.
10. OERTEL, M.-J. Therapie des Kreisl. Storungen 1884 (Leipzig; Voyez aussi V. Ziemssens Handbuch.
11. OERTEL, Ueber Terrain Curorte, 1886. Leipzig. Voyel.
12. VAQUEZ, Bull. de la Soc. méd. des Hop. 1905; Digné, La cure de déchloruration chez les cardiaques. Thèse Paris, 1905; Bayer Arch. f. exp. Path. u. Pharm. 1907, vol. LVII, pp. 164 et suiv.; T. Etienne Arch. des mal. du coeur 1908, vol. I, p. 129.
13. HALLIBURTON, In Schäfer's Handbook of Physiol. 1898, vol. I, p. 436.
14. MERLACH, Thèse de Paris, 1880 citée dans Meyer et Gottlieb's Experiment. Pharmacol. p. 299.
15. GUTHARDS Brit. Med. Journ. 1911, vol. I, p. 615.
16. A.-H. CARTER, Brit. Med. Journ. 1911, vol. II, p. 1501.
17. WINTERNITZ. Démonstration que j'ai vue dans sa clinique.
18. LAUDER BRUNTON, 1882, The Practitioner, vol. XXIX, p. 280.
19.   —   On Cardiac Diseases, Edin. Med. Jour. vol. II, p. 445.
20.   —   Clinical Society Report, vol. III, 1870, and Collected Papers. First series, p. 186.
21.   —   St Bartholomew's Hospital Reports, 1875, vol. XI, pp. 187 et suiv.
22. HERBERT DAVIES, Lancet, 1865, vol. II, pp. 127, 213 et 218.

CHAPITRE XI

ACTION DES REMÈDES CARDIAQUES ET VASCULAIRES

Action des médicaments sur la circulation. — Leur complexité. — Moyen d'examiner les différents facteurs. — Expérience sur l'action des médicaments sur le cœur de la grenouille. — Différentes réactions à l'intérieur et à l'extérieur du ventricule de la grenouille. — Circulation artificielle dans les vaisseaux des mammifères, dans le cœur des mammifères. — Étude de l'effet des poisons sur le cœur et les vaisseaux du corps. — Règles générales concernant l'action des médicaments. — Action de sélection. — Action centrale et périphérique. — Effet du dosage. — Variabilité de la composition des médicaments. — État du corps. — Accoutumance. — Température. — Saison. — Climats. — Nécessité de faire grande attention pour les conclusions. — Classification des remèdes cardiaques et vasculaires. — Éléments nutritifs pour le cœur. — Effet des sels inorganiques sur le cœur. — Substances albuminoïdes. — Sucres, farines, calcium, etc. — Toniques cardiaques. — Cause du tonus normal.

ACTION DES MÉDICAMENTS SUR LA CIRCULATION. — Les maladies du cœur et de la circulation peuvent être améliorées beaucoup par l'emploi judicieux de médicaments, mais pour que ceux-ci soient réellement utiles et ne fassent aucun mal, il est indispensable de bien connaître leur mode d'action. Mais à vrai dire, cela est très difficile à cause de la grande complexité de cette action sur la circulation. Ce qui augmente encore la difficulté, c'est que la pharmacologie a dépassé la physiologie, de sorte que, actuellement, on emploie les médicaments pour résoudre quelques-unes des questions physiologiques les plus difficiles. Ainsi il est impossible de déterminer par les méthodes physiologiques ordinaires, si le nerf vague contient à la fois des fibres accélératrices et des fibres inhibitrices. Lorsque le tronc du nerf vague est irrité, il se produit toujours un ralentissement et un arrêt du cœur, et non une accélération.

Ce résultat pourrait être dû à l'absence de fibres accélératrices ou bien à leur action qui serait masquée par l'effet plus puissant des fibres inhibitrices qui les accompagnent. Cependant, par l'emploi de l'atropine, la question de savoir s'il existe à la fois des fibres accélératrices et des fibres inhibitrices a été résolue, car ce médicament paralyse les terminaisons périphériques

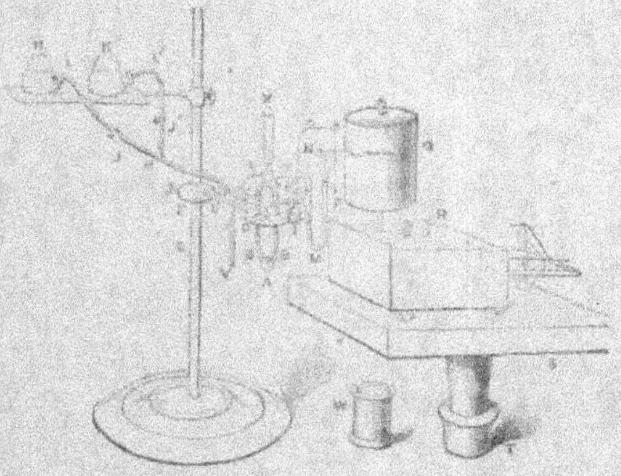

Fig. 86. — Appareil pour étudier l'action des médicaments sur le cœur de la grenouille.

A est le cœur avec une canule, V est fixé dans la veine cave et V' dans l'aorte. Le liquide nourricier vient de l'aorte par le tube C dans la veine cave, d'où il passe de nouveau à travers le cœur. Les battements sont inscrits par le manomètre M sur le cylindre enregistreur t. J et K sont les deux théories de Mariotte, dont l'un renferme le liquide nourricier pur, et l'autre la solution toxique. L'un et l'autre peuvent être fournis au cœur à volonté par les tubes I et II, qui les relient avec C.

des fibres inhibitrices, et lorsqu'on a administré ce médicament, l'excitation du tronc du nerf vague non seulement ne produit pas de ralentissement mais au contraire une réelle accélération. L'action des médicaments sur la circulation est si complexe qu'il aurait été impossible de reconnaître l'action de chacun d'eux sur le cœur et les vaisseaux séparément, sans la méthode de la circulation artificielle inventée par Carl Ludwig.

RECHERCHE DE L'ACTION DES MÉDICAMENTS SUR LE CŒUR DE LA GRENOUILLE. — Pendant l'hiver de 1869, au cours de recherches faites avec H.-P. Bowditch dans le laboratoire de Ludwig, j'adoptai l'appareil qu'il employait pour étudier la physiologie du cœur de la grenouille, pour l'examen de l'action des poisons sur cet organe, en ajoutant deux petits tubes de Mariotte, l'un K contenant une solution nutritive pure, l'autre K' une solution toxique (fig. 86). L'appareil se composait de ces deux récepteurs, munis d'un tube recourbé B B' ayant une canule attachée aux deux extrémités. L'un deux, B, était inséré dans la veine cave, et l'autre B' dans l'aorte du cœur d'une grenouille, de telle façon que le liquide passait dans ce tube par une circulation artificielle. A l'un des côtés de ce tube était attaché un petit manomètre qui enregistrait les mouvements du cœur sur un cylindre tournant Q. J'ai décrit et représenté cet appareil dans le *British Medical Journal* en 1871 (3). Avec cet appareil, on pouvait examiner tout le cœur de la grenouille. Le professeur Kronecker a décrit en 1874 et présenté à l'Exposition internationale des Appareils scientifiques de Londres en 1876 un appareil plus perfectionné pour étudier seulement le ventricule de la grenouille. L'appareil fut encore plus perfectionné par Williams qui ajouta des valves permettant au liquide de ne couler que dans une seule direction (6).

RÉACTIONS DIFFÉRENTES A L'INTÉRIEUR ET A L'EXTÉRIEUR DU VENTRICULE DE LA GRENOUILLE. — L'excitation mécanique de la surface extérieure du ventricule de la grenouille peut n'avoir aucun effet, tandis que l'excitation de sa surface intérieure peut déterminer une contraction du ventricule et trois ou quatre de l'oreillette. Cela prouve qu'il existe une différence de sensibilité entre les deux surfaces, et peut être regardé comme l'indice de la présence de centres nerveux réflexes dans le cœur, qui réagissent différemment aux excitations venues de ces deux points.

Il existe aussi une différence dans l'action du cœur pour les poisons, suivant qu'ils sont appliqués à l'intérieur ou à l'extérieur du ventricule. Ainsi la strychnine appliquée à la surface externe du ventricule ne provoque pas de pulsations, lorsque ses mouvements ont été arrêtés par une ligature placée au niveau du sillon inter-auriculo-ventriculaire. Mais si on l'injecte à l'intérieur du ventricule, elle détermine les pulsations à recommencer ; et si on l'injecte dans le sac lymphatique de façon à ce qu'elle circule dans le sang avant que la ligature soit appliquée, elle empêche l'arrêt du cœur qui autrement se serait produit[1].

Schmiedeberg[2] et d'autres auteurs ont constaté que la plupart des poisons cardiaques, la digitaline et les autres membres de ce groupe, strophantine, scille, convallamarine, helléboréine, bufotaline et le chlorure de barium, quand on les applique sur la surface externe du ventricule, arrêtent le ventricule en diastole, et le ventricule n'entre en systole qu'après qu'un temps suffisant s'est écoulé pour permettre à ces substances de pénétrer à travers le ventricule et d'atteindre son intérieur. Mais si on les injecte dans l'intérieur du cœur, ou quand elles y arrivent par la circulation générale, elles déterminent immédiatement une contraction systolique plus forte et l'arrêt en systole.

Schmiedeberg explique ce curieux résultat par l'hypothèse qu'il y a deux espèces de fibres musculaires dans le cœur de la grenouille ; les unes le font contracter (fibres systoliques) et les autres le font se dilater (fibres diastoliques). Il croit que les fibres systoliques sont innervées par les nerfs accélérateurs, mais qu'elles sont influencées par les substances du groupe de la digitale de telle façon qu'elles se contractent plus énergiquement et tendent à rester contractées.

Il me paraît qu'au lieu d'attribuer ce résultat à la présence de deux séries antagonistes de fibres musculaires, on peut l'expliquer plus facilement en supposant que les cellules musculaires du cœur se contractent transversalement aussi bien que

1. Brunton et Cash, *Saint Bartholomew's Hospital Reports*, 1880, vol. XVI, p. 330.

2. Schmiedeberg, *Grund. d. Pharmakol.*, pp. 288-9.

longitudinalement (p. 70). Si l'on admet la propriété des cellules ou des fibres musculaires de se contracter transversalement, cela servirait, je crois, à expliquer non seulement la
dilatation active des capillaires, des artères, des veines, mais
aussi du cœur. La période réfractaire du cœur pourrait aussi
être regardée comme étant celle dans laquelle l'excitation ten-
drait à causer la contraction transversale des cellules.

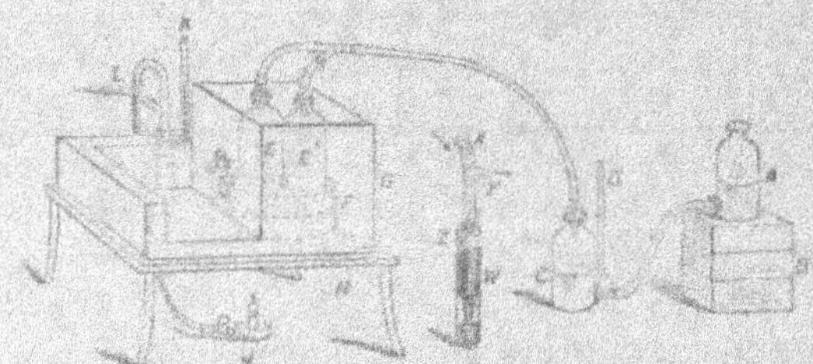

Fig. 87. — Appareil pour étudier les effets du sang toxique et non toxique
dans l'oreille du lapin.

Il consiste en 2 flacons E et E', l'un contenant du sang pur et l'autre du sang toxique; ce sang
est maintenu à la température du cœur, en plongeant les flacons dans un réservoir en verre chauffé
par un bec de gaz avec un régulateur L représenté aussi en W. Le sang passe des tubes M dans
la carotide de la tête coupée d'un lapin, qui est maintenant chaude. La pression peut aussi être augmentée au degré désiré en élevant ou en abaissant le flacon qui contient du mercure.

APPAREIL POUR LA CIRCULATION ARTIFICIELLE DES VAISSEAUX CHEZ
LES MAMMIFÈRES. — Pendant l'été de 1869, j'étudiais, sous la
direction du professeur Ludwig, la contraction des artérioles
dans le corps indépendamment du système nerveux central (7).
Pendant l'hiver de la même année, il me demanda de continuer
ces recherches en employant une circulation artificielle de sang
pur et de sang toxique pour étudier l'effet des médicaments sur
les vaisseaux. Dans le *British Medical Journal* de 1874, je
décrivis cet appareil et aussi la méthode de Ludwig pour entretenir la circulation artificielle chez la grenouille ou chez les
mammifères. Je publiai de nouveau ces mémoires sous forme
d'un petit livre, qui, je crois, était le premier manuel de pharmacologie expérimentale (*Experimental Investigations of the
Action of Medicines*, 1873, London, Churchill) (8).

Malheureusement, je ne pus terminer cette recherche, qui

fut continuée par Mosso sur d'autres organes (9), comme
Ludwig avait réservé pour moi la recherche sur l'oreille du
lapin, si jamais je pouvais la reprendre.

CIRCULATION ARTIFICIELLE DANS LE CŒUR DES MAMMIFÈRES. —
C'est dès 1846 que Ludwig avait réussi à conserver vivant un
cœur de mammifère (10), séparé du corps, en lui fournissant
du sang provenant de la carotide d'un autre animal. Mais,
autant que je sache, cette méthode ne fut pas davantage développée soit par lui, soit par ses élèves à Leipzig. Elle fut reprise
par H. N. Martin en 1881-1882, et a été utilisée sur une large
échelle par Langendorff (12).

Dans cette méthode, on lie l'aorte descendante, et les sous-
clavières et toutes les veines sauf la jugulaire. Dans une des
carotides, on fixe un manomètre et dans l'autre un tube qui
relie la carotide à la veine jugulaire et représente le système
circulatoire entier, puisqu'il n'y a pas de communication entre
l'aorte et le côté droit du cœur. Le sang coule alors par la carotide et les veines jugulaires dans le cœur droit, et est conduit
par l'artère pulmonaire dans les poumons qui continuent à fonctionner par la respiration artificielle. Grâce à cet appareil, la
pression dans l'aorte peut être enregistrée pendant des heures,
et le cœur soumis à l'action de tout médicament qu'on désire
expérimenter. Comme liquide nourricier, on se sert de sang
défibriné seul, ou dilué avec une solution saline normale ;
mais on trouve généralement plus commode d'employer la solution de Ringer, telle que Locke l'a modifiée, et très aérée par
de l'oxygène (13).

RÈGLES GÉNÉRALES CONCERNANT L'ACTION DES MÉDICAMENTS. — Si
l'on veut se former une idée précise de l'action des médicaments
sur le cœur et les vaisseaux, il est important de se rappeler les
règles générales suivantes :

1° Les médicaments ont une action particulière sur certains
tissus.

2° Leur action peut être périphérique ou centrale, ou les deux à la fois : ces deux actions peuvent s'entr'aider l'une l'autre, ou se contrarier.

3° Leur action peut être modifiée par la dose, et les fortes doses ont quelquefois l'effet exactement opposé des petites, les petites agissant comme stimulantes, les fortes doses comme paralysantes.

4° Le médicament lui-même, qui est supposé être simple, peut en réalité être composé, et peut contenir des éléments constituants ayant des actions antagonistes entre elles.

5° L'action du médicament peut être aidée ou gênée par la composition chimique du sang et des tissus au moment où on l'administre.

6° Elle peut être gênée par les cellules ou les tissus de l'organisme qui sont devenus accoutumés à l'action du médicament.

7° Elle peut être gênée par la température du corps.

Voyons maintenant ces règles et examinons chacune d'elles en particulier.

1° ACTION PARTICULIÈRE. — Le fait que les médicaments ont une action particulière sur certains tissus est bien connu de ceux qui font du microscope, car c'est grâce à cette action de choix sur les tissus pour différentes colorations que nos connaissances histologiques ont progressé. Souvent il arrive que beaucoup de tissus ont la même affinité pour la même coloration, mais pas au même degré, de sorte que si on l'applique un certain temps, un tissu prend la coloration ; si on l'applique un temps plus long, un deuxième tissu prend la coloration et si la durée est encore plus longue, ce sera un troisième tissu et ainsi de suite. Souvent c'est dans un ordre inverse qu'on fait disparaître la coloration par le lavage. Ce qu'on vient de voir avec les couleurs se produit avec les alcaloïdes et les autres médicaments où l'effet n'est pas visible à l'œil, mais peut être constaté par d'autres moyens (1). Ainsi, l'atropine a une affi-

nité particulière pour les terminaisons périphériques des nerfs
cérébro-spinaux se rendant aux muscles involontaires ou aux
glandes, et il en faut une dose relativement faible pour les paralyser. Le nerf vague appartient à cette classe de nerfs, et de
petites doses suffisent pour paralyser ses fibres d'inhibition. Elle
paralyse d'autres nerfs de cette classe, et c'est par son action
sur le troisième nerf crânien qu'elle cause la dilatation de la
pupille ; c'est par la corde du tympan qu'elle amène la sécheresse
de la bouche, et ces actions peuvent même précéder son effet
sur le pouls. Mais si on pousse plus loin son action, elle agit
sur les nerfs centraux, produisant d'abord de l'excitation et
ensuite de la paralysie (15). Chez les mammifères, cette action
détermine ordinairement la mort avant que le médicament
puisse agir beaucoup sur les terminaisons des nerfs moteurs
dans le muscle volontaire. Cette action peut cependant être
observée si on fait une application locale du poison sur le
muscle d'une grenouille. Un autre poison, le curare, a une
action à peu près analogue, mais dans l'ordre inverse, car
alors que des doses relativement faibles paralysent les terminaisons nerveuses motrices dans les muscles volontaires, il
faut de fortes doses pour paralyser le nerf vague (16). La
nicotine paraît avoir une affinité spéciale pour les ganglions
lymphatiques et exercer sur eux une action paralysante, de
sorte que si un nerf cérébro-spinal se terminant dans un de
ces ganglions est irrité entre le ganglion et la moelle (fibre pré-
ganglionnaire), il ne se produit aucun effet, mais si le nerf allant
du ganglion à un organe (fibre postganglionnaire) est excité, il
produit cet effet aussi bien après qu'avant le poison (17).
Dixon (18) a tout récemment discuté la façon dont les médicaments de choix agissent sur les nerfs.

L'affinité de l'alcool pour le cerveau a été reconnue par le
Dr Percy (19) en 1839, quand il en constata une proportion
beaucoup plus forte dans le cerveau des animaux qui avaient
été empoisonnés par l'alcool que dans les autres organes. Cette
observation concernant cette affinité a été confirmée et étendue

à d'autres membres de la série. Hans Meyer, en 1899 (21), proposait la théorie que les substances qui, comme la plupart de celles de cette série, sont solubles dans la graisse ou corps gras (lipoïdes), doivent agir sur les cellules qui les renferment et spécialement sur les cellules nerveuses, et exercer ainsi une action narcotique. Ce fait a été confirmé par Averton et d'autres auteurs.

2° ACTION CENTRALE ET PÉRIPHÉRIQUE. — La seconde règle est que l'action des médicaments peut être périphérique ou centrale, ou les deux à la fois. A vrai dire, le plus souvent, c'est les deux à la fois, quoique à des degrés différents, comme je l'ai déjà signalé. On conçoit facilement pourquoi il doit en être ainsi, puisque les nerfs centraux comme les nerfs périphériques contiennent à la fois des substances plus ou moins graisseuses, lipoïdes, et pour ces substances, beaucoup d'alcaloïdes, aussi bien que les substances alcooliques ou éthérées ont une affinité spéciale (22).

Ces actions centrale et périphérique peuvent s'entraider, comme dans le cas du nitrite d'amyle qui dilate les vaisseaux à la fois par une action sur les nerfs centraux et sur les vaisseaux périphériques eux-mêmes (23).

D'un autre côté, les actions centrales et périphériques d'un médicament peuvent s'opposer l'une à l'autre. Ainsi l'adrénaline excite les centres accélérateurs dans le cœur lui-même et tend ainsi à rendre le pouls plus rapide. En même temps par son action périphérique sur les vaisseaux, elle les fait contracter et produit une forte élévation de la pression sanguine. Cela excite le centre inhibiteur du nerf vague et tend à ralentir le pouls. La fréquence du pouls est ainsi déterminée par la prédominance de l'un ou l'autre de ces facteurs, et généralement le pouls est d'abord ralenti, puis accéléré.

La caféine excite le centre vaso-moteur et fait contracter les artérioles mais par son action locale sur les vaisseaux eux-mêmes, elle tend à produire la dilatation, et ici encore la pression du sang dépendra de la balance entre ces deux états (24).

3° **Effet du dosage**. — La troisième règle est que l'action peut être modifiée par la dose, et que de fortes doses peuvent produire parfois l'effet exactement opposé des faibles doses. Cela est très marqué dans le cas de la nicotine. De faibles doses excitent les terminaisons du nerf vague dans le cœur et ralentissent beaucoup le pouls, tandis que de fortes doses paralysent complètement ces organes et rendent le pouls plus fréquent. Le même effet opposé des fortes doses et des petites s'observe pour la digitale, quoique ici le modus operandi puisse être légèrement différent, car de faibles doses ralentissent le cœur en excitant les racines du nerf vague, tandis que de fortes doses détruisent l'action inhibitrice du nerf vague dans le cœur lui-même, et rendent ainsi le pouls plus rapide (25).

Même l'atropine qui, à de très faibles doses, paralyse les extrémités du nerf vague dans le cœur et accélère le pouls, semble avoir l'action opposée quand la dose est excessivement faible et ralentit le cœur au lieu de l'accélérer. La dose nécessaire cependant est si minime que son action n'a pas été constatée par beaucoup d'observations et qu'on l'a niée (26). L'opium généralement constipe, mais si on injecte une forte dose dans la veine d'un chien, elle produit un péristaltisme intestinal des plus violents, de façon que les matières fécales sont évacuées si rapidement et en telle quantité que, avant que le laudanum soit injecté dans la veine pour produire la narcose, avant une expérience dans le laboratoire de Ludwig, une provision d'étoupe était placée à l'anus de l'animal pour recevoir les matières évacuées.

4° **Variation de la composition du médicament**. — Un médicament que l'on suppose être simple peut être en réalité composé, et beaucoup renferment des éléments de composition qui ont des actions antagonistes. Cela est bien connu pour certains médicaments à l'état brut comme l'opium qui contient beaucoup d'alcaloïdes, dont l'un, la morphine est purement soporifique, tandis qu'une autre la thébaïne n'a aucune action soporifique, et est au contraire un véritable convulsivant comme la strychnine (27). On observe la même chose dans les substances qui sont considérées comme des principes actifs purs. Ainsi la muscarine, le principe actif du champignon mouche, à la propriété remarquable d'exciter l'appareil inhibiteur du cœur et de le faire s'arrêter en diastole (28). Cette action a son antagonisme le plus complet dans celle de l'atropine. Mais tous les

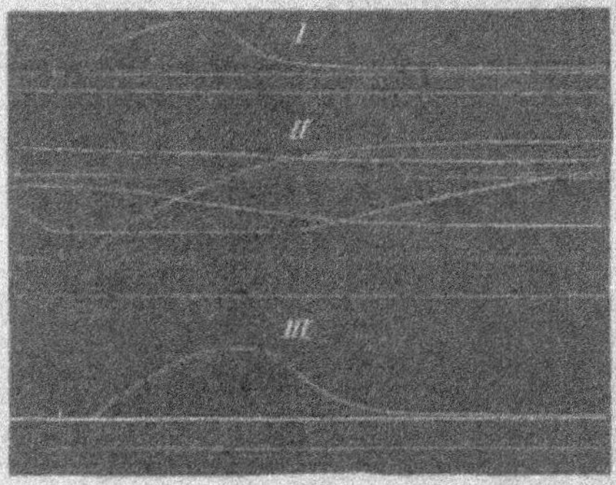

Fig. 88.

I. Courbe d'un gastrocnémien chez une grenouille à l'état normal; II, courbe du même muscle après immersion pendant 20 minutes dans une solution de chlorure de baryum à 1 p. 80; III, courbe du même muscle après immersion pendant 20 minutes dans une solution diluée d'extrait de Liebig.

échantillons de muscarine ne sont pas également purs, et la plupart d'entre eux renferment plus ou moins d'une autre substance qui a une action analogue à celle de l'atropine et est antagoniste de la muscarine (29). L'action d'un spécimen quelconque de muscarine dépendra de ce qu'il contient plus ou moins de cet autre alcaloïde (30).

La digitale elle-même contient probablement au moins quatre principes différents qui ont une action quelque peu analogue mais non identique, et il en est vraisemblablement de même de toutes les substances appartenant au groupe de la digitale (31).

3° ÉTAT DU CŒUR. — L'action d'un médicament peut être

aidée au contraire par la composition chimique du sang et des tissus au moment où on l'administre.

Ainsi avec Cash, j'ai trouvé que l'effet toxique du barium est non seulement contrebalancé jusqu'à un certain point par la potasse administrée en même temps, mais encore par la potasse qui aurait été administrée quelques jours auparavant (32). Nous avons constaté que le bouillon de bœuf empêche les effets du barium sur un muscle de grenouille (33), mais nous n'avons pas fait l'expérience sur cette propriété pour l'organisme humain. Hans Meyer a constaté que la soustraction des sels normaux de calcium produit une hyperexcitabilité du système symphatique vis-à-vis de l'adrénaline.

6° ACCOUTUMANCE. — L'action d'un médicament peut être gênée par des cellules ou des tissus qui sont accoutumés à son usage. Un exemple bien connu de ce fait est donné par la morphine qui chez beaucoup de sujets, lorsqu'elle est prise un certain temps, perd son effet, de sorte que la dose doit être constamment augmentée pour pouvoir obtenir les même résultats. A cet égard, l'effet de la muscarine sur le cœur de la grenouille est très extraordinaire. Si le cœur est irrigué avec une solution contenant de la muscarine, il s'arrête pendant longtemps en diastole complète, puis au bout de quelques temps, il recommence à battre. Si on ajoute de nouveau de la muscarine, les mêmes phénomènes se reproduisent de nouveau et cela peut se répéter nombre de fois. La cessation apparente de l'action sur le cœur n'est pas due à ce que la muscarine a été détruite : car si on enlève le cœur après qu'il vient de recommencer à battre de nouveau pour la première fois, et que par le lavage on évacue tout le liquide, on peut encore retirer du cœur lui-même une quantité suffisante de muscarine pour produire son action caractéristique sur un autre cœur. Cela démontre nettement que cette action n'est pas déterminée par la quantité de poison existant, mais par sa distribution (35). Ce phénomène s'explique facilement, si l'on veut bien considérer le schéma de la cellule d'après Ehrlich. Au centre de la cellule se voit du protoplasma à l'état complètement réduit, à la périphérie il est complètement oxydé, et entre ces deux parties se trouve une couche alternativement plus ou moins oxydée ou réduite. La fonction de la cellule dépend de la réduction ou de l'oxydation relative de ses différentes couches (36). Si nous supposons que la même chose se passe avec les poisons qui existent dans la cellule, on voit facilement que, à mesure que le poison est distribué uniformément dans la cellule, son effet peut cesser, et que ce n'est que la proportion différente qui existe dans la couche externe ou dans le protoplasma qui produit l'effet.

7° TEMPÉRATURE. — L'action des médicaments peut être gênée par la température du corps. Un des exemples les plus frappants de ce phénomène est peut-être la digitale qui avec une température élevée, perd complètement sa propriété de ralentir le cœur par l'action du nerf vague (37). C'est parce qu'on n'a pas tenu compte de la température qu'on a obtenu des résultats si contradictoires dans l'étude de l'action de différents médicaments. Ainsi Bowditch et Luciani avaient trouvé que l'atropine augmente la contraction systolique du cœur de la grenouille (38), d'un autre côté, Gnauck (39) obtenait un résultat exactement opposé et trouvait que, à la fois l'atropine et l'hyosciamine diminuaient la contraction ventriculaire. A l'instigation de Kronecker, Schapiro reprit la question et répéta l'expérience à différentes températures, et constata que ces deux observateurs avaient tous deux raison et tort. Lorsque l'expérience était faite à une basse température de 7 à 8° C, l'atropine amplifiait les contractions du cœur, comme l'avaient dit Bowditch et Luciani, mais si la température s'élevait à 45° C, l'atropine avait une action exactement opposée, et diminuait les contractions comme l'avait constaté Gnauck.

La vératrine appliquée sur le muscle d'une grenouille à la température ordinaire produit une prolongation extraordinaire

de la contraction, mais cette action caractéristique disparaît
par le froid ou la chaleur (41).

EFFET DE LA SAISON. — L'effet des saisons de l'année sur
l'action antagoniste des médicaments dans le corps fut constatée par Luciani (42) et aussi par Ringer, qui constata que

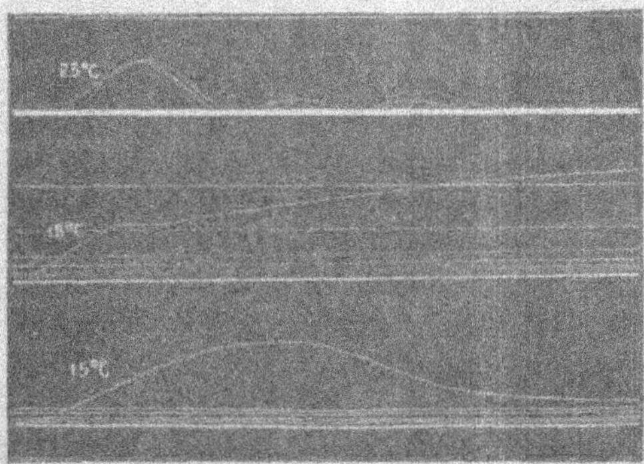

Fig. 89.

pendant l'été, la pilocarpine a une action antagoniste de la muscarine, et que l'atropine a une action antagoniste de l'aconitine
chez la grenouille; cette propriété n'existe plus pendant l'hiver.

Pantelejeff (44) a fait des observations semblables pour
l'atropine et la quinine. En été, la quinine arrête le cœur de la
grenouille en diastole, et si on administre ensuite de l'atropine,
elle fait que les pulsation du cœur recommencent. En hiver,
la quinine agit beaucoup plus lentement sur le cœur, et l'atropine
augmente son action au lieu d'agir d'une façon antagoniste.

CLIMAT. — L'opinion émise par différents auteurs que l'action
des médicaments peut beaucoup varier suivant le climat, a été
souvent reçue avec méfiance. Il semblait qu'il n'y ait pas de
raison valable pour supposer que le climat exerce une action

pareille, et on attribuait à d'autres causes les différences qui pouvaient exister. L'opinion de Lisfranc que les habitants des climats du sud pouvaient supporter des doses plus élevées que ceux des climats du nord est curieuse à première vue, et on est porté à être sceptique à son sujet. Il ne semble pas qu'il y ait une raison évidente pour qu'une substance organique comme le barium puisse agir différemment en Italie et en Angleterre, quoique on soit porté à admettre qu'une pareille modification peut se produire dans le cas de substances organiques moins stables et plus complètes. L'action marquée de la chaleur sur un muscle volontaire empoisonné par la vératrine semble cependant indiquer que la résistance opposée à l'action du médicament par les habitants des contrées plus chaudes soit due à la température plus élevée, et avec Cash, j'ai constaté expérimentalement que le froid retarde l'effet fatal du barium sur les cobayes(45).

Nécessité de faire grande attention pour poser des conclusions. — Des résultats concernant l'action des médicaments ont été parfois dus à des observateurs différents, employant dans leurs expériences des animaux d'espèce différente, et concluant que les résultats qu'ils avaient obtenus étaient applicables à tous les animaux. Ainsi Johannsen (46) trouva que la caféine causait de la rigidité dans les muscles des grenouilles. Aubert (47) ne le trouva pas. Cette différence de résultat d'après Schmiedeberg(48) était due à ce que Johannsen employait la grenouille temporaria et Aubert la grenouille esculenta. La morphine agit comme narcotique chez la plupart des animaux, mais chez les pigeons, elle a une action antipyrétique (49).

Classification des remèdes cardiaques et vasculaires. — On peut les diviser en six classes :

1° Nourriciers du cœur ;
2° Toniques du cœur ;
3° Stimulants du cœur ;

4° Dépresseurs du cœur ;

5° Contracteurs vasculaires ;

6° Dilatateurs vasculaires.

En outre de ceux-ci, nous possédons un grand nombre de médicaments qui ont une action moins directe sur le cœur et les vaisseaux eux-mêmes, mais qui modifient les tissus et la composition du sang et influencent indirectement le cœur par d'autres organes. Ainsi les médicaments aidant à la digestion et ceux qui font faire des éliminations à la fois par l'intestin et les reins, sont des adjuvants importants pour les médicaments qui agissent sur la circulation.

NOURRICIERS DU CŒUR. — Le meilleur des éléments nourriciers pour le cœur est évidemment le sang aéré avec une proportion exacte d'éléments nourriciers et peu de produit de déchets. L'action des éléments nourriciers a été étudiée dans des expériences sur le cœur de la grenouille et sur celui des mammifères par les méthodes que nous devons à Carl Ludwig. Dans les premières expériences faites par lui et ses élèves sur le cœur de la grenouille, on se servait de sérum, et ensuite d'une simple solution de sel ordinaire (Nacl) environ à 5 p. 100 (50), c'est-à-dire 12 centigrammes par 30 grammes étaient employés en circulation artificielle dans le cœur de la grenouille. Pendant un certain temps il continuait à battre, mais graduellement le pouls devenait de plus en plus lent, plus faible et finissait par s'arrêter. L'addition de sang dilué augmentait la force et le faisait battre un peu plus longtemps (51), et lorsqu'il s'arrêtait, l'arrêt n'était pas dû au manque d'éléments nourriciers, mais à l'accumulation des produits de déchets, de sorte que, lorsque ceux-ci étaient enlevés par un lavage avec une solution saline, contenant une très petite quantité de carbonate de soude, le cœur commençait de nouveau à battre.

EFFETS DES SELS INORGANIQUES SUR LE CŒUR. — Une découverte intéressante et importante a été faite par Ringer qui a constaté que lorsque la solution saline était faite avec l'eau ordinaire, elle maintient l'action du cœur un temps beaucoup plus long que si elle était faite avec de l'eau distillée (53). En étudiant la cause de ce phénomène, il trouva que c'était la chaux qui était dans l'eau ordinaire qui avait une action excitante sur le cœur, et il put produire presque le même effet en ajoutant de petites quantités de chaux à la solution saline faite avec de l'eau distillée (54). Mais si le cœur est irrigué seulement avec la solution saline et le calcium, la diastole tend à devenir de moins en moins forte et finalement le cœur s'arrête en état de systole (55). Si on ajoute à cette solution une petite quantité de potassium, la diastole devient plus complète, et le cœur continue à agir d'une manière parfaite. Si cependant la proportion de potassium est trop élevée, la diastole devient de plus en plus grande et finalement le cœur s'arrête en diastole (56). Pour maintenir l'action rhythmique, il faut que le liquide nourricier contienne une proportion convenable de sels de potasse, de soude et de calcium. Il semble y avoir une relation étroite entre la présence de potasse dans le liquide nourricier et l'action du nerf vague. Un excès de potassium et une excitation du vague causent à la fois l'arrêt du cœur en diastole. Si le potassium est complètement éliminé du cœur par le lavage au moyen d'une solution saline normale, le nerf vague perd son pouvoir d'inhibition, et si la quantité de potassium dans le liquide d'irrigation entrant dans le cœur et en sortant, peut être mesuré par l'irritation du nerf vague, on trouve que la quantité de potassium qui sort du cœur est augmentée, l'excitation du nerf paraissant avoir produit une dissociation qui a mis en liberté le potassium et permis son élimination. Il paraît probable que toute la question du mode d'action du nerf vague et de la transmission des excitations par le faisceau auriculo-ventriculaire peut en définitive être d'origine chimique (58).

SUBSTANCES ALBUMINOÏDES. — Kronecker (59) a montré que bien qu'un cœur ne recevant que des sels peut continuer à battre un certain temps, cependant il se fatigue beaucoup plus vite que si on lui fournit des substances albuminoïdes qui lui conviennent.

Ce n'est pas toutes les substances albuminoïdes qui pourront agir comme élément nutritif. L'albumine du sérum peut le faire, mais ni l'albumine de bœuf, la caséine du lait, la syntonine ni les peptones ne peuvent agir comme éléments nutritifs.

SUCRES. — Parmi les éléments nutritifs cardiaques les plus actifs, le glucose semble être un des plus importants : car Locke a montré dans ses expériences que l'addition de glucose, même en faible quantité à une solution saline, augmentait son effet nutritif sur le cœur des mammifères isolé (61). D'autres sucres ont une action moins prononcée. Leur effet nutritif paraît être parallèle à leurs propriétés fermentatives, le glucose l'emportant de beaucoup sur les autres (62).

TRAITEMENT PAR LE SUCRE DU CŒUR DÉFAILLANT. — Le pouvoir nutritif du sucre a été utilisé dans les cas d'affaiblissement cardiaque par le Dr Goulston, et les effets de grandes quantités de sucre administrées quotidiennement sont parfois extrêmement satisfaisants. Le mode d'administration a été conseillé par le Dr Goulston, (63) et est décrit plus en détail par le Dr Carter (64). Il consiste à interdire au malade les acides, les graisses, les fruits et les sauces, et à lui donner 60 grammes de sucre chaque jour la première semaine, 90 grammes la seconde et 120 grammes la suivante. On peut se tenir à cette quantité ou l'augmenter. La forme de sucre employée était du sucre de canne granulé. Probablement d'autres formes de sucre de canne auraient eu le même effet. J'ai cependant essayé du miel à la place de sucre, mais j'ai dû le cesser en raison de l'acidité de l'estomac qu'il causait.

CŒURS FURIEUX. — Nous savons que lorsqu'un foyer brûle sans qu'on y prête attention, il pourra souvent s'éteindre avant

que tout le charbon soit consumé parce qu'il est étouffé par ses
propres cendres, et que si on entasse les cendres sur le feu, on
l'éteindra. Mais le résultat est différent si on se sert des braises
au lieu de cendres ; et quoique les braises représentent du charbon à demi consumé, elles sont quelquefois très utiles pour
entretenir le feu ou pour l'aider à brûler lorsqu'il a une tendance à diminuer. De même les cendres, comme nous pouvons
les appeler, des tissus, tendent à éteindre le feu vital et à empêcher les tissus de remplir les fonctions qui leur sont propres :
mais les braises vitales, c'est-à-dire les substances qui dérivent
des albumines et sont en voie de transformation en urée et
acide urique sont très utiles.

Parmi celles-ci nous avons une série de corps, auxquels on
a donné le nom de corps puriques, xanthine, hypoxanthine,
méthyl-xanthine, diméthyl-xanthine ou théobromine, et, tri-
méthyl-xanthine ou caféine. Tous ces corps sont probablement nocifs s'ils sont en grande quantité, mais de même que
quelques braises peuvent aider à un feu, de même si on les
emploie en faible quantité, elles sont très utiles. Le bouillon
de bœuf et les extraits de viande n'ont que peu ou pas d'action nutritive, et ne peuvent par eux-mêmes entretenir la vie,
mais ce sont des stimulants utiles, comme l'a montré Parkes
dans la campagne des Ashanti (65) ; et dans la maladie, ils
agissent comme stimulants cardiaques, quoiqu'ils ne soient
que des éléments nourriciers très faibles. La caféine à haute
dose agit comme un poison musculaire et tend à déterminer une
forte contraction se terminant par la rigidité du muscle (66).
Son effet à petites doses sur le cœur semble augmenter la contraction musculaire et rendre plus forts les battements ventriculaires (67).

TONIQUES CARDIAQUES. CAUSE DU TONUS NORMAL. — Comme
les autres muscles involontaires, tels que la vessie, le cœur
possède la propriété du tonus, que l'on peut dire être la limite
externe de la dilatation. Nous savons que dans la vessie l'urine

peut s'accumuler graduellement jusqu'à un certain point sans causer de malaise ou d'envie d'uriner, mais si elle se remplit au delà de ce point, l'une ou l'autre de ces sensations se produit. Et même, si la miction est empêchée, l'envie de vider la vessie peut disparaître, et la vessie peut continuer à se remplir davantage jusqu'à être distendue d'une manière plus considérable avant que l'envie d'uriner revienne de nouveau. La vessie semblerait ainsi avoir une tonicité qui peut-être fixée à différents points, et quelque chose d'analogue se produit pour le cœur.

Le cœur sain ne se dilate que jusqu'à un certain point et alors il se contracte, mais ce même cœur peut subir une dilatation considérable, puis avec une augmentation de sa capacité, il peut continuer à battre comme auparavant. La tonicité normale d'un cœur semble être maintenue par les sécrétions internes de certaines glandes, et particulièrement des capsules surrénales (69), et peut être des corps pituitaires qui sont plus ou moins constamment versés dans le sang. L'adrénaline existe d'une façon constante dans le sérum sanguin normal (70) et sa propriété de déterminer la contraction artérielle est indiquée par le fait que lorsque des fragments d'artère sont mis dans la solution de Ringer, ils se contractent dès qu'on y ajoute du sérum normal (71). La quantité d'adrénaline dans le sang mélangé est plus petite que dans le sang de la veine surrénale. Dans les maladies des capsules surrénales, lorsqu'il n'y a que la portion médullaire atteinte, le cœur perd à la fois sa tonicité et sa contractilité, et la pression artérielle est très diminuée, mais il n'y a pas de décoloration de la peau, tandis que si la substance corticale est touchée, on voit en outre se développer la teinte bronzée caractéristique de la maladie d'Addison (72).

Bibliographie.

1. Schmiedeberg. Ber. d. sächs. Gesellsch. d. Wiss. math. phys. Kl. 1870, pp. 135 et suiv. et Ludwigs Arbeiten, 1870. p. 46.

2. Bowditch. Ber. d. sächs. Gesellsch. d. Wiss. mat. phys. Kl. 1871, p. 655; et Ludwig's Arbeiten, 1871, p. 1142.

3. Lauder Brunton. Brit. med. Journ. 1874, vol. II, p. 687. Collected Papers on Circulation and Respiration p. 205, et Experimental Investigation of the Action of medicines, p. 72 (London, Churchill 1875).

4. Kronecker. Beiträge z. Anat. u. Physiol. Festgabe. Carl Ludwig Gewidmet, Leipzig, 1874, pp. 474 et 475.

5. — Catalogue of Scientific Appliances. Exhibition at south Kensington, 1876.

6. P. Williams. Arch. f. exp. Path. u. Pharm. 1880, vol. XIII, p. 1.

7. Lauder Brunton. Bericht d. math. phys. Classe der Königl. sächs. Gesellsch. d. Wiss. 1869, p. 285, et Ludwig's Arbeiten 4te Jahrg. für 1862, p. 101.

8. — Brit. med. Journ. 1874, 2e june vol. I, p. 584, etc. Experimental Investigation of the Action of medicines p. 84 et suiv. London Churchill 1875).

9. Mosso. Ludwig's Arbeiten 1874, p. 305.

10. Carl Ludwig. Zeitschr. f. rat. Med. 1846, vol. V.

11. H. Newell Martin. Phil. Trans. 1883, vol. CLXXIV, p. 666.

12. Langendorff. Pflüger's Archiv. 1895, vol. LXVI, p. 291.

13. Locke. Journ. of Physiol. 1895, vol. XXIII, p. 332; Ringer, ibid., vol. III, 1880-82, p. 380, vol. IV, 1883-84, pp. 29 et 122.

14. Ehrlich. Therap. Monatsch. Med. 1887, p. 96.

15. Nothnagel et Rossbach. Arzneimittellehre p. 755, 6te Aufl. 1887; V. Bezold, Untersuch d. Physiol. Laborat. Würzburg. Bd I: Schmiedeberg. Ludwig's Arbeiten, 1870. Schmiedeberg. Grundriss d. Pharmakol.

16. Cl. Bernard et Pelouze. Compt.-Rend. 1850, vol. XXXI, p. 533; Bernard, Leçons s. l. Effets des substances toxiques p. 329 (Paris 1857); Tillie Arch. f. exp. Path. u. Pharm., 1890, vol. XXVII, p. 27.

17. Langley and Dickinson. Journ. of Physiol. 1890, vol. XI, p. 278; Langley (pre-ganglionic and post-ganglionic fibres) ibid., 1894, vol. XV, p. 178; et Langley Schäfer's Textbook of Physiol. 1900, vol. II. p. 616 et suiv.

18. Dixon et Ransom. Ergeb. d. Physiol. 1902, 12te Jahrb. pp. 765 et suiv. (Wiesbaden, Bergmann).

19. Percy. An Experimental Enquiry, concerning the presence of Alcohol in the Ventricles of the Brain after poisoning with that liquid, together with Experiments illustrative of the Physiological Action of Alcohol (London 1839).

20. Auteurs cités par Hans Meyer, Arch. f. exp. Path. u. Pharm. 1899, vol. XLII, pp. 109 et suiv.

21. HANS MEYER. Op. cit. and id 1901, vol. XLVI, p. 338.
22. E. OVERTON. Studien über Narkose (Iéna, Fischer 1901). Bibliographie, Meyer et Gottlieb's Pharmakologie, p. 90, etc.
23. LAUDER BRUNTON. Ludwig's Arbeiten 4th Jahrg for 1869 (Leipzig, 1870 p. III, Filehne, Arch. f. Anat. u. Physiol. 1879, p. 386; and Pflüger's Archiv. 1874, vol. IX, p. 470.
24. GOTTLIEB. Op. cit., pp. 213 et 233.
25. TRAUBE. Charité Annalen, 1851; et gesammelte Beiträge 1871, vol. I, 124, (Hirschwald, Berlin).
26. NOTHNAGEL et ROSSBACH. Arzneimittellehre, p. 763, 6 Aufl. Berlin, 1887.
27. CLAUDE BERNARD. Compt. rend. 1864, vol. LIX, p. 413; Crum Brown and Fraser Trans. Roy. Soc. Edinburgh, 6 janv. 1868. Pour la bibliographie, voir H. C. Wood, Therapeutic, 8° édit., p. 177, (Philadelphie, 1890); et Th. Husemann, Arch. f. exp. Path. u. Pharm. 1878, vol. IX, pp. 414 et suiv.
28. SCHMIEDEBERG et KOPPE. Das giftige Alkaloid des Fliegenpilzes (Leipzig, 1869).
29. SCHMIEDEBERG. Ludwig's Arbeiten pour 1870, p. 45.
30.   —   Arch. f. exp. u. Pharm. 1881, vol. XIV, p. 377.
31.   —   Arch. f. exp. Path. u. Pharm. 1875, vol. III, p. 18.
32. BRUNTON et CASH. Ueber vorbeugende Gegengifte, Centralb. d. med. Wiss. 1884, p. 545.
33.   —   St Bartholomew's Hospital Reports, 1885, vol. XX.
34. HANS MEYER. Brit. med. Journ. 1910, vol. II, p. 1594.
35. STRAUB. Pflüger's Arch. 1907, vol. CXIX, p. 127.
36. P. EHRLICH. Das sauerstoff Bedürfniss des Organismus (Berlin, Hirschwald 1895).
37. BRUNTON et CASH. Practitionner, 1884, vol. XXXIII, p. 272.
38. LUCIANI. Ludwig's Arbeiten for 1872, p. 187.
39. GSCACH. Ver. d. phys. Gesellsch. zu Berlin, 1884.
40. SCHAPIRO. Centralb. d. med. Wiss 1884, p. 577.
41. BRUNTON et CASH. Journ. of Physiol. 1883, vol. IV, p. 1.
42. LUCIANI. Op. cit., p. 187.
43. RINGER. Journ. of Physiol. 1880-82, vol. III, p. 115.
44. PASTEMALER. Centralb. d. med. Wiss. p. 529, 1880.
45. BRUNTON et CASH. St Bartholomew's Hospital Reports, 1885, vol. XX.
46. JOHANNSEN. Diss. Dorpat, 1869, cité par Schmiedeberg.
47. AUBERT. Pflüger's Archiv., 1872, vol. V, p. 598.
48. SCHMIEDEBERG. Arch. f. exp. Path. u. Pharm. 1874, vol. II, p. 62 et suiv.
49. BRUNTON et CASH. Centralb. d. med. Wiss. 1886, p. 241; et Beiträge zur Physiol. Carl Ludwig zu seinem siebzigsten Geburtstage gewidmet von seinen Schülern, 1887, p. 142 et suiv. (Leipzig, Vogel).
50. Ludwig's Arbeiten pour 1868, p. 80; 1869, p. 78; 1870, p. 44; 1871, p. 144; 1872, p. 114.

51. Rossbach. Ludwig's Arbeiten for 1874, p. 94 ; Stienon, id., 1878 et Arch.
    f. Anat. u. Physiol. 1878, p. 269.
52. Merunowicz. Ludwig's Arbeiten for 1875, pp. 173 et suiv.
53. Ringer. Journ. of Physiol. 1885, vol. VI, p. 362.
54. — Op. cit. p. 381.
55. C.-W. Greene. Amer. Journ. Physiol. 1890, vol. III, p. 102.
56. Ringer. Op. cit., 1880-82, vol. III, p. 389.
57. Howell. Amer. Journ. of Physiol. 1899, vol. II, p. 80.
58. Howell and Duke. Amer. Journ. of Physiol. 1908, vol. XXI, p. 51.
59. Kronecker. Ludwig's Festgabe, 1875, p. 200.
60. Martius. Arch. f. Anat. u. Physiol.-physiol. Abt. 1883, p. 562, et
    Kronecker's Arbeiten, 1883.
61. Locke. Journal of Physiol., 1895, vol. XVIII, p. 332.
62. — Centralb. f. Physiol., 1901, vol. XIV, p. 670 ; Proc. of. Physiol.
    soc. in journ. of Physiol. vol. XXI, p. 13. Locke et Rosenheim. Journ.
    of Physiol., 1907, vol. XXXVI, p. 205.
63. Goulston. Brit. med. Journ. 1911. vol. I. p. 615.
64. Carter. Brit. med. Journ. 1911, vol. II. p. 1501.
65. P.-A. Parkes. On the Issue of a Spirit Ration during the Ashanti Cam-
    paign (London, Churchill 1875).
66. Schmiedeberg. Arch. f. exp. Path. u. Pharm. 1874, vol. II, p. 62 ; Brunton
    et Cash. Journ. of. Physiol., 1888, vol. IX, p. 112.
67. Dreser. Arch. f. exp. Path. u. Pharm., 1888, vol. XXIV, p. 240.
68. Gaskell in Schafers. Textbook of Physiol., 1900, vol. II, p. 194.
69. Cybulski. Abstract in Centralb. f. Physiol., 1895, vol. IX, p. 171.
70. Ehrmann. Arch. f. exp. Path. u. Pharm., 1905, vol. LIII, p. 110.
71. Douglas. cow. Journ. of. Physiol., 1911, vol. XLII, p. 132.
72. Gibson. Brit. med. Journ. 27 juillet 1912, p. 167. Pour la bibliographie
    des capsules surrénales, voir Swale Vincent. Internal secretion and
    ductless glands (London, Edward Arnold 1912), et the internal secretory
    organs Their Physiology and Pathology by prof. Arthur Biedl Trans., p.
    L. Forster 1912 (London ; John Bale Sons. et Danielsson).

CHAPITRE XII

ACTION DES TONIQUES CARDIAQUES

Stimulants du cœur. — Digitale — Aperçu historique — Action de la digitale sur le cœur de la grenouille. — Action des toniques cardiaques sur le cœur embryonnaire. — Action de la digitale chez les mammifères. — Sur le cœur des mammifères. — Sur les artérioles. — Étapes dans l'action de la digitale. — Action toxique de la digitale. — Action de la digitale sur le rein. — Résumé de l'action de la digitale. — Emploi de la digitale — Action de la digitale au l'œdème. — Succédanés de la digitale. — Différences entre la digitale et les autres toniques cardiaques. — Obstacles a l'action de la digitale et des autres toniques cardiaques. — Suppression de ces obstacles. — Digitale dans les cas de cœur gras. — Action de l'adrénaline sur le cœur et les vaisseaux — Action du camphre — Action de la strychnine sur le cœur. — Action de la caféine et des autres corps puriques. — Action de la glande pituitaire.

STIMULANTS CARDIAQUES. — Il est presque impossible d'établir une démarcation nette entre les toniques cardiaques et les stimulants cardiaques, comme les mêmes médicaments qui tendent à maintenir la tonicité cardiaque et à empêcher sa dilatation excessive ont aussi la propriété d'augmenter le pouvoir contractile du cœur pour ses pulsations ordinaires. La digitale fournit un exemple des plus typiques de cette classe de médicaments Il y a cependant beaucoup d'autres plantes qui possèdent des principes actifs très voisins de ceux de la digitale, et qui ont une action physiologique plus ou moins analogue. On admet actuellement d'une façon générale que la digitale a la propriété : 1° de ralentir le cœur ; 2° de le rendre plus fort et 3° de faire contracter les vaisseaux.

APERÇU HISTORIQUE DE L'ACTION DE LA DIGITALE. — Ce n'est cependant que dans la moitié du siècle dernier que cette opi-

nion a été adoptée. Il faut remonter jusqu'à 1839 pour voir
James Blake, sur le conseil du professeur Sharpey, faire quelques expériences manométriques avec la digitale. En injectant
une infusion de digitale dans la carotide, de façon qu'elle passe
dans la circulation générale avant d'atteindre le cœur, il constata qu'elle produisait une élévation très marquée de la tension
artérielle, et il en concluait qu'elle faisait contracter les capillaires (1). Ces expériences attirèrent peu l'attention, et on
n'ajouta rien à nos connaissances sur ce médicament, jusqu'à
ce que Traube commençât la remarquable série d'expériences
qui aboutirent à faire connaître exactement son mode d'action,
et par conséquent son mode d'emploi en thérapeutique. Traube
constata qu'elle ralentissait le cœur et augmentait la pression
sanguine. Il démontra que ce ralentissement était dû à une
action centrale sur le nerf vague, mais il attribuait entièrement
à l'augmentation de l'action du cœur l'élévation de la pression
sanguine (2). Il n'est pas douteux que cette action contribue à
l'élévation de la pression sanguine, mais elle n'est pas la cause
principale. Traube découvrit aussi en 1865, que la digitale avait
une action sur les nerfs vaso moteurs (*Digitalis wie ich nach-
träglich gefunden habe, auch auf das vasomotor nerven system
erregend wirkt*) (3). C'est donc à lui que revient la priorité de
la découverte de l'action de la digitale sur les artérioles aussi
bien que sur le cœur : et si l'on rapproche ce passage de son
travail antérieur, on voit qu'il avait parfaitement connu l'action
du médicament, mais il ne l'avait pas publiée jusqu'en 1871 (4).
Je crois donc que la première description complète de l'action
physiologique de la digitale est celle que j'ai donnée moi-même
dans la thèse que je présentai à l'Université d'Edimbourg en
1865 (5). J'indique ici les points principaux de cette thèse, que
je communiquai à mon ami le professeur Rutherford, et qu'il
publia dans *The Journal of Anatomy and Physiology*, vol. I,
1867, p. 134. « Elle agit comme diurétique même à l'état de santé.
Les doses toxiques diminuent d'abord la fréquence, mais augmentent la force des pulsations cardiaques en même temps que

la contraction des capillaires. Le ralentissement de la vitesse du cœur est dû à l'action directe du poison sur le cœur, et non à la résistance augmentée par la contraction des capillaires. Au bout d'un certain temps, le pouls devient irrégulier, les capillaires se dilatent, la tension artérielle diminue et la syncope peut se produire. A la fin, le pouls devient très rapide, et il s'ensuit bientôt l'arrêt du cœur à l'état de contraction (10).

ACTION DE LA DIGITALE SUR LE CŒUR DE LA GRENOUILLE. — Son action sur le cœur de la grenouille est très marquée et caractéristique, et ici l'action est moins complexe que chez les mammifères, d'autant mieux que le cœur lui-même échappe davantage au contrôle du système nerveux, et est moins facilement touché par les modifications qui peuvent survenir dans les vaisseaux. Lorsqu'un cœur de grenouille a été excisé et qu'on le met dans une solution contenant les principes actifs de la digitale, ou qu'on le relie à un appareil au moyen duquel on l'irrigue avec un sérum contenant ces principes, on observe des modifications qu'on peut diviser en modifications de la fréquence de la pulsation et modifications du caractère de la pulsation. Au début, le cœur commence à battre plus lentement, et en même temps avec plus d'énergie ; les contractions deviennent graduellement plus fortes, et le relâchement ou diastole devient plus complet, de sorte que finalement le cœur s'arrête en état de contraction complète. Si le cœur qui est ainsi immobile vient à être dilaté avec violence par le liquide qui passe à son intérieur sous pression, la pulsation recommencera (6). Occasionnellement, pendant le processus de contraction, on peut observer à la surface du cœur de petits points qui restent dilatés et qui ressemblent à de petites poches pulsatiles pourpres à la surface de l'organe (7). La nature de ces poches n'a pas été déterminée définitivement, mais il est probable qu'elles sont dues à quelque léger traumatisme de la fibre musculaire dans l'opération pour enlever le cœur du corps de la grenouille. Lorsque le cœur de la grenouille est laissé *in situ* et simplement exposé à la vue en ouvrant le thorax de l'animal, et en faisant tomber la digitale par gouttes sur lui, on observe les mêmes phénomènes. Elles ne sont pas modifiées par l'emploi de l'atropine, et on suppose qu'elles sont dues à l'action du médicament sur les fibres musculaires du cœur lui-même.

MODE D'ACTION DES TONIQUES CARDIAQUES SUR LE CŒUR EMBRYONNAIRE. RAPPORT DE LEUR ACTION AVEC L'OXYDATION. — J.-W. Pickering a constaté que la digitale a la même action sur le cœur de l'embryon que sur celui de l'adulte, il rend la systole très énergique et la diastole imparfaite, de sorte qu'à la fin le cœur s'arrête en contraction tonique et devient très pâle. La caféine augmente légèrement la fréquence et l'énergie des systoles, et finalement cause l'arrêt en systole (8). Il fait remarquer (p. 436) que l'action de ces deux médicaments sur le cœur peut être due à leur effet sur l'oxydation (9), car ils sont par excellence les médicaments qui produisent la contraction tonique, et comme je l'ai montré avec Cash, ils accélèrent l'oxydation du protoplasme (10). D'autres médicaments qui retardent l'oxydation tendent à produire une contraction non tonique du cœur embryonnaire.

ACTION DE LA DIGITALE CHEZ LES MAMMIFÈRES. — Chez les mammifères, la digitale augmente la contraction des fibres musculaires, à la fois (1) dans le cœur et (2) dans les artères. Cette contraction augmentée semble due en partie à l'action de la digitale sur les fibres musculaires elles-mêmes, mais son effet sur le muscle est considérablement modifié par son action sur le système nerveux. Son action s'exerce surtout sur la moelle allongée, et elle semble affecter tout d'abord le centre inhibitoire du nerf vague et le centre vaso-moteur pour les vaisseaux. Avec de faibles doses, l'effet semble être limité à ces centres, mais si on l'administre jusqu'à dose toxique, les centres avoisinant de la respiration et du vomissement sont aussi atteints.

ACTION DE LA DIGITALE SUR LE CŒUR DES MAMMIFÈRES. — Quand

le cœur des mammifères est isolé du corps et irrigué avec un liquide nourricier, l'action de la digitale ralentit d'abord, puis accélère ses pulsations (11). Elle augmente la force aussi bien

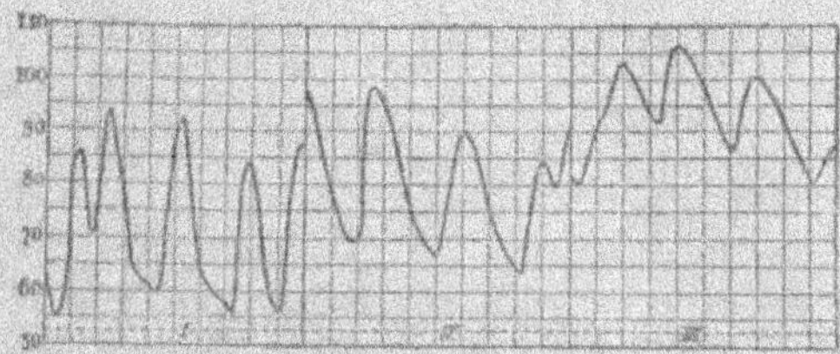

Fig. 90. — Tracés kymographiques de la pression sanguine chez un chien sous l'influence de la digitale.

I représente la courbe normale, II et III indiquent le ralentissement du pouls et l'élévation de la pression sanguine produite par le médicament (Brunton et A. B. Meyer).

que la fréquence de sa contraction systolique, (12) et en même temps elle fait que pendant la diastole, la dilatation est plus

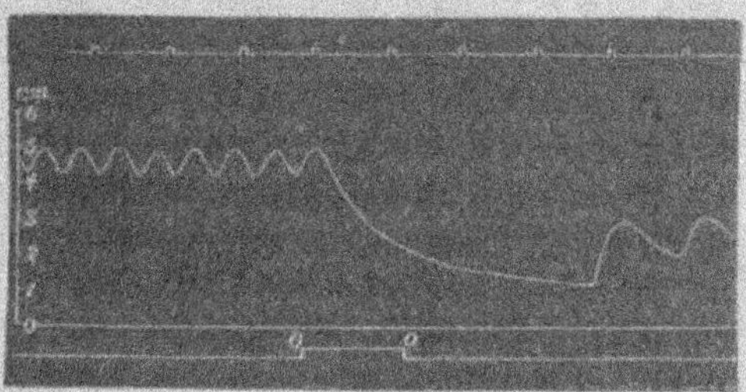

Fig. 91. — Tracé normal de la pression sanguine chez un chien pendant l'arrêt du cœur produit par l'excitation électrique du nerf vague.

a, a, représente la durée de l'excitation. Il faut remarquer que pendant l'arrêt la pression sanguine tombe de 1 à 3 centimètres de la ligne des abscisses. On voit aussi la période latente du nerf vague, une pulsation complète se produisant entre le commencement de l'excitation et l'arrêt du cœur. On voit aussi la longue durée de l'action du nerf vague, la pulsation ne recommençant pas jusqu'à ce qu'un temps considérable après l'injection se soit écoulé.

complète, de sorte que le travail réel du cœur peut être accrue de trois fois ce qu'il était d'abord (13).

ACTION DE LA DIGITALE SUR LES ARTÉRIOLES. — L'élévation de la pression sanguine produite par la digitale était attribuée par Traube et von Bezold à l'augmentation de l'action du cœur et ils négligeaient complètement les artérioles comme facteur dans cette élévation de pression. Dans ma thèse présentée à l'Université d'Édimbourg en 1866, je faisais remarquer l'importance des artérioles, et dans l'hiver 1867-68, j'obtenais, en collaboration avec A.-B. Meyer, la preuve expérimentale de cette action, en me servant du même kymographe qu'avait employé Traube (12).

Nous observions que, après l'injection de digitale dans les

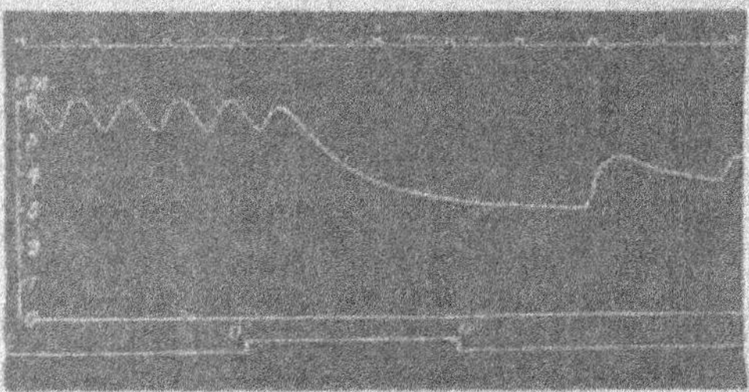

Fig. 92. — La même expérience que la fig. 91, mais après une injection de digitale.

Quoique l'arrêt du cœur soit plus long que dans l'expérience précédente, la chute de la pression sur la ligne des abscisses ne dépasse pas 3 centimètres, au lieu de 4 à 5 centimètres. On voit ainsi l'action de la digitale dans les battements plus lents et plus forts avant que le cœur s'arrête.

veines d'un chien, la pression dans les artères non seulement s'élevait plus haut qu'avant, mais elle baissait plus lentement pendant la diastole. Si les artérioles n'avaient pas été contractées, la pression plus élevée aurait chassé le sang plus rapidement dans leur intérieur pendant la diastole, et ainsi la chute de la pression aurait été plus rapide qu'avant, au lieu d'être plus lente, comme nous le constatons. Afin d'obtenir une preuve plus nette de ce phénomène, je repris la question avec le Dr Tunnicliff, et au lieu d'employer la systole normale du cœur, nous la prolongeâmes considérablement par une excitation du nerf vague. Les résultats obtenus confirmèrent entièrement mes observations antérieures : car, quoique la pression fût considérablement élevée dans les artères par l'administration de la digitale, elle baissa beaucoup plus

lentement que chez l'animal normal, tandis que le cœur restait
au repos par suite de l'excitation du nerf vague. Je n'ai pas
besoin de discuter davantage cette question, qu'on trouvera
exposée en détail dans le mémoire que j'ai publié avec Tunnicliffe (13).

PÉRIODES DANS L'ACTION DE LA DIGITALE. — L'action du médicament peut être divisée en plusieurs périodes. Ces périodes ont

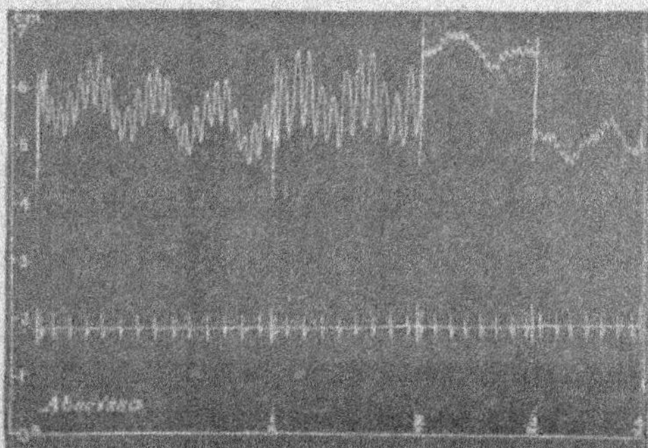

Fig. 95. — Tracé de la pression sanguine montrant l'effet de la digitale.
Section 1, normal. 2, ralentissement du cœur, légère élévation de la pression sanguine; 3, paralysie du nerf vague, pouls rapide, élévation plus marquée de la pression sanguine. Les vaisseaux
dilatés et chute de la pression sanguine (Brunton et Tunnicliffe).

été décrites de manières différentes, si bien qu'elles ne se correspondent pas suivant les divers auteurs. La partie essentielle
de cette division est que, dans une première période, il y a
une augmentation des propriétés à la fois de ces parties du
système nerveux reliées au cœur et aux vaisseaux et des fibres
musculaires que ceux-ci renferment, tandis que dans les périodes
ultérieures, il se produit une paralysie plus ou moins complète
de ces tissus.

Nous pourrions donc ainsi considérer comme :

Première période, celle dans laquelle il y a une action augmentée dans tous les tissus nerveux et musculaires en rapport
avec la circulation.

Deuxième période, celle dans laquelle le système nerveux du cœur commence à fléchir alors que la puissance musculaire et tout l'appareil vasculaire sont encore intacts.

Troisième période, celle dans laquelle la fibre musculaire du cœur commence à fléchir.

Quatrième période, celle dans laquelle les vaisseaux s'affaiblissent.

Dans la première période (section 2, fig. 93), nous avons une élévation de la pression sanguine et habituellement un ralentissement du pouls, ralentissement dû à l'action du médicament à la fois sur les racines du nerf vague et sur ses terminaisons dans le cœur. Quoique le pouls soit ralenti, la systole du cœur n'est pas prolongée, et il y a par suite, une diastole beaucoup plus longue, pendant laquelle le cœur peut se reposer. La pression sanguine dans les reins s'élève aussi bien que dans les autres organes, et la sécrétion urinaire est par suite augmentée.

Dans la deuxième période (section 3, fig. 93), en même temps que la pression sanguine se maintient élevée, le nerf vague est en partie paralysé et par suite les pulsations deviennent d'abord irrégulières, puis très rapides. Dans cet état, il peut se produire un spasme des vaisseaux du rein, et la sécrétion urinaire peut s'arrêter complètement. Lorsque ce fait se produit chez l'homme, l'état devient très grave.

Dans la troisième période (section 4, fig. 93), le cœur devient plus faible et peut être encore régulier par défaillance, soit de la fibre musculaire elle-même, soit des ganglions intrinsèques. Les artérioles se relâchent alors, la pression sanguine commence à baisser, et l'urine peut devenir de nouveau très abondante.

Dans la quatrième période, les vaisseaux se dilatent d'une façon générale, la pression sanguine baisse considérablement, et le cœur s'arrête, quelquefois en systole, comme chez la grenouille, mais très fréquemment en diastole.

Action toxique de la digitale. — Lorsqu'on donne une dose

trop forte, la digitale produit un empoisonnement, dont les premiers symptômes sont la nausée et le vomissement. Cela peut être dû simplement à l'extension de l'irritation dans la moelle allant du nerf vague et du centre vaso-moteur au centre du vomissement, mais cela peut être dû aussi, jusqu'à un certain point, à une irritation locale de l'estomac par la digitale qui est sécrété à son intérieur, de la même façon que l'émétique ou les toxines du choléra. Dans la pratique, l'irritation gastrique est habituellement une des premières indications que l'effet physiologique de la digitale est dépassé et qu'il a atteint l'action toxique. Quelquefois cependant, le pouls devient lent d'une façon anormale avant que se produise l'état nauséeux. Si on tient compte de l'avertissement ainsi donné soit par l'état nauséeux, soit par le pouls et que l'on cesse l'administration de la digitale, habituellement il ne se produit pas d'autre inconvénient : mais si on n'y fait pas attention, le nerf vague se paralyse, le pouls devient irrégulier ou présente une rapidité anormale ; (fig. 93) il se produit des vomissements excessifs, on peut avoir du collapsus et la sécrétion urinaire s'arrête complètement. La sécrétion de l'urine peut cesser au moment où la pression sanguine est à son maximum, comme je l'ai constaté avec M. Power dans le cas de la digitale, ou avec M. Pye dans le cas de l'érythrophlœum. L'arrêt de la sécrétion est exactement le même que celui qui survient par la ligature de l'artère rénale, et est probablement dû au spasme de ces artères qui arrête la circulation dans le rein (14). A mesure que la pression commence à baisser et que les artères se relâchent, l'urine est sécrétée de nouveau, mais elle renferme souvent de l'albumine, exactement comme l'urine qui est sécrétée après que les artères ont été liées, puis qu'on a laissé se relâcher.

Dans le cas d'empoisonnement par la digitale que j'ai décrit dans ma thèse, le pouls était devenu extrêmement rapide avant que j'ai vu le malade. Lorsque je pris le premier tracé (fig. 94), le nerf vague qui avait été paralysé commençait à récupérer sa propriété d'agir sur le cœur, et quoique le pouls fût encore très

rapide, de temps à autre étaient interposés des battements lents.
A mesure que le nerf vague reprenait ses fonctions, le pouls se

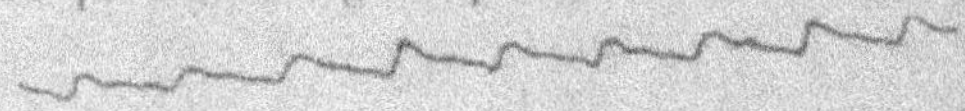

Fig. 94. — Tracé du pouls dans un cas d'empoisonnement par la digitale,
représentant un pouls rapide avec quelques battements lents interposés.

ralentit avec quelques battements rapides interposés (fig. 95), et
finalement, le pouls devint lent et régulier (fig. 98) : le ralen-

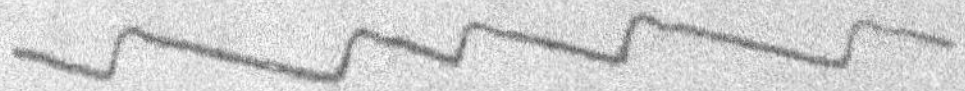

Fig. 95. — Même cas. Le pouls se remet des effets du poison et montre
un ralentissement avec quelques battements rapides interposés.

tissement du pouls est probablement dû au nerf vague qui
détermine un certain degré de bloquage du cœur (fig. 50, p. 119).

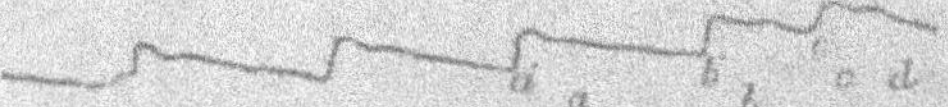

Fig. 96. — Même cas. Pouls lent avec un battement interposé à la

Action de la digitale sur les reins. — On a déjà dit que le
centre vaso-moteur a pour fonction de distribuer le sang aux

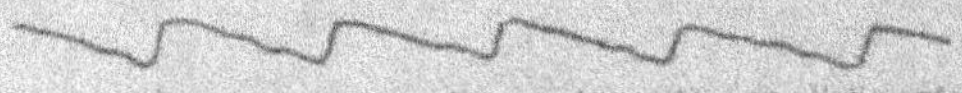

Fig. 97. — Même cas. Pouls régulier, mais accéléré par l'alimentation.

différentes parties du corps, de façon que quand l'une d'elles
se contracte, l'autre se dilate. En raison de ce phénomène,

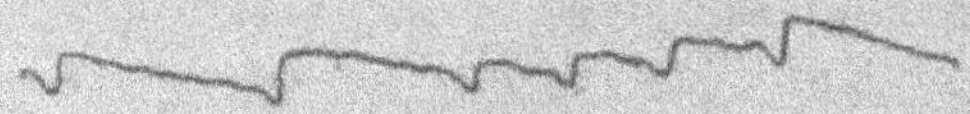

Fig. 98. — Même cas. Le pouls est complètement remis, pouls lent et régulier.

de grandes différences peuvent se voir dans différentes parties
du corps sans qu'il y ait aucune modification dans la pression
sanguine générale. Cela semble être le cas avec la digitale,
qui tend à faire contracter les vaisseaux dans l'aire splanchnique, et en même temps, et peut-être avant, dilate les vaisseaux du rein (16). Si la circulation dans cette organe est

très augmentée, la pression dans les glomérules s'élève, et
l'urine est sécrétée beaucoup plus rapidement. Cette sécrétion
abondante peut survenir sans aucune élévation de la pression
sanguine. Lorsque la digitale exerce toute son action sur les
artérioles, de façon que la pression s'élève beaucoup, le médica-

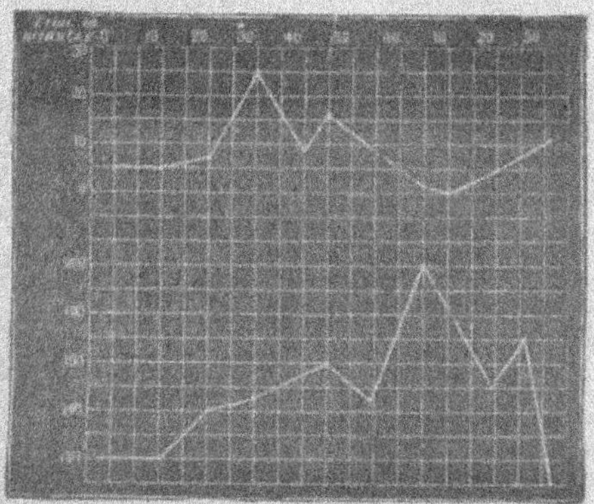

Fig. 99. — Diagramme pour montrer la relation entre la pression sanguine
et la sécrétion de l'urine après l'administration de l'érythrophlœum.

Le tracé inférieur représente la pression sanguine en millimètres de mercure. Le supérieur montre
la sécrétion de l'urine par gouttes toutes les dix minutes. Il faut remarquer que lorsque la pression
sanguine atteint son maximum de 200, la sécrétion de l'urine tombe à zéro (Brunton et Pye).

ment au lieu d'augmenter la sécrétion de l'urine peut l'arrêter
complètement, produisant en fait le même effet que la ligature
de l'artère rénale. Lorsque cet effet de contraction de la digitale
commence à passer, les vaisseaux du rein se dilatent de nouveau, et la sécrétion redevient abondante, exactement comme
si on enlevait la ligature des artères du rein qui auraient été
préalablement liées (17). Le même effet se produit avec d'autres
médicaments du groupe de la digitale, tels que l'erythrophlœum
(fig. 99) (18).

Résumé de l'action de la digitale. — La digitale agit sur le
muscle cardiaque, sur les nerfs intrinsèques du cœur et sur le
centre du nerf vague dans la moelle. Elle agit aussi sur les

artérioles et les fait contracter : elle a probablement sur elles une action double, comme sur le cœur : elle excite les parois musculaires contractiles et aussi les nerfs qu'elles renferment. Par l'excitation du centre du nerf vague, (20) le pouls se ralentit et la diastole est plus complète (21), tandis qu'en même temps l'excitation de la fibre musculaire du cœur rend ses contractions plus énergiques (22). Ses battements deviennent ainsi plus efficaces, les intervalles beaucoup plus longs entre les battements donnent au cœur le temps de se refaire : la diastole plus complète permet à une plus grande quantité de sang de s'accumuler dans ses cavités, la systole plus énergique chasse le sang en avant, de sorte que, sous l'influence de la digitale, chaque contraction cardiaque peut faire de deux fois et demi à trois fois et demi plus qu'elle ne faisait auparavant (23). L'auto-massage du cœur devient plus complet (p. 126), et on observe tous les bons effets que j'ai signalés comme la conséquence de l'action de la digitale. Une conséquence particulièrement intéressante est l'action diurétique. Elle est en partie due à l'élévation de la pression sanguine quelle produit et qui élève la pression dans les glomérules, chasse le sang plus rapidement à travers les reins et détermine une sécrétion plus rapide de l'urine. En même temps, il est probable que la digitale stimule jusqu'à un certain point les éléments sécréteurs du rein eux-mêmes, et cette excitation peut aussi s'étendre à d'autres parties du système génito-urinaire. Cet effet, cependant, n'est pas aussi marqué qu'avec la caféine et l'action diurétique de la digitale s'exerce surtout par la circulation. Lorsque la digitale agit sur un sujet sain pour produire la diurèse, l'écoulement du liquide est si considérable que j'ai constaté, en expérimentant sur moi-même, qu'il se produit une soif intolérable et qu'on est obligé de boire de l'eau pour la calmer (19).

Dans les maladies cardiaques avec œdème, ou accumulation de liquide dans les cavités séreuses, il n'est pas nécessaire d'absorber autant d'eau, parce que le liquide qui est drainé du sang par les reins est remplacé par l'absorption du liquide provenant du tissu sous-cutané ou des cavités séreuses.

EMPLOIS DE LA DIGITALE. — Sous l'influence de la digitale, non seulement la circulation générale s'améliore, mais la nutrition du cœur se fait mieux, parce que la circulation est meilleure dans les vaisseaux coronaires, la dilatation est diminuée, les anneaux musculaires au niveau des orifices auriculoventriculaires se contractent avec plus d'énergie, les valvules tricuspide et mitrale se ferment plus complètement et il n'y a pas d'insuffisance. Dans les cas où l'insuffisance n'est due qu'à la dilatation et non à des lésions de valvules, elle peut être complètement guérie (p. 62).

Les artères bénéficient également de l'action de la digitale; car les battements plus lents et plus forts du cœur augmentent l'auto-massage de l'artère dans sa gaine (p. 128), et cette même pulsation plus forte vient en aide à la circulation veineuse, comme on l'a déjà décrit. De plus la circulation veineuse est aidée par les aspirations plus fortes faites par le cœur (p. 126), qui se contracte plus rapidement et complètement. La diminution de l'insuffisance se combine à la circulation qui est augmentée pour diminuer la congestion veineuse et tend ainsi à accroître la sécrétion de l'urine. Car la congestion veineuse des reins tend à comprimer les artérioles et les tubuli dans ces organes et diminue ainsi la sécrétion, et par suite, la digitale, dans les cas de congestion veineuse, agit comme diurétique probablement de quatre façons : 1° elle dilate les vaisseaux du rein et augmente la pression dans les glomérules ; 2° elle diminue la résistance que la pression des veinules distendues dans le rein oppose à la sécrétion ; 3° elle agit probablement comme stimulant des cellules sécrétoires du rein, et 4° elle augmente le volume du sang et modifie quelque peu sa composition en déterminant une absorption du liquide des tissus œdématiés et des cavités séreuses. Quand elle détermine l'absorption du liquide ascitique de la cavité abdominale, elle peut agir comme diurétique d'une cinquième façon, à savoir, en diminuant la résistance opposée à la sécrétion de l'urine par la pression que le liquide ascitique exerce sur (a) le rein lui-même et (b) sur les uretères. De ces actions multiples de la digitale comme diurétique, il est évident que lorsque son action s'établit franchement chez un malade gonflé de liquide, la quantité d'urine sécrétée pendant quelques jours peut être énorme.

ACTION DE LA DIGITALE DANS L'ŒDÈME. — Comme je l'ai déjà dit, l'action diurétique de la digitale peut amener du sang une soustraction d'eau telle que chez le sujet sain elle produit une soif dévorante (24). Chez le sujet en état d'anarsarque, le liquide éliminé par les reins provient de la résorption de celui qui est dans les tissus, et c'est de cette façon que la digitale diminue l'œdème ; mais ce n'est probablement pas la seule. Car la digitale stimule les nerfs vaso-moteurs, et de cette façon tend à empêcher l'exsudation du liquide des vaisseaux sanguins, qui produit l'œdème. On est d'accord aujourd'hui pour admettre que l'obstruction veineuse tend à produire de l'œdème, mais en même temps, on peut voir se développer l'œdème sans obstruction veineuse apparente, comme dans l'œdème angio-nerveux. Bien plus, l'obstruction veineuse peut exister sans œdème, comme l'a montré Ranvier (25), qui, liant la veine cave chez un chien, constata que, bien qu'il se produise une congestion veineuse dans les deux jambes, il ne se développait pas d'œdème dans la jambe dont les nerfs vaso-moteurs étaient laissés intacts, alors qu'il s'en produisait dans l'autre où on avait sectionné les nerfs vaso-moteurs.

Un autre avantage résultant de la diminution de la congestion veineuse est l'amélioration de la digestion et de l'assimilation. Le foie, qui sous l'influence de l'augmentation de la pression veineuse peut se tuméfier au point de descendre au-dessous de l'ombilic, revient plus ou moins à son volume normal, et l'obstacle qui avait existé pour empêcher le retour du sang veineux de l'estomac et des intestins, et qui avait à passer presque entièrement à travers le foie, est enlevé. La circulation dans ces organes devient plus aisée, la digestion et l'absorption s'améliorent, la flatulence diminue, et la nutrition du malade se fait mieux.

Succédanés de la digitale. — La digitale est un exemple d'un groupe très vaste de poisons, dont beaucoup servent à empoisonner des flèches, soit pour la chasse, soit pour la guerre. Ceux qui sont le plus communément employés en médecine sont le Strophantus Hispidus et la Scille (Urginea Scilla). D'autres sont employés occasionnellement, mais moins fréquemment, tel l'écorce de Casca (Erythrophloeum guineense), le muguet (Convallaria maialis), le chanvre du Canada (Apocynum cannabinum), l'œil de faisan (Adonis vernalis), la rose de Noël (Helleborus niger) et le cactus grandiflora. D'autres plantes ont une action analogue, mais ne sont pas employées : ce sont l'upas (Antiaris toxicaria), Nerium oleander, Acoranthera ouabaine, Thevetia grandiflora, Tanghenia venenifera et Coronilla. On retire de la peau des crapauds un poison qui a la même action [26] ; on l'appelle phrynine, et bien qu'il soit peu employé en médecine, il est cependant utile. L'histoire raconte que le mari d'une italienne se mourait d'une maladie de cœur avec les jambes enflées et tous les symptômes habituels. Comme la mort venait lentement, sa femme pensa de hâter son voyage dans l'autre monde et s'en fut au jardin où elle trouva plusieurs crapauds. Elle les mit dans le vin que son mari devait boire ; mais au lieu de mourir immédiatement, il commença à aller mieux, la phrynine de la peau du crapaud ayant eu sur lui le même effet favorable qu'aurait donné une potion de digitale.

Différence entre la digitale et les autres toniques cardiaques. — Les différences que l'on a observées entre l'action de la digitale et celle de ses succédanés sont que, alors que la digitale agit à la fois sur le cœur et sur les vaisseaux, l'action du strophantus semble s'exercer surtout sur le cœur (28), dont elle augmente l'énergie, tandis que l'érythrophlœum semble plutôt agir sur les vaisseaux (29).

INCONVÉNIENTS DUS A L'ACTION DE LA DIGITALE ET DES AUTRES TONIQUES CARDIAQUES. — Tous les médicaments dont il a été parlé jusqu'ici ont une tendance à produire la contraction des vaisseaux. Cette tendance peut contrarier les effets favorables en déterminant la contraction des artères rénales et en s'opposant ainsi à la sécrétion de l'urine : mais il y a quelquefois un inconvénient plus grand, c'est qu'en faisant contracter tous les vaisseaux d'une manière générale, ils élèvent la pression sanguine et augmentent ainsi la résistance que le cœur a à vaincre, et par suite accroissent son travail. Si le cœur est très affaibli, il peut même être incapable de vaincre la résistance due à l'accroissement de la tension, et il peut s'en suivre une syncope brusque et fatale. Souvent on a observé une syncope fatale à la suite d'un emploi exagéré de la digitale, et elle semble se produire plus facilement au moment où on se lève pour uriner. Le passage brusque de la position couchée à la station debout diminue la pression du sang dans les artères cérébrales, alors que, en même temps, en vidant la vessie, on diminue la pression intra abdominale et le sang est retenu dans l'aire splanchnique. Mais les cas dans lesquels le cœur est le plus apte à s'arrêter par suite de l'emploi de la digitale sont ceux dans lesquels la pression artérielle est déjà élevée, comme dans les cas avancés du mal de Bright, ou lorsque le cœur a déjà subi la dégénérescence graisseuse. Dans ces cas, on doit être très prudent dans l'emploi de la digitale, car on court un double risque D'un côté il y a le danger déjà signalé de l'arrêt possible du cœur, et de l'autre on s'expose à causer l'apoplexie par une élévation de tension telle qu'elle détermine la rupture d'un vaisseau dans le cerveau.

SUPPRESSION DE CES INCONVÉNIENTS PAR COMBINAISON. — Cepen-

dant, dans beaucoup de cas, nous avons besoin malheureusement de consolider l'effet de la digitale ou du strophantus sur
le cœur, et nous pouvons obtenir le résultat désiré en combi-
nant ces médicaments avec d'autres appartenant à une classe
tout à fait différente, à savoir, celle des vaso-dilatateurs.

DIGITALE DANS LES CAS DE CŒUR GRAS. — Dans ma thèse, présentée à l'Université d'Édimbourg en 1866, je finissais la partie
consacrée à l'emploi de la digitale par les remarques suivantes :
« Je terminerai ce bref résumé des applications thérapeutiques
de la digitale par un conseil de prudence pour ceux qui croient
qu'il n'y a pas de danger à donner de la digitale aux sujets qui
ont le cœur très affaibli, c'est qu'ils ne doivent pas l'employer
sans en avoir posé les indications et les contre-indications.
Je crois avoir montré qu'elle augmente la force des pulsations
cardiaques : mais si, alors que les nerfs moteurs le stimulaient
pour le faire contracter et que en même temps les capillaires
lui opposaient une résistance, les fibres du cœur n'étaient pas
formées par un muscle sain, mais étaient graisseuses et friables,
quelques-unes d'elles pourraient être facilement le siège d'une
rupture, et le résultat serait désastreux. Je crois donc que dans
les cas de cœur gras, il faut être très prudent en administrant
la digitale (30) ». Ces conseils de prudence ont été remarquable-
ment confirmés dans ces derniers mois par Scalfati (31), qui a
constaté que chez les chiens dont il avait rendu le cœur gras
par le phosphore, les effets produits par la digaléne, la digitaline, la digitoxine et le strophantus étaient en relation plus
ou moins étroite avec la proportion de la dégénérescence graisseuse existante. Si elle était peu accusée, l'effet était le
même que dans le cœur normal, mais si la dégénérescence
était très marquée, les effets du groupe digitalique étaient très
passagers, et étaient bientôt suivis par une période de dépression et d'inefficacité cardiaque.

ACTION DE L'ADRÉNALINE SUR LE CŒUR ET LES VAISSEAUX. — Cette

substance injectée dans la circulation détermine une élévation de la pression sanguine qui n'est dépassée par aucune
autre substance, sauf la nicotine (32) (p. 268). Cela est dû à
son action à la fois sur le cœur et les vaisseaux. Elle semble
stimuler les branches terminales post-ganglionnaires des nerfs
sympathiques (33), dans tout le corps, dilatant les pupilles (34),
augmentant la salive et les larmes, (35) faisant contracter l'utérus (36), mais amenant l'inhibition de l'intestin (37), de l'estomac, de la vessie, des sphincters (38) par une action sur le
nerf splanchnique (39). Elle détermine la contraction de toutes
les artérioles dans le corps (40), sauf celle des artères coronaires qu'elle dilate (41). Elle fait que le cœur bat plus énergiquement et aussi plus vite, (42) sauf que, au début, l'élévation
de la pression artérielle qu'elle produit peut exciter les racines
du nerf vague et ralentir ainsi le pouls (43).

Dans les cas de choc ou de collapsus, c'est un des remèdes les
plus puissants que nous possédions, lorsqu'on l'injecte soit
dans une veine, soit même sous la peau (44) ; elle n'a qu'un
inconvénient, c'est que son action est très passagère. Il est
possible que cela soit dû à un fait curieux en relation avec sa
constitution chimique et son action physiologique. L'adrénaline
provenant des capsules surrénales est lévogyre, tandis que l'adrénaline synthétique est formée par un mélange de deux espèces
d'adrénaline dont l'une est lévogyre et l'autre dextrogyre.
L'adrénaline synthétique lévogyre agit comme celle qui provient des capsules surrénales. L'adrénaline dextrogyre n'a
presque pas d'action physiologique (45), mais elle a la propriété d'empêcher l'action de l'adrénaline lévogyre, même lorsqu'on l'administre ensuite à fortes doses (46). Cf. Muscarine
p. 224).

Lorsqu'on donne l'adrénaline par la bouche, son action est
comparativement faible.

CAMPHRE. — Le camphre est un excitant très puissant à la
fois pour le cœur et les vaisseaux. Si on l'applique sur le cœur

d'une grenouille, il augmente la fréquence et la puissance de ses contractions (47), et lorsque avec la muscarine, on a obtenu un arrêt complet du cœur, de petites quantités de camphre ajoutées à la solution nourricière, produiront de temps en temps une pulsation (48). Lorsque le cœur a été empoisonné par le chloral et bat très lentement et très faiblement, le camphre augmente à la fois la fréquence et la puissance des contractions (49). Il excite le centre vaso-moteur de la moelle et produit une contraction des vaisseaux sanguins (50), de sorte que la pression sanguine s'élève, alors même que sous l'influence du chloral, elle s'est beaucoup abaissée.

L'action la plus remarquable du camphre est sa propriété d'arrêter la fibrillation du cœur (p. 52) lorsqu'il a été excisé (52), et peut-être aussi lorsqu'il est dans le corps (53). À une certaine époque il était beaucoup employé, mais dans ces dernières années, il n'est plus à la mode. Pereira le considérait comme un excitant vasculaire (54).

ACTION DE LA STRYCHNINE SUR LE CŒUR. — La strychnine est un autre médicament très utile dans la maladie cardiaque. Son action est très légère, si même elle existe, sur la fibre musculaire, mais elle augmente considérablement l'excitabilité réflexe des centres nerveux ; cela est surtout marqué dans ceux de la moelle et du bulbe, tel que le centre vaso-moteur, mais elle stimule aussi les ganglions périphériques, et avec Gash, j'ai constaté que lorsqu'on l'applique sur le cœur, elle empêchait le ralentissement ou l'arrêt du ventricule qui survient habituellement à la suite de l'application d'une ligature entre le sinus veineux et le ventricule (55). Dans quelques livres de Pharmacologie, on ne parle pas de l'action de la strychnine comme stimulant cardiaque ; mais je crois que dans la pratique médicale l'emploi de ce médicament comme stimulant cardiaque est devenu dans ces dernières années de plus en plus général, et il est justifié par les bons effets qu'on retire de son emploi, et s'explique en partie tout au moins par son action sur le cœur que nous avons découverte avec Cash. Nous avons souvent observé que par son emploi, un pouls qui auparavant était faible, irrégulier ou intermittent devient ferme, fort et régulier. Sans doute les conditions qui règlent le pouls sont très complexes à l'état de santé, et encore davantage à l'état de maladie, de sorte qu'il est difficile ou impossible d'être absolument certain du mode d'action de la strychnine ; mais en même temps, on ne peut pas nier ses bons effets, et l'explication que j'en ai donnée est tout à fait plausible.

ACTION DE LA CAFÉINE ET DES AUTRES CORPS PURIQUES. — Alors que la strychnine exerce son effet favorable presque entièrement par les nerfs, la caféine et les corps similaires agissent plus spécialement par leur action stimulante sur les fibres musculaires ou le système nerveux périphérique du cœur (56), et sur les cellules sécrétoires (57) des reins. Ce n'est pas toujours le cas cependant, car toutes les plantes qui contiennent soit de la caféine, soit de la théobromine sont employées dans le régime comme stimulants pour le système nerveux ; le thé, le café, le chocolat sont le plus communément employés, mais en Afrique et dans l'Amérique du Sud, on se sert aussi beaucoup de kola et de guarana. Comme la digitale, la caféine stimule le centre vaso-moteur dans la moelle (58), et élève la pression sanguine en faisant contracter les vaisseaux. Cette élévation s'accompagne quelquefois d'un pouls lent, comme dans le cas de la digitale, par suite de la stimulation du centre du nerf vague (54). Habituellement cependant, elle s'accompagne d'une accélération des battements du cœur. La raison de cela est probablement que le muscle cardiaque ou les nerfs qu'il renferme sont rendus beaucoup plus irritables par la caféine (60), et que les artères coronaires se dilatent de sorte que les excitations rhythmiques se suivent beaucoup plus rapidement. L'effet sur les reins est de produire une augmentation considérable de l'écoulement de l'urine, et l'augmentation d'eau s'accompagne aussi d'une augmentation des éléments solides (62), l'effet total étant surtout dû à l'excitation des cellules sécrétoires, quoique en même temps avec cela il y ait aussi une dilatation des vaisseaux rénaux (63). La théobromine diffère de la caféine en ce qu'elle a un effet moindre sur le centre vaso-moteur et un effet plus marqué sur le rein lui-même (64). Elle agit donc avec plus de puissance comme diurétique que la caféine. Elle est difficilement soluble dans l'eau, mais elle est rendue plus soluble par le phosphate trisodique : plusieurs composés synthétiques ont été introduits dans la pratique, l'un deux, appelé diurétine (65) est un salicylate de soude et de théobromine ; l'agurine, qui est un acétate de soude et de théobromine, un iodure de sodium et théobromine et l'urophérine qui est un salicylate de lithine et théobromine. La théophylline synthétique se vend sous le nom de théocine. Toutes ces substances sont des diurétiques utiles et peuvent être données seules ou combinées avec la digitale, le strophantus ou les médicaments ayant une action similaire. Lorsque la digitale ou quelque autre substance de ce groupe ne donne pas de résultats, leur combinaison avec l'une de celles du groupe diurétique peut réussir.

GLANDE PITUITAIRE. — Un extrait de la partie postérieure de la glande détermine une contraction vasculaire, une élévation de la pression sanguine et une plus grande énergie des contractions cardiaques. Elle diffère de l'adrénaline en ce que l'élévation de la pression sanguine est plus prolongée, et en ce qu'elle ralentit le cœur, que le nerf vague soit intact ou sectionné ; c'est donc un stimulant excessivement puissant dans les états de dépression circulatoire qui donne des résultats presque miraculeux dans l'empoisonnement par le véronal, quand la strychnine n'a pas réussi. Elle dilate les vaisseaux du rein et augmente considérablement l'urine, de là, son utilité dans l'anurie. Si on donne une seconde dose une ou deux heures après la première, son effet est amoindri ou aboli, sauf que la deuxième dose, qui ne réussit pas à élever la pression sanguine, augmente encore la quantité d'urine. Cette action diurétique semblerait due en partie à son action spécifique sur les cellules sécrétoires du rein. Elle détermine aussi une contraction énergique de l'utérus, ce qui la rend utile dans les cas d'hémorrhagie post-partum; de même aussi de l'intestin, ce qui fait qu'elle peut soulager la paralysie intestinale post-opératoire, et diminuer l'hémorrhagie dans la fièvre typhoïde. Pour obtenir dans tous ces cas que nous venons de mentionner une action rapide, l'extrait doit être injecté dans les muscles, et même dans les veines en cas de choc. Dans les cas chroniques de débilité cardiaque et de dilatation, on peut l'administrer par la bouche.

Bibliographie

1. JAMES BLAKE, Edin. Med. and Surg. Journ., 1839, vol. LI, p. 342

2. L. TRAUBE, Allg. med. Centr. Zeitg. 30 ter, janvier 1861 ; and Gesammelte Beitrage, 1871, vol. I, p. 877.

3. L. TRAUBE, Centralb. f. d. med. Wiss., p. 885, 1865.

4. L. TRAUBE, Berl. Klin. Wochensch., 1871

5. LAUDER BRUNTON, On Digitalis, 1868 et Collected Papers, First series (Mac Millan et Cᵒ, London, 1907)

6. SCHMIEDEBERG, Beitrage zur Physiologie Festschr. für C. Ludwig, pp. 224-1874

7. FAGGE et STEVENSON, Roy. Soc. Proc., 1865, vol. XIV, p. 273

8. PICKERING, Journ. of Physiol., 1893, vol. XIV, p. 383

9. PICKERING, Op. cit., p. 436

10. BRUNTON et CASH, St. Barth. Hosp. Reports, 1882, p. 367

11. H. K. HENSON, Skand. Arch. f. Physiol., vol. VIII, pp. 147, 169 ; Centralb. f. Physiol., 1896, Bd XII, p. 364.

12. BRUNTON and MEYER, Journ. of Anat. and Physiol., vol. VII, 1873, p. 133 et Collected Papers, p. 141.

13. LAUDER BRUNTON et TUNNICLIFFE, Journ. of Physiol., 1896, vol. XX, p. 354.

14. BRUNTON et POWER, Centralb. f. d. med. Wiss., 1875, p. 447 et Proc. Roy. soc., 1874, vol. XXII, p. 420

15. BRUNTON et PYE, Proc. Roy. soc., 1876, vol. XXV, p. 172 ; St. Bartholomew's Hosp. Reports, 1876, vol. XII, p. 125, Phil. Transac., 1878, vol. CLXVII, part. II, p. 627.

16. LOEWI, Wiener Klin. Wochenschr., 1907

17. Brunton et Power, Op. cit.

18. Brunton et Power, Op. cit.

19. Lauder Brunton, On Digitalis : Collected Papers, p. 83 (Mac Millan et C°, London, 1906).

20. Oehrmichen, Deutsch. Arch. f. Klin. Med., 1873, vol. XI, p. 125 ; Kochmann, Arch. de Pharmacodynamie et de Thérapeut., 1905, vol. XVI, pp. 221 et suiv.

21. Braun et Mayer, Sitzungsb. d. Wiener Akad., 1899, vol. CVIII, pp. 741 et suiv.

22. Gottlieb, Meyer and Gottlieb's Pharmakologie, p. 224.

23. Gottlieb et Magnus, Arch. f. exp. Path. u. Pharm., 1904, vol. LI, p. 63.

24. Lauder Brunton, On Digitalis. Notes of 17 and 29, march 1868, Collected Papers on Respiration and Circulation, p. 83.

25. Ranvier, Compt. Rend., 1869, vol. LXIX, p. 1326 ; Hebd. Centralbl. f. d. med. Wiss., 1873, p. 625 ; Janowski, 1883, Virch. Arch., vol. XCIII, p. 259.

26. Pour l'action et la bibliographie, voir Schmiedeberg, Arch. f. exp. Path. u. Pharm., 1883, vol. XVI, pp. 149 et suiv.

27. Brunton, Op. cit.

28. T. R. Fraser, Journ. of Anat. and Physiol., 1885, vol. VII, p. 154.

29. Brunton et Pye, Op. cit.

30. Brunton, On Digitalis, 1868 (London, Churchill), p. 58 and Collected Reprints, First series, 1907, p. 77.

31. Scalfati, Rif. med., 6 April 1911, Extrait dans Brit. Med. Journ. Epitome, 14 sept. 1912, p. 36.

32. Oliver et Schäfer, Journ. of Physiol., 1895, vol. XVIII, p. 233 donne bibliographie plus récente.

33. Langley, Journ. of Physiol., 1901-02, vol. XXVII, p. 256 et 1905-06, vol. XXXIII, p. 405 ; Elliot, id., 1905, vol. XXXII, p. 409.

34. Levandowsky, Arch. f. Anat. u. Phys., 1899, p. 360, Boruttau, Pflüger's Arch., 1899, vol. LXXVIII, p. 112 ; Langley, Journ. of Physiol., vol. XXVII, p. 244.

35. Langley, Op. cit., vol. XXVII, pp. 238 et 247.

36. Langley, Op. cit., vol. XXVII, p. 252.

37. Boruttau, Pflüger's Arch., 1899, vol. LXXVIII, p. 112 ; Langley, op. cit., vol. XXVII, p. 249.

38. Langley, Op. cit., vol. XXVII, p. 253.

39. Pflüger, Ueber d. Hemmungs-nervensystem f. d. peristaltische Bewegungen d. Gedärme (Berlin, 1857).

40. Oliver et Schäfer, Op. cit., vol. XVIII, p. 239.

41. Douglas Cow, Journ. of Physiol., 1911, vol. XLII, p. 132.

42. Gottlieb, Arch. f. exp. Path. u. Pharm., 1897, vol. XXXVIII, p. 29 et 1899, vol. XLIII, p. 286.

43. Oliver et Schäfer, Op. cit., vol. XVIII, p. 247.

44. Crile. Blood Pressure in Surgery, pp. 412 et 413 (Philadelphie et Londres, Lippincott et Cie, 403.

45. Cushny. Journ. of Physiol., 1908, vol. XXXVII, pp. 130 et suiv.

46. Fröhlich. Centralb. f. Physiol., 1909, vol. XXIII, p. 254.

47. Heidenhain. Arch. f. Heilk., 1870, vol. IX, p. 334 ; Baum. Centralb. f. d. med. Wiss., 1870, vol. VIII, p. 467.

48. Harnack and Witkowski. Arch. f. exp. Path. u. Pharm., 1876, vol. V, p. 420 ; Wiedemann, id., 1877, vol. VI, p. 222.

49. Gottlieb, Meyer and Gottlieb. Pharmakologie, p. 216.

50. Wiedemann. Arch. f. exp. Path. u. Pharm., 1877, vol. VI, p. 227.

51. Alexander Lewis. Id., 1890, vol. XXVII, p. 231 ; Böhme, id., 1905, vol. LII, pp. 345 et suiv.

52. Seligmann. Arch. f. exp. Path. u. Pharm., 1905, vol. LII, p. 344.

53. Seligmann. Op. cit., p. 343.

54. Pereira. Elements of Natura Medica and Therapeutics, 4^e ed., vol. II, part. 1, p. 454 (London, 1855).

55. Brunton et Cash. On the Explanation of Stannius Experiment, and on the Action of Strychnia on the Heart, St. Bartholomew's Hospital Reports, vol. XVI, 1880, in Collected Papers, p. 557, cf. p. 558.

56. Dreser. Arch. f. exp. Path. u. Pharm., 1888, vol. XXIV, p. 240 ; Bock, id., 1900, vol. XLIII, pp. 387 et 398.

57. Von Schroeder. Arch. f. exp. Path. u. Pharm., 1897, vol. XXII, p. 57.

58. Bock. Op. cit., pp. 390 et 398.

59. Bock. Op. cit., p. 398.

60. Bock. Op. cit., p. 398.

61. Hegnon, cité par Bock, op. cit., pp. 368 et 392.

62. Von Schroeder. Op. cit., vol. XXII, p. 47.

63. Loewi. Wien. Klin. Wochensch., 1907, n° 1.

64. Von Schroeder. Op. cit., vol. XXIV, p. 101.

65. Hoffmann. Arch. f. exp. Path. u. Pharm., 1891, vol. XXVIII, pp. et suiv.

66. Schafer. Pharmaceutical Journ., 1907, vol. LXXIX, p. 670 ; id. Roy. soc. Proc., 1909, B, vol. LXXXI.

CHAPITRE XIII

ACTION DES DÉPRESSEURS CARDIAQUES

Nicotine. — Action de fumer du tabac. — Effets dus à l'action de fumer. Attraits de fumer. — Abus du tabac. — Aconit.

Nicotine. — La nicotine est un autre médicament qui a une influence très marquée sur la pression sanguine et sur l'action du cœur. A la fois chez les grenouilles et chez les mammifères, la nicotine produit d'abord des convulsions puis de la paralysie (1). Si on l'applique en petite quantité sur le cœur de la grenouille, elle rend les battements d'abord plus lents et ensuite rapides (2). Si la dose est élevée, on ne voit pas de ralentissement primitif. Chez les animaux, elle amène le ralentissement du cœur avec une énorme élévation de la pression sanguine (3). L'élévation de la pression sanguine est si marquée que je ne l'ai jamais vu égalée après l'injection d'un médicament quelconque, sauf l'extrait de capsules surrénales. Cette élévation de pression est surtout due à la contraction des artérioles. Cette contraction dépend en partie de l'excitation du centre vaso-moteur dans la moelle allongée, mais en partie aussi de l'action locale sur les artérioles elles-mêmes, puisqu'elle peut être produite par une injection du médicament après que la moelle a été détruite. Chez les mammifères, la vitesse du pouls est d'abord ralentie, puis ensuite elle est accélérée, comme chez la grenouille. Le ralentissement est dû en partie à l'excitation du nerf vague dans la moelle allongée, et en partie à l'excitation du centre inhibiteur dans le cœur lui-même.

L'accélération consécutive de la vitesse du pouls est due à la paralysie de ces ganglions. Comme conséquence de cette double action de la nicotine, si on vient à sectionner le nerf vague pendant la période où le pouls est ralenti, le pouls s'accélère quelque peu, mais il reste toujours plus lent qu'à l'état normal. Si cependant la dose a été suffisamment élevée pour accélérer le pouls, aucune excitation du nerf vague ne ralentira le pouls, puisque ses branches terminales dans le cœur sont paralysées par le médicament (5). Cette action est la même pour le cœur de la grenouille, de sorte que après une forte dose de nicotine, l'excitation du nerf vague n'a aucun effet sur le cœur, mais l'excitation du sinus veineux lui-même ralentira le pouls (6). La raison de ce phénomène est que probablement, bien que les ganglions inhibiteurs du cœur soient paralysés, les neurones qui proviennent de ces ganglions sont encore intacts, et sont excités par la stimulation locale (7).

Autrefois on employait les lavements de tabac pour produire un relâchement général des vaisseaux, mais ils n'étaient pas sans danger, et actuellement, on ne les emploie plus (8). Mais bien que le tabac ne soit pas employé comme remède dans les maladies, son emploi est si répandu qu'il est nécessaire d'étudier son action. La nicotine ne pénètre dans l'organisme que lorsqu'on mâche ou on prise du tabac. Lorsqu'on le mâche, la plus grande partie du liquide est rejetée par l'expectoration, mais une petite partie est avalée. Lorsqu'on prise du tabac, de petites parcelles pénètrent dans le naso-pharynx et sont avalées. En général, le tabac que l'on emploie pour priser ou pour mastiquer ne contient que peu de nicotine, de sorte qu'il est rare qu'on observe des symptômes d'empoisonnement par ces pratiques.

ERREURS DUES À L'ACTION DE FUMER. — Habituellement on fume du tabac soit en cigarettes, soit en cigares, soit avec la pipe. Quel que soit celui de ces moyens employés, ce n'est pas de la nicotine pure qui pénètre dans la bouche, mais en réalité ce sont les produits de la distillation sèche du tabac, contenant une grande quantité de pyridine et de bases picolines. Il est probable qu'il y a aussi de la nicotine en quantité plus ou moins grande (9). Les proportions de pyridine et de bases picolines dans la fumée de tabac varient suivant la façon dont le tabac est consumé. Dans un cigare, l'air pénètre en abondance, de sorte qu'il se forme beaucoup de collidine et peu de pyridine, tandis que dans une pipe, il se produit beaucoup de pyridine, et par conséquent on peut fumer un tabac beaucoup plus fort avec le cigare qu'avec la pipe. Cela est tellement vrai que le tabac qui avec un cigare ne produirait aucun effet désagréable, déterminerait des vertiges et des vomissements s'il est fumé dans une pipe (10). La fumée d'une pipe ou d'un cigare va dans la bouche et en sort de nouveau soit par la bouche, soit par les narines ; mais si on fume dans un huka ou dans un nargilheh, la fumée est inhalée dans les poumons (et c'est ce qui arrive souvent aussi chez ceux qui fument des cigarettes). Lorsqu'on se sert d'un huka ou d'un nargilheh, la fumée passe à travers de l'eau avant d'être inhalée, ce qui la débarrasse de la plupart de ses éléments toxiques ; mais il n'en est pas de même avec la fumée des cigarettes, et comme l'absorption se fait très rapidement par la membrane muqueuse pulmonaire, il est parfois très nuisible de fumer des cigarettes. Mais il y a aussi une autre raison qui fait que de fumer la cigarette est souvent plus nuisible que de fumer la pipe ou un cigare, c'est que les cigarettes sont petites et se fument en quelques minutes, de sorte que dans le cours d'une journée on fume beaucoup plus de cigarettes que de pipes ou de cigares, et la quantité ainsi employée est beaucoup plus considérable sous la forme de cigarettes.

Fumer médiocrement ne semble pas être très préjudiciable aux adultes, mais tout le monde est d'accord pour admettre que cela est très nuisible aux jeunes sujets en période de croissance.

LES JOUISSANCES DU TABAC. — Chez les adultes, le fait de fumer semble avoir une double action. Cela excite le cerveau et lui donne plus d'activité, et cela produit aussi une action calmante dans le cas d'excitation. L'effet stimulant sur l'activité mentale est probablement dû en partie à l'irritation locale sur la bouche, qui détermine une dilatation réflexe des vaisseaux qui fournissent du sang au cerveau à peu près de la même façon que la mastication (11). Son action sédative est en partie due à la nécessité de respirer d'une manière rhythmique pendant que l'on fume, et à l'effet calmant de surveiller la fumée, lorsqu'elle s'échappe des lèvres et des narines, surtout lorsqu'on la fait sortir sous forme d'anneaux. Cela est certainement un facteur important, car beaucoup de gens n'éprouvent aucun plaisir à fumer dans l'obscurité.

RÉSULTATS DUS A L'ABUS DE FUMER. — Un résultat des plus communs résultant de l'abus du tabac est une pharyngite chronique avec irritabilité de la gorge, toux et raucité de la voix, et quelquefois irritation de la langue. L'affaiblissement de la vision, du tremblement nerveux et des vertiges proviennent souvent de l'abus du tabac. Il est difficile de dire jusqu'à quel point ces inconvénients sont dûs à l'action du tabac sur le système nerveux, et comment ils peuvent être causés par des troubles dans la circulation. Souvent la circulation est très atteinte : des palpitations et de la douleur dans la région cardiaque en sont souvent le résultat. Parfois, quoique rarement, la douleur peut être assez marquée pour simuler l'angine de poitrine. L'irrégularité des battements du cœur est très commune, et il me semble que cette irrégularité est beaucoup plus fréquente quand on fume une espèce très commune de tabac, connue sous le nom de « pigtail » (queue de cochon), que quand on fume des tabacs de meilleure qualité. Quand j'étais chef de clinique, j'ai souvent constaté cette irrégularité, et le rythme cardiaque pouvait être représenté de cette façon $|\ |\ |\ |\ |\ |\ |\ |$ une pause, suivie par un ou deux forts battements, puis une série de petits battements rapides, puis de nouveau une pause. Avec les tabacs de meilleure qualité, je n'ai pas observé aussi fréquemment cette irrégularité, mais j'ai vu plus souvent le sujet tomber simplement sans connaissance, comme s'il avait été tué. Ces symptômes désagréables, aussi bien que les phénomènes nerveux qui les accompagnent peuvent quelquefois cesser si on diminue la quantité de tabac que l'on fume, mais souvent il semble qu'il suffit d'une faible quantité pour entretenir cet état une fois qu'il a été établi ; et il faut une abstinence complète de tabac pendant plusieurs mois, avant qu'on puisse recommencer à fumer sans que les symptômes se reproduisent. J'ai constaté qu'une tension artérielle très basse, 90 à 110, ou même plus basse chez des sujets autrement bien portants, est souvent un indice qu'il y a abus de tabac. (Cf. p. 149.)

Aconit. — L'aconit (12) est un médicament que l'on peut considérer comme le type des dépresseurs cardiaques. Son action physiologique la plus caractéristique est qu'il détermine un engourdissement et comme un tressaillement de la langue, quand on en applique sur cet organe de petites quantités, et cette épreuve est beaucoup plus délicate que n'importe quelle réaction chimique. Quand on l'administre aux mammifères à petite dose, il ralentit notablement le cœur, et cet effet est entièrement dû à son action sur le centre du nerf vague. Ses effets sont exactement semblables à ceux produits par l'excitation du nerf vague ; le cœur se ralentit et la pression sanguine baisse. A hautes doses, il paralyse les extrémités du nerf vague dans le cœur, de sorte que le cœur devient brusquement très rapide et en même temps très irrégulier, en même temps que la pression sanguine oscille d'une manière remarquable (13). Il semble avoir aussi une action locale sur le muscle cardiaque, mais ici il s'agit d'un phénomène très complexe (14), et je crois qu'il est probablement en rapport avec une excitation et une paralysie de quelque mécanisme sensoriel siégeant dans le cœur lui-même, et auquel sont en partie dues les pulsations cardiaques. Qu'il existe réellement dans le cœur un mécanisme réflexe, cela est démontré parmi d'autres preuves, par les expériences de von Basch et A. Fröhlich (15) sur l'action de la cocaïne sur le cœur. Ils ont constaté que lorsque la surface du cœur était excitée par un courant faradique, qui déterminait un battement supplémentaire et une pause compensatrice, cet effet diminuait rapidement si on appliquait de la cocaïne à la surface du cœur. Cette action n'était pas due à quelque effet de la cocaïne sur le muscle cardiaque, mais seulement à son action locale sur l'épicarde. Il est probable que l'effet de l'aconit sur le cœur peut être dû à une action sur le mécanisme sensoriel qu'il renferme analogue à celle de la cocaïne. Un effet de l'aconit est de troubler considérablement le rhythme, de sorte que chez le cœur de la grenouille, on peut voir l'alternance des battements normaux et de l'action péristaltique.

L'aconit est surtout employé dans les inflammations locales accompagnées de troubles généraux fébriles. De petites doses de ce médicament semblent parfois être très utiles, par exemple, dans l'amygdalite et les coups de froid avec fièvre (16). Dans les battements irréguliers du cœur d'origine nerveuse, de petites doses semblent amener du calme dans la circulation, mais je ne saurais pour l'instant expliquer par quel mécanisme. De très petites doses sont suffisantes et semblent ralentir le pouls plus que les fortes doses. Il suffit souvent de donner toutes les heures une goutte de la teinture de la pharmacopée, quoique la dose indiquée dans la pharmacopée anglaise soit de 2 à 5 gouttes, fréquemment répétées, ou de 5 à 15 gouttes, si on la donne à de plus longs intervalles. L'aconit rend parfois service dans les cas d'hypertension permanente avec accès d'angine de poitrine. On doit régler son action en se servant d'un sphygmomanomètre.

Bibliographie

1. Van Praag. Virchow's Archiv., vol. VIII, p. 56 ; Wachenfeld cité par Huseman. Pflanzenstoffe, 2e édit., p. 1174. Springer, 1882, Berlin.
2. Schmiedeberg. Sitzungsb. d. k. sächs. Gesellsch. d. Wiss., 1870, pp. 130 et suiv. ; et Ludwig's Arbeiten, 1870, pp. 41 et suiv.

3. L. TRAUBE, All. med. Centr., 1863 ; Gesam. Beiträge, 1871, vol. I, p. 102 (Berlin, Hirschwald). Pour l'autre bibliographie, voir Kobert, Lehrb. d. Intoxikationen, 2e éd., Bd II, p. 1069.

4. ROSENTHAL, Centralb. f. d. med. Wiss., 1862, p. 730.

5. ROSENTHAL, Op. cit.

6. SCHMIEDEBERG, Op. cit.

7. LANGLEY et DICKINSON, Journ. of Physiol., 1890, vol. XI, p. 265.

8. PEREIRA, Materia Medica, vol. II, part. I, p. 584, 4e éd. (London, Longmans, 1855).

9. Voir la bibliographie dans Kunkel's Handbuch d. Toxicologie, p. 584 (Jena : Fischer, 1901).

10. VOGT et KOBERT, Arch. Pharmac., vol. II, part. CXCII, pp. 140-164 ; extrait par Lauder Brunton, in Journ. chem. soc., 1871, New series, vol. IX, p. 1073.

11. HAYEM, Circul. du sang, p. 319 (Paris : Masson, 1882).

12. Pour la bibliographie, voir Husemann, Pflanzenstoffe, 2e édit., vol. I, p. 624 (Berlin : Springer, 1882) et Kobert, Lehrbuch der Intoxicationen, 2e édit., Bd II, p. 1147 (Stuttgart : Enke, 1906).

13. GASKELL et DICKSON, Roy. soc. Proc., 1898, vol. LXII, p. 341. Voir aussi Roy. soc. Proc., vol. LXVIII, pp. 378 et 384.

14. SCHMIEDEBERG, Grundriss d. Pharmakologie, p. 193 (Leipzig : Vogel, 1902).

15. VON BASCH et A. FRÖHLICH, Centralblatt f. Physiol., Bd XVII, Bibliographie, 1904, p. 693.

16. BRUNTON et SAINSBURY, Handbook of Therapeutics, 13e édit., p. 470 (London, Lewis, 1897).

CHAPITRE XIV

ACTION DES MÉDICAMENTS SUR LES VAISSEAUX SANGUINS

ACTION DES MÉDICAMENTS SUR LES VAISSEAUX SANGUINS. — Les vaisseaux sanguins peuvent soit se contracter, soit se dilater, sous l'influence des médicaments, et ces effets peuvent être produits par une action soit centrale, soit périphérique. Ces actions peuvent soit s'aider entre elles, comme dans le cas du nitrite d'amyle déjà cité, ou se contrarier entre elles. J'ai déjà signalé que le centre vaso-moteur a pour fonction de régler la distribution du sang dans le corps, de façon que quand les vaisseaux sont dilatés dans une région, ils sont contractés dans une autre. Ainsi de très grandes variations peuvent se produire dans la distribution locale du sang sans aucune modification de la pression sanguine générale, quoique, quand beaucoup de vaisseaux se contractent en même temps, la pression s'élève, et que, quand beaucoup sont dilatés, la pression varie. Les médicaments ont une action de sélection très marquée par rapport aux vaisseaux sanguins, de sorte que non seulement les vaisseaux qui fournissent à une aire vasculaire sont contractés, tandis que d'autres sont dilatés par un médicament donné, mais les mêmes parties du vaisseau dans une aire vasculaire peuvent être contractées alors que d'autres sont dilatées. Comme l'aire splanchnique est le régulateur le plus puissant de

la pression sanguine (p. 15), on s'attendrait naturellement à ce
que ses vaisseaux doivent réagir plus rapidement aux médicaments que ceux des autres parties, et conséquemment, on a constaté que tandis que l'adrénaline détermine une contraction très
marquée dans les artères splanchniques, elle a moins d'action
sur celles des jambes, et produit une dilatation au lieu d'une
contraction dans les artères coronaires (1). Lorsque les vaisseaux splanchniques sont contractés en totalité par l'adrénaline,
celle-ci n'agit pas également sur tous, parce que quelques
parties peuvent être réellement dilatées par elle, tandis que
d'autres parties sont contractées (Cf. p. 257).

VASO-MOTEURS CONTRACTEURS PÉRIPHÉRIQUES. — Comme la contraction locale des vaisseaux est le moyen par lequel se règle
l'apport d'oxygène et d'éléments nutritifs aux tissus, la quantité
d'oxygène contenue dans le sang a une action puissante sur le
calibre des vaisseaux. Comme Ludwig (2) l'a fait remarquer,
lorsque le sang fourni à un organe isolé est hautement artérialisé, les vaisseaux se contractent, et à leur niveau, la circulation
se ralentit. Si la provision de sang vient à manquer de façon que
ce tissu est pour ainsi dire asphyxié, les vaisseaux se dilatent et
la circulation devient excessivement rapide, lorsqu'elle se réta-
blit de nouveau, exactement comme quand un sujet arrête sa
respiration pendant quelques instants, il est obligé de faire
immédiatement après plusieurs inspirations profondes.

La réaction du liquide circulant a une grande importance,
car les acides ont une tendance à produire la dilatation, et les
alcalins, la contraction. L'effet des bases alcalines sur les vaisseaux n'est pas toujours la même que sur le cœur, car les sels
de potasse, comme on l'a déjà dit, tendent à produire l'affaiblissement du cœur avec arrêt en diastole, tandis qu'ils ont un
effet opposé sur les vaisseaux, qu'ils tendent à faire contracter au lieu de dilater. Cependant l'action du barium est la même
sur le cœur et les vaisseaux, car dans les deux, il y a une tendance à produire une contraction prolongée (4).

Un des vaso-constricteurs les plus puissants est l'adrénaline. Elle possède la propriété de faire contracter tous les vaisseaux du corps à l'exception de la portion intrapulmonaire de l'artère pulmonaire, l'artère coronaire, et les artères cérébrales. Dans ces deux derniers, elle détermine de la dilatation (5).

La cocaïne possède la propriété de faire contracter les vaisseaux en outre de son action anesthésique locale. Une combinaison d'adrénaline avec la cocaïne forme un anesthésique local très puissant, car l'action constrictive des deux médicaments diminue la circulation locale, empêchant ainsi la cocaïne d'être entraînée au loin, et lui permet d'exercer une action anesthésique prolongée.

L'extrait pituitaire a une action quelque peu analogue à celle de l'adrénaline, mais cette action n'est pas aussi puissante, ni aussi prolongée, elle est moins certaine, car quelquefois il se produit de la dilatation au lieu de contraction (6). Toutes les substances appartenant au groupe de la digitale possèdent une certaine propriété de faire contracter les vaisseaux localement. Avec de petites doses, la contraction se limite aux vaisseaux intestinaux tandis que les vaisseaux du rein se dilatent ; avec de fortes doses, les vaisseaux du rein se contractent aussi (7).

GÉNÉRAUX. — Tous les médicaments qui à hautes doses ont une action convulsivante comme la strychnine et la picrotoxine, stimulent le centre vaso-moteur, et celles-ci tendent à faire contracter les vaisseaux sanguins et à élever la pression sanguine. Tous les vaisseaux du corps ne sont pas également affectés par la strychnine. Ceux de l'aire splanchnique sont plus affectés que les autres, mais à l'inverse de la digitale qui tend à dilater les vaisseaux du rein, la strychnine les fait contracter (8).

La caféine a sur le centre vaso-moteur une action semblable à celle de la strychnine, mais elle agit localement sur les vaisseaux de la périphérie d'une façon exactement opposée, elle les fait dilater. Le camphre stimule aussi le centre vaso-moteur et le rend plus sensible aux excitations réflexes, tandis qu'il fait contracter les vaisseaux de l'aire splanchnique. Les vaisseaux de la peau sont dilatés.

L'alcool produit la dilatation des vaisseaux périphériques, et tend à diminuer la pression sanguine, tandis que, en même temps, il stimule le cœur (9).

VASO-DILATATEURS. HISTOIRE DE LEUR DÉCOUVERTE. — Le nitrite d'amyle est le premier vaso-dilatateur qui ait été étudié. Sa propriété de déterminer de la rougeur de la face fut observée par Guthrie en 1859, et le Dr B.-W. Richardson constata qu'il déterminait une dilatation des capillaires dans la patte de la grenouille ; mais ce fut le Dr Arthur Gamgee qui découvrit le premier sa propriété d'abaisser la pression sanguine. C'est sous sa direction que je fis mes expériences sur la digitale dans le laboratoire du regretté professeur Douglas Maclagan, et j'avais l'habitude de me prêter moi-même aux expériences que le Dr Gamgee faisait sur l'action du nitrite d'amyle sur mon pouls, dont il prenait les tracés sphygmographiques. Ces expériences me mirent naturellement très au courant de son action physiologique sur le pouls. Les nombreuses observations que j'ai faites sur mon propre pouls m'ont rendu très expert dans l'emploi du sphygmographe, et quand j'étais résidant à l'Infirmerie Royale d'Édimbourg, je pus faire un grand nombre d'observations sur un cas d'angine de poitrine qui était alors dans les salles. Je constatai que pendant chaque attaque, la tension du pouls était considérablement augmentée, et que quand la douleur cessait, la tension baissait. C'est en vain qu'on essaya toute sorte de remèdes, et le malade était sur le point de sortir de l'hôpital, quand j'eus l'idée que si on arrivait à diminuer sa tension, on réussirait probablement à calmer sa douleur. Je lui persuadai donc de rester un jour de plus à l'hôpital, pour faire une expérience, lui promettant que si elle ne réussissait pas, je le laisserai quitter l'hôpital. A ma grande satisfaction, l'expérience réussit parfaitement. Je lui adminis-

trai du nitrite d'amyle que m'avait donné mon ami le D' Gam-
gée : la face du malade se congestionna, et le pouls, au lieu
d'être petit et filiforme, devint plein et bondissant, et la douleur disparut presque instantanément. Le nitrite d'amyle conserve toujours sa place dans la pratique médicale comme le dilatateur vasculaire le plus rapide et le plus puissant, mais on se sert actuellement d'autres nitrites et d'autres nitrates qui ont une action plus lente mais plus durable. En 1876, avec M. Tait (12) j'ai découvert que la nitro-glycérine avait une action sur la circulation semblable à celle du nitrite d'amyle, mais toutes les fois que je l'étudiai, j'avais un mal de tête très pénible et tel que j'hésitai à en donner aux malades, et pendant mes hésitations, le D' Munell l'employa dans un cas d'angine de poitrine avec un succès complet (13). Ce médicament est devenu maintenant le remède fondamental pour diminuer la pression artérielle, et il a été introduit dans la Pharmacopée Britannique sous forme

Fig. 106. — Tracé montrant l'action du nitrite d'amyle sur la pression sanguine.

Le point où on a commencé à l'administrer est marqué par une croix, le point où on a cessé par une flèche. La flèche horizontale double indique le zéro de la pression : la flèche avec une seule pointe indique la direction suivant laquelle on doit lire le tracé.

de tablettes de chocolat contenant en centième de grain. Elles
peuvent être prises en une seule fois, ou bien un petit fragment de l'une d'elles peut être grignoté lentement jusqu'à
ce que la douleur disparaisse. Si une ne suffit pas, on peut
en prendre davantage. Lorsque je travaillai dans le labo-

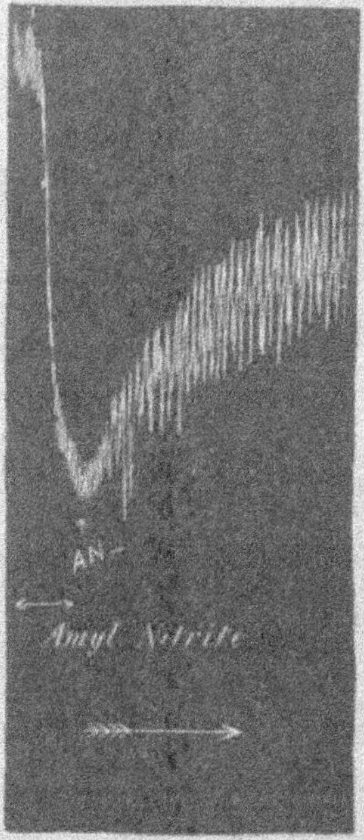

ratoire du professeur Ludwig en 1869, je constatai que le nitrite de soude avait une action semblable à celle du nitrite d'amyle, mais moins marquée. Cette observation ne fut pas publiée, mais l'action du nitrite de soude fut décrite quelques années plus tard par le professeur M. Hay (14). En 1876 et 1877, je fis encore un grand nombre d'expériences en collaboration avec le regretté Dr Gresswell de Melbourne sur l'action des autres nitrites, mais par suite de différentes circonstances, les résultats n'ont pas été publiés. Une recherche très intéressante faite par les professeurs Cash et Dunstan (15) sur différents nitrites montrent qu'ils sont tous les mêmes pour la nature de leur action, quoiqu'ils diffèrent un peu par une question de degré. Le cas est le même pour une substance qui, au point de vue chimique, est totalement différente, l'hydroxylamine, qui d'après mes expériences avec J.-T. Bokenham, dilate les vaisseaux et produit une baisse de tension presque identique à celle due au nitrate d'amyle (16).

Une étude très intéressante des médicaments appartenant au groupe nitreux est exposée dans les conférences faites par le regretté professeur Leech (17), dont la mort a été une perte pour le monde scientifique et un vrai chagrin pour tous ceux qui le connaissaient. Le nitro-érythrol est une autre substance qui est presque aussi utile qu'un quelconque des autres nitrites, parce que son action, quoique moins puissante, est plus prolongée, et dans les cas, où on désire maintenir la pression peu élevée il est très commode ; on en donne 0,032 à 0,003 ou même davantage toutes les deux, quatre ou six heures, plus ou moins, suivant le cas. Le nitro-mannitol peut aussi être employé à la dose de 0,063 ou davantage. Lorsque le pouls est très rapide, on peut donner de l'aconit ou du colchique, et il peut être nécessaire de faire une saignée générale.

CLASSES DES VASO-DILATATEURS. — Les principaux vaso-dilatateurs sont le nitrite d'amyle et les autres nitrites appartenant à la série aliphatique, et les nitrites des métaux alcalins, dont le principal est le nitrite de soude. Quelques nitrates comme la nitro-glycérine, la nitro-erythrite, le nitro-mannitol, bien qu'ils soient des nitrates, ont un effet rapide sur la pression sanguine, et de même l'hydroxylamine. Les nitrates, comme le nitrate de potasse, semblent avoir une action de la même sorte, quoique non aussi rapide ni aussi puissante, mais elle est plus prolongée. A fortes doses, ils agissent directement sur les capillaires qu'ils font dilater ; mais dans le cas du nitrite d'amyle et probablement des autres nitrites aliphatiques, le centre dilatateur dans la moelle allongée semble être le premier affecté, de sorte que la dilatation a une double origine, centrale et périphérique. Un autre groupe de dilatateurs contient des benzoates et des hippurates. Le rein possède une action remarquable de réciprocité par rapport aux benzoates, car Schmiedeberg a constaté que si on ajoute de l'acide benzoïque au sang avec lequel on irrigue le rein, on voit apparaître dans l'urine un composé hippurique, tandis que si on ajoute au sang de l'acide hippurique, on voit de l'acide benzoïque dans l'urine (18). La guipsine provient du gui, et on dit qu'elle a une action dilatatrice sur les vaisseaux, de sorte qu'elle abaisse la pression sanguine (19).

Iodures. — Les iodures diffèrent des vaso-dilatateurs déjà indiqués en ce que, si on les injecte dans une veine, ils n'ont pas un effet immédiat sur la pression sanguine (20), mais si on les administre pendant un certain temps, ils semblent certainement l'abaisser. Le plus employé est l'iodure de potassium, mais si le cœur est affaibli et qu'on redoute son effet déprimant sur le cœur, on peut employer à sa place l'iodure de sodium. Un inconvénient à l'emploi de l'iodure de potassium ou de l'iodure de sodium est son goût fort désagréable qui reste presque constamment dans la bouche. La raison de ce phénomène est que les iodures sont excrétés avec une extrême rapidité par les glandes salivaires. La salive est avalée, absorbée par l'estomac et de nouveau sécrétée par la salive, de sorte que son goût reste dans la bouche. Les iodures possèdent aussi la pro-

priété de faire que d'autres substances qui ordinairement ne
sont pas sécrétées par les glandes salivaires passent dans la
salive. Ainsi Claude Bernard [2] a constaté que si on injecte du
lactate de fer dans l'artère de la glande sous-maxillaire, il n'apparaît pas dans la salive, mais si avant l'injection on le mélange
à une solution d'iodure de potassium, on le voit apparaître dans
la salive. Je crois que les iodures exercent une action semblable
sur la quinine, parce que les malades de la consultation externe
de Saint-Bartholomew's Hospital refusaient de prendre une
potion renfermant de la quinine avec de l'iodure de potassium,
en raison du goût amer qui restait dans la bouche toute la journée. Quelques malades se plaignent d'un goût amer analogue,
quand ils prennent de l'iodure, quoique celui-ci ne soit mélangé
à aucun médicament amer. Je crois que dans ces cas le goût
amer est dû à quelque auto-toxine, — peut-être la pepto-toxine
— ou à quelque autre substance amère de la bile, et on peut
le faire disparaître par un purgatif mercuriel suivi d'un purgatif salin. Le goût peut être masqué jusqu'à un certain point
par la saccharine, dont on ajoute une dose proportionnée à
celle de l'iodure ; le chloroforme, la réglisse masquent également ce goût. Quelques malades n'aiment pas le goût et la
teinte de la réglisse, de sorte que si l'on donne l'iodure de
potassium avec de l'eau chloroformée et un peu de teinture de
citron ou d'orange, pour masquer le goût, on a une prescription très agréable. Après beaucoup d'essais, je trouve que la
meilleure prescription est la suivante :

Iodure de potassium	0ᵍʳ 30
Alcoolature de citron	2 grammes.
Elixir de saccharine	X gouttes.
Eau	Q.S pour 90 grammes.

Chaque dose contient 0ᵍʳ,25 d'iodure de potassium ; suivant la
dose d'iodure désirée, on prend 1, 2, 3 ou 4 doses dans un
demi-verre d'eau gazeuse. Il est plus commode d'avoir l'eau
gazeuse dans un siphon, et après avoir mis la quantité voulue
de la solution d'iodure dans un vase, ajouter l'eau gazeuse et

boire pendant que le liquide est effervescent. Quelques malades trouvent que V gouttes d'élixir de saccharine rendent le mélange trop doux : pour eux, on peut diminuer la quantité, tandis qu'une plus grande quantité de citron, soit 4 grammes d'alcoolature, est plus agréable au palais. Si on le désire, on peut employer l'iodure de sodium au lieu de l'iodure de potassium. Comme cette médication doit être prise souvent par des malades atteints d'artério-sclérose, trois ou quatre fois par jour pendant des semaines, il est très important que la forme sous laquelle on l'administre soit aussi peu désagréable que possible.

On donne généralement l'iodure à la dose de 0,25 ou 0,50 cent. trois fois par jour, mais parfois, il réussit aussi bien sinon mieux, si on le donne à la dose de 1^{gr},50 au moment de se mettre au lit. Chez quelques sujets, il détermine un écoulement nasal et de la salivation, et dans un cas, je l'ai vu produire une douleur abdominale avec une sensibilité délimitée à la région du pancréas, comme si son action sur le pancréas avait été la même que sur les glandes salivaires. Le fait curieux est qu'alors que 0,10 ou 0,15 produisent un écoulement nasal abondant, 1 gramme le fait rarement, de sorte qu'on peut arrêter le coryza, soit en cessant le médicament, soit en doublant la dose. Avec de fortes doses, on peut voir se produire des éruptions pustuleuses, et pour les prévenir, on donne souvent de petites doses d'arsenic en même temps que l'iodure. Localement on peut traiter les pustules avec une pommade antiseptique, comme la pommade à l'acide phénique : on peut aussi employer une pommade au mercure ammoniacal, mais il faut ne se servir que de faibles doses, parce qu'elle peut parfois augmenter l'irritation.

L'EFFET DES MÉDICAMENTS SUR LES ARTÈRES CORONAIRES. — Si les artères coronaires étaient influencées par les médicaments de la même façon que les autres vaisseaux, il arriverait que au moment même où la pression sanguine est élevée dans tout le corps, l'apport de sang au cœur serait diminué, et l'énergie du cœur serait amoindrie par conséquent au moment même où il est appelé à donner un travail plus considérable. Mais c'est le contraire qui est le cas, et beaucoup de médicaments qui font contracter les vaisseaux du reste du corps déterminent la dilatation des artères coronaires. La façon dont on étudie l'action d'un médicament sur ces vaisseaux consiste à placer une canule dans une des bouches de l'artère coronaire et de noter la vitesse à laquelle le sang s'écoule avant et après l'administration du médicament. Les expériences sont faites soit sur le cœur *in situ*, soit sur le cœur séparé du corps et irrigué avec un liquide nourricier. Lorsque les expériences sont faites sur le cœur *in situ*, le résultat est mixte, car il dépend non seulement du calibre des vaisseaux coronaires, mais de la pression sanguine générale qui chasse le sang à leur intérieur. Ainsi un médicament qui élève la pression sanguine générale, comme la digitale, peut augmenter la rapidité de l'écoulement dans les artères coronaires sans les dilater réellement, parce que que le calibre reste le même, la plus grande pression du sang dans l'aorte chassera naturellement plus de sang à leur intérieur en un temps donné. De la même manière un médicament comme le nitrite d'amyle, diminuera la quantité de sang passant dans les artères coronaires, même si réellement il les dilate, parce qu'il diminue la pression sanguine dans l'aorte. Quand on fait ces expériences sur un cœur excisé, ce facteur peut être éliminé, parce qu'on peut maintenir la même pression pour le liquide nourricier qu'on fait passer par le cœur. L'artère coronaire est dilatée par l'adrénaline, le groupe des substances digitaliques, par la caféine et par la théobromine (22). G.-S. Bond a dit que l'écoulement des veines coronaires est diminué par la nitro-glycérine et le nitrite d'amyle (23). Cependant, comme je l'ai déjà expliqué, cette diminution peut être due à une simple chute de la pression sanguine générale, et dans une expérience que j'ai faite avec le professeur Kronecker, nous avons trouvé que l'écoulement était énormément accru

par le nitrite d'amyle, malgré la baisse générale de la pression.
Cette action dilatatrice du nitrite d'amyle et de la nitro-glycérine sur les vaisseaux coronaires explique facilement le soulagement qu'ils procurent dans l'angine de poitrine, même dans
les cas où la pression sanguine est normale.

Bibliographie

1. D. Cow, Journ. of Physiol., 1911, vol. XLII, p. 132.
2. Lüdwig et Mosso, voir Lauder Brunton, Text book of Pharmacology,
   Therapeutics and Materia Medica, 1885, Mac Millan et C⁰, p. 264.
3. Gaskell, Journ. of Physiol., 1880-2, vol. III, p. 53.
4. Boehm, Arch. f. exp. Path. u. Pharm., 1875, Bd III, p. 216 ; Ringer and
   Sainsbury, Brit. Med. Journ., 1883, vol. II, p. 265 ; D. Cow, loc. cit.,
   p. 134.
5. D. Cow, Loc. cit., p. 132.
6. D. Cow, Loc. cit., p. 234.
7. Gottlieb et Magnus, Arch. f. exp. Path. u. Pharm., 1901, Bd XLVII,
   p. 135 ; Loewi et Jonescu, id., 1908, Bd LIX, p. 71.
8. Weinhimer et Delezenne, Compt. Rend. de la Soc. de Biol., 1903,
   p. 633.
9. Meyer et Gottlieb, Exper. Pharmakologie, 1910, pp. 232-3.
10. F. Guthrie, Journ. of Chem. Soc., 1859, vol. XI, p. 245.
11. Lauder Brunton, Lancet 27 July 1867, p. 97 ; Collected Papers, First
    series, pp. 137 et suiv.
12. Brunton et Tait, St Bartholomew's Hospital Reports, 1876, vol. XII,
    p. 141 ; Collected Papers, First series, pp. 174 et suiv.
13. W. Murrell, Lancet, 1879, vol. I, pp. 80, 113, 151, 225.
14. M. Hay, Practitioner, vol. XXX, pp. 179, 194, 321, 390 ; Brit. med.
    Journ., 1883, vol. II, p. 1095.
15. Cash et Dunstan, Phil. Trans., 1893, vol. CLXXXIV, pp. 505, 639.
16. Brunton et Bokenham, Roy. Soc. Proc., 1889, vol. XLV, p. 352.
17. D.-J. Leech, Pharmacological Action and Therapeutical Uses of the
    Nitrites and Allied compounds. Edited by R.-B. Wild, Manchester,
    Sherratt et Hughes, 1902.
18. Bunge and Schmiedeberg, Arch. f. exp. Path. u. Pharm., 1877, Bd VI,
    p. 233 ; Schmiedeberg, id., 1884, Bd XIV, pp. 288, 379.
19. Gaertner et Chevalier, Compt. Rend., 25 nov. 1907, vol. CXLV,
    p. 994 ; O. K. Williamson, Practitioner, 1911, p. 690.

20. Stockmann et Charteris, Brit. Med. Journ., 1901, vol. II, p. 1520.
21. Claude Bernard, Leçons de Physiol. Expérimentale, 1856 (Paris, J.-B. Baillière), t. II, p. 29.
22. D. Cow, Loc. cit., pp. 132 et suiv.
23. G.-S. Bonn, Journ. of exp. Medicine, 1910, vol. XII, pp. 580-1.

CHAPITRE XV

ACTION DES MÉDICAMENTS SUR LES SYSTÉMES URINAIRE, DIGESTIF ET NERVEUX

Action des médicaments sur les reins, les organes digestifs et le système nerveux. — Diurétiques. — Le mercure comme diurétique. — Indications de la ponction. — Purgatifs. — Mercuriaux. — Désinfectants gastriques. — Aérophagie. — Alcalins. — Lait aigre. — Désinfectants intestinaux. — Carminatifs. — Adjuvants des carminatifs. — Narcotiques.

Diurétiques. — La sécrétion de l'urine dépend en grande partie de la pression sanguine dans les glomérules du rein, et Ludwig a montré que, en règle générale, plus la pression est élevée à l'intérieur des glomérules, plus rapide est la sécrétion de l'urine. Pendant nombre d'années, il considérait la transsudation du liquide des glomérules sous l'influence de la pression comme le facteur principal de la sécrétion, et il pensait que le liquide ainsi exsudé subissait une concentration par absorption de ses éléments aqueux dans son passage à travers les tubuli. Mais en 1870, il modifia considérablement cette théorie d'après celle qu'avait émise Bowman (2), de sorte que récemment les théories de Ludwig et de Browman ont presque coïncidé. Bowman admettait que la partie aqueuse de l'urine transsudait des glomérules, tandis que les éléments solides étaient excrétés par l'épithélium des tubuli. Bowman était arrivé à cette conclusion en se basant seulement sur l'anatomie, tandis que Ludwig fondait sa théorie sur les expériences qu'il avait faites. La proportion des sels et d'eau que le rein doit secréter pour maintenir la proportion exacte de ces éléments dans le corps varie considérablement suivant diverses conditions. Ainsi les sujets qui ont un régime plus ou moins liquide, avec une faible quantité d'aliments protéiques, tel qu'une alimentation composée de pain, beurre, thé et de substances farineuses, avec un peu de lait, doivent excréter une grande quantité d'eau et seulement une faible proportion d'urée et d'autres produits de la désassimilation azotée. D'un autre côté, surtout si le fonction-

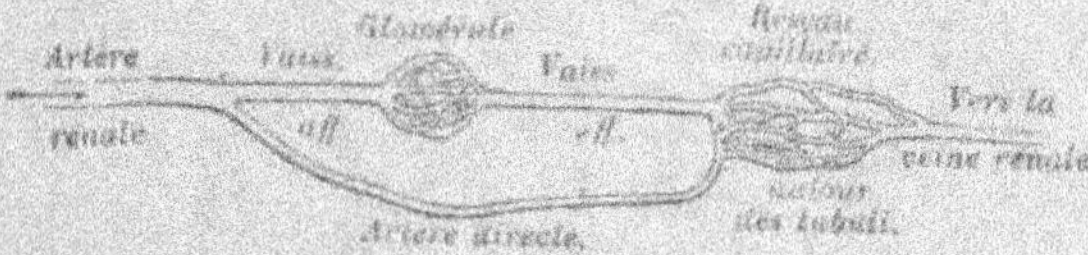

Fig. 101. — Diagramme montrant la voie par laquelle passe le sang pour aller au plexus entourant les tubuli et pour fournir les matériaux pour l'excrétion des éléments solides sans passer à travers les glomérules, et pour laisser échapper l'eau.

nement de la peau est très réduit, les sujets habitant les climats chauds, comme l'Afrique du Sud ou l'Amérique du Sud, ayant un régime fortement azoté, comme la viande desséchée, avec une petite proportion d'eau, doivent retenir dans leur organisme autant d'eau que possible, et excréter par conséquent une grande quantité d'urée. Nous trouvons dans le rein une disposition qui permet la réalisation de ce fait. Non seulement les vaisseaux du rein peuvent être dilatés par l'action des médicaments, alors que d'autres vaisseaux dans le corps sont à l'état de contraction, mais le rein renferme un mécanisme particulier grâce auquel le sang qui passe à son intérieur par l'artère rénale peut être envoyé à un moment donné presque exclusivement à travers les glomérules, de sorte qu'il y a une forte proportion d'eau excrétée et peu d'éléments solides, et à un autre moment, ce sang est envoyé presque exclusivement aux tubuli de sorte qu'il y a une excrétion considérable d'éléments solides et au contraire de très peu d'eau. Grâce au diagramme de Hans Meyer (3), il est très facile de comprendre ces phénomènes.

Nous pouvons diviser les diurétiques en cinq groupes :

1° Ce que l'on peut appeler les diurétiques naturels, l'eau, l'urée et les corps puriques qui s'en rapprochent (p. 260) la caféine, la théobromine, la théophylline et la théocine. Ces substances accroissent la rapidité de la circulation à travers le rein et augmentent la quantité d'eau qui s'échappe des glomérules ; mais en même temps elles s'opposent probablement à la réabsorption dans les tubuli, car le carmin indigo injecté en

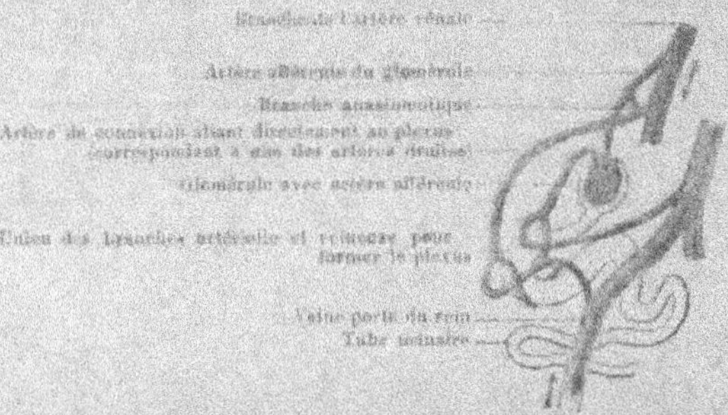

Fig. 102. — Diagramme de la circulation dans le rein du lézard. Modifié de celui de Nussbaum et arrangé pour montrer les parties du rein qui sont probablement affectées par les différents diurétiques. (Tiré de *Pharmacology and Therapeutics*, par Lauder Brunton, p. 378, 1re édit., Londres et Milan, 1885.)

même temps que la caféine n'apparaît pas dans l'épithélium des tubuli comme il le ferait, s'il était injecté seul. Très probablement, cependant, la caféine non seulement tend à empêcher la réabsorption, mais aussi à exciter la sécrétion par les cellules des tubuli.

2° Le second et le troisième groupe modifient la circulation dans le rein. Le second groupe renferme les substances, qui, comme la digitale, dilatent les vaisseaux du rein et contractent aussi en même temps ceux du corps en général. Le sang est ainsi chassé sous une pression beaucoup plus élevée qu'à l'état normal à travers les artères afférentes dilatées du rein, de sorte que la circulation dans cet organe devient beaucoup plus rapide et la sécrétion de l'urine est considérablement augmentée. L'effet de dilatation sur les artères rénales peut être suffisant pour produire la diurèse, quoique la contraction des artères dans le reste du corps puisse n'être pas suffisante pour élever la pression sanguine. Si les médicaments sont donnés à doses trop élevées, ils peuvent déterminer une contraction telle des vaisseaux du rein qu'elle amène l'arrêt de la circulation et de la sécrétion de l'urine.

3° Le troisième groupe renferme ces médicaments qui dilatent les vaisseaux du corps en général, y compris ceux du rein. Ces substances peuvent dilater les vaisseaux du rein assez pour produire la diurèse malgré la baisse de la pression sanguine générale. Ainsi, le nitrite d'éthyle sous forme d'éther nitreux a longtemps été considéré comme un diurétique très utile, et le nitrite de soude augmente la sécrétion de l'urine même lorsque la pression sanguine est au-dessous de la normale.

4° Le quatrième groupe comprend les huiles éthérées, telles que l'huile de genièvre. Je ne sais si leur mode d'action a été parfaitement établi, mais vraisemblablement, ils exercent leur action sur les tubuli.

5° La cinquième division des diurétiques comporte les sels comme le tartrate, l'acétate de potasse, et aussi le sulfate de soude. D'après Meyer et Gottlieb, ces sels ont sur le rein une action semblable à celle qu'ils ont sur l'intestin; ils produisent une sécrétion dans une partie et empêchent l'absorption dans une autre. Dans le rein, ils augmentent probablement l'exsudation du liquide du glomérule et empêchent sa réabsorption dans les tubuli ou, comme le dit Meyer, ils causent la diarrhée des tubuli.

MERCURE COMME DIURÉTIQUE. — L'effet de petites doses de mercure et de calomel pour produire et augmenter la diurèse est connu depuis longtemps, et un des meilleurs diurétiques dans les maladies cardiaques est certainement les pilules de digitale, de scille et de calomel, 5 centigrammes de chaque. D'après Fclckseder (5), l'action du calomel est due à la sécrétion profuse de salive et du suc intestinal, qui diminue la proportion d'eau du sang et conduit ainsi à l'absorption du liquide du tissu œdématié. Si le contenu aqueux de l'intestin s'évacue, il n'y a pas de diurèse, mais s'il est retenu, les reins excrètent le superflu de l'eau, et ainsi la diarrhée due au calomel peut se substituer à la diurèse due à ce même médicament. Cette hypothèse n'est pas tout à fait satisfaisante, parce que l'effet favorable du mercure pour aider la diurèse se produit, à vrai dire, généralement sans accroissement apparent de la sécrétion salivaire. La conception de Locke est que le mercure agit indirectement sur l'urine en augmentant la formation de l'urée dans le foie, et qu'une quantité plus considérable d'urée agit comme diurétique (6).

Il est fort possible que l'effet du mercure puisse être dû à quelque modification qu'il produit dans la viscosité du sang, rendant ainsi plus facile le cours du sang à travers les glomérules des reins. Pour l'instant, on ne connaît pas encore exactement l'action du mercure sur le sang, mais il est évident que si on augmente les doses jusqu'à production de salivation, on a trouvé qu'il a un effet très marqué sur le sang, comme on pouvait s'en rendre compte par les modifications qu'il amenait dans les caractères du sang à l'époque où l'on pratiquait la saignée alors qu'il y avait de la salivation.

Indication de la ponction. — La sécrétion du rein dépend en grande partie de la rapidité de la circulation à son intérieur et si, soit les veines, soit les tubuli viennent à être obstrués, la pression se fait sur les glomérules et la circulation est beaucoup diminuée, et comme conséquence, la quantité d'urine sécrétée est beaucoup moindre. La pression en retour du sang dans la maladie mitrale tend à accroître la pression dans les veines, comme on le voit en B, fig. 103, et cela non seulement comprime les artérioles, mais aboutit aussi à l'albuminurie. Le même effet se produit par l'obstruction au cours de l'urine à travers l'uretère, et conséquemment à travers les tubuli, comme on le voit en C, fig. 103. Lorsque l'abdomen est distendu par l'ascite, la pression s'exerce à la fois sur les veines rénales et sur l'uretère,

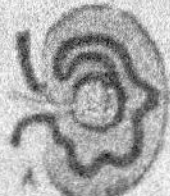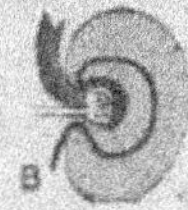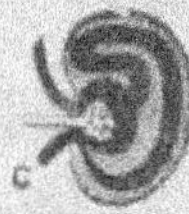

Fig. 103. — Diagramme pour montrer l'effet de la congestion veineuse et de l'obstruction de l'uretère ou des tubuli sur le rein.

A, rein normal avec une artère au centre du lobe. L'artère se termine dans un glomérule d'où un tube urinaire passe dans l'uretère que l'on voit sortant du lobe au-dessous de l'artère. La veine rénale se voit au-dessus de l'artère dans le lobe ; B, représente la congestion de la veine avec une compression consécutive de l'artère et des tubuli ; C, représente la compression de l'artère et des tubuli.

(fig. 104) et les diurétiques ne peuvent agir, à moins que grâce à une ponction, on diminue la pression.

Purgatifs. — Une bonne purgation non seulement débarrasse rapidement l'intestin de son contenu et empêche à un haut degré la formation des toxamines, mais quelques purgatifs déterminent une énorme sécrétion de liquide aqueux dans l'intestin, et diminuent ainsi la proportion de l'eau dans le sang ;

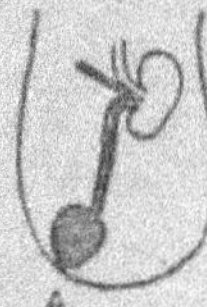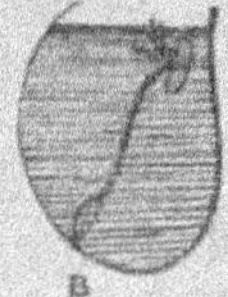

Fig. 104. — Coupe diagrammatique de l'abdomen.

A, état normal ; B, dans un cas d'hydropisie avancée où le liquide ascitique comprime le rein lui-même et aussi l'uretère, de sorte que la sécrétion de l'urine est entravée de deux façons : 1° par la pression à l'extérieur du rein et 2° par la pression à l'intérieur du rein par suite de la tension dans les tubes urinaires.

comme conséquence, il se fait une résorption du liquide des tissus œdématiés. Le meilleur des hydrocathartiques, qui a bien conservé sa place dans la pratique, est la poudre de jalap composée. Le bitartrate de potasse qu'elle renferme tend à produire une spoliation aqueuse dans l'intestin, en même temps que le jalap en excitant le péristaltisme intestinal évacue l'eau et empêche qu'elle soit réabsorbée. L'action de la poudre de jalap peut être augmentée en donnant une cuillerée à café de bitartrate de potasse en même temps que la dose ordinaire de 1gr,50 de poudre de jalap composée. L'élaterium ou la poudre composée d'élaterine est un hydrocathartique très puissant, mais en raison de la dépression qu'il produit, il ne faut s'en servir qu'avec prudence, et il n'est pas d'un usage aussi général que la poudre de jalap composée. Il y a une grande différence entre l'action de ces purgatifs que je viens d'indiquer et les mercuriaux. Ceux-là agissent généralement sur les portions inférieures de l'intestin grêle et sur tout le gros intestin. Ils n'ont pas la même action que les mercuriaux pour faire évacuer la bile.

MERCURIAUX. — En réalité ils n'augmentent pas la sécrétion de la bile ; au contraire, ils peuvent la diminuer, mais ils

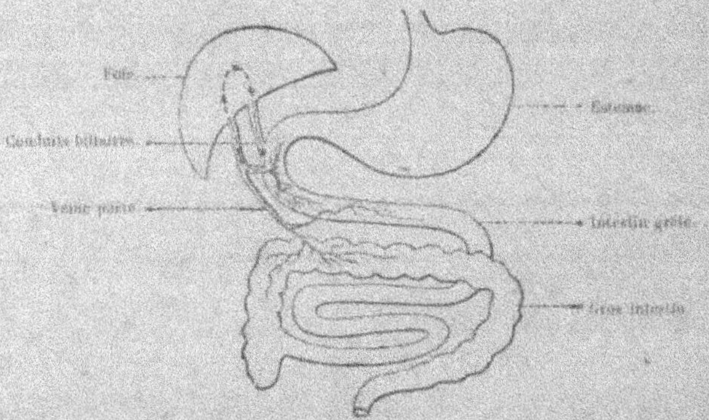

Fig. 105. — Diagramme représentant la circulation entéro-hépatique et la rétention de la bile et des toxines dans le corps.

paraissent posséder la propriété de faire évacuer la bile du corps. Il a été démontré que les selles vertes qui se produisent après l'emploi du calomel doivent leur couleur à de la bile. En faisant évacuer la bile du corps, on peut ainsi la débarrasser des toxines que renferme la bile. Les différentes toxines formées dans l'intestin, aussi bien que les poisons qui ont été ingérés, sont absorbés au niveau de l'intestin, transportés par la veine porte au foie, et sont excrétés dans la bile, dans laquelle ils passent de nouveau dans l'intestin. Là ils sont de nouveau absorbés une seconde fois, et de cette façon les poisons peuvent circuler longtemps de l'intestin au foie et vice versa sans quitter le corps, bien que de faibles quantités puissent passer constamment dans le sang. Il est probable que c'est en enlevant les toxines que les diverses préparations mercurielles sont un adjuvant utile dans le traitement des troubles de la circulation. Leur action pourrait être aidée par quelque purgatif salin qui balayerait les toxines en dehors de l'intestin, car s'ils restent dans la partie supérieure, ils peuvent être réabsorbés de nouveau.

Désinfectants gastriques. — La plupart des toxines appartiennent à la série aromatique, et proviennent des corps albuminoïdes. Les principaux gaz de l'intestin sont l'acide carbonique et le gaz formène, et ils sont formés surtout par la fermentation des hydrates de carbone. Le suc gastrique normal a une action antiseptique, et lorsque la nourriture est bien digérée dans l'estomac, il y a beaucoup moins de chances qu'il se forme à ses dépens dans l'intestin des gaz ou des toxines. Si au contraire, le suc gastrique est très dilué par du liquide pris pendant le repas, il n'exercera pas son action, et en outre les aliments albumineux ne seront pas aussi bien désagrégés dans l'estomac et passeront dans l'intestin en grosses masses. Une règle importante pour empêcher la flatulence est de donner séparément les aliments liquides et les aliments solides, et si cela ne suffit pas pour empêcher le développement des fermentations, il est recommandé de donner des hydrates de carbones comme du pain et des amylacés à un repas, et des aliments protéiques comme des œufs, du lait et du fromage à un autre. Dans tous les cas il est nécessaire de bien mastiquer les aliments avant de les avaler. Il faut se rappeler que lorsque la digestion gastrique est très active, la production de gaz soit dans l'estomac ou dans l'intestin doit diminuer, et l'administration de pepsine ou d'autres ferments digestifs viennent en aide à la digestion des aliments et diminuent la production de gaz.

AÉROPHAGIE. — C'est là une autre cause de flatulence. Elle se produit souvent à la suite de l'irritation de l'estomac par l'acidité, de sorte qu'il s'écoule plus de salive dans la bouche, et cela produit une tendance à déglutir constamment. On remédie souvent à la flatulence due à cette cause en faisant prendre du bismuth ou du bicarbonate de soude pour diminuer l'irritation de l'estomac. Les antiseptiques gastriques les plus usités sont les sulfo-phénate de soude à la dose de 0gr,25 à 0gr,75, l'acide phénique à la dose de 0gr,05 à 0gr,15 en pilules ou en capsules, la créosote à la dose de IV à V gouttes dans une capsule, le naphtol à la dose de 0,05 à 0,15 en cachets. On emploie davantage le bétanaphtol que l'alphanaphtol, car bien que ce dernier soit plus actif et soit un antiseptique plus puissant, il est irritant pour l'estomac. Le charbon végétal est un remède très usité et peut être donné sous forme de biscuit ou de poudre. La poudre peut simplement être mélangée avec de l'eau ou avalée en cachets. Le péroxyde de magnésie est à la fois antiseptique et anti-acide. On le donne habituellement à la dose de un tiers à une cuillerée à café avec de l'eau, ou on peut le combiner avec du charbon.

ALCALINS. — Lorsqu'il y a beaucoup d'acide dans l'estomac, il peut causer une grande irritation réflexe et même déterminer des troubles cardiaques et de la syncope (p. 147). On le neutralise aisément avec du bicarbonate de soude, dont on met une cuillerée à café ou même davantage dans un verre d'eau, qu'on avale lentement jusqu'à ce qu'on ait obtenu le résultat désiré. On arrive à masquer facilement son goût désagréable en ajoutant dans le verre un petit cristal d'acide citrique. Cela produit un dégagement d'acide carbonique, et ce mélange effervescent est plus agréable que la solution simple. L'acide carbonique fait aussi que le bicarbonate de soude se dissout plus rapidement, et il suffit d'un cristal d'acide citrique assez petit pour ne pas neutraliser complètement un quart du bicarbonate. Ce mélange agit souvent comme un carminatif énergique, et si on le désire, on peut le donner en même temps que d'autres carminatifs. Une demi ou une cuillerée à café de sel volatil dans 60 à 90 grammes d'eau peut aussi être employé à la place du bicarbonate de soude et a une action plus stimulante sur le cœur, si celui-ci est affaibli. L'hydrate de magnésie agit aussi comme un anti-acide puissant et peut être donné en une quantité quelconque, bien qu'habituellement une demi à deux cuillerées à café soient suffisantes. Sous forme de crème de magnésie, il est plus agréable au goût que sous forme de poudre desséchée. En même temps qu'ils agissent comme carminatifs, les alcalins ont quelquefois un effet extraordinaire sur l'irrégularité du cœur et sur la tachycardie, l'intermittence disparaît, ou bien le pouls revient à son allure normale presque immédiatement après l'expulsion d'une grande quantité de gaz de l'estomac, et par conséquent on voit cesser l'irritation réflexe du cœur par les branches gastriques du nerf vague (fig. 106).

LAIT AIGRE. — Les gaz qui produisent la flatulence dans l'intestin sont surtout le gaz et l'acide carbonique. Les substances dont ils proviennent le plus aisément sont les hydrates de carbone, tels que les amylacés, le sucre et la cellulose. Le sucre de lait ne fermente pas aussi facilement que les autres sucres, et le lait dans son état ordinaire, lorsqu'on le prend sans hydrates de carbone, ne produit généralement pas de flatulence, et quelques jours de régime lacté pur peuvent diminuer considérablement la production de gaz.

D'après Metchnikoff (7), le bacille acide lactique tend à détruire les autres bacilles pathogènes de l'intestin et empêche ainsi la formation de produits toxiques : le lait qui a été rendu

aigre par l'addition du bacille acide lactique, tend ainsi à stéri-
liser, dans une certaine mesure, tout le tractus intestinal en
détruisant tous les autres bacilles excepté lui-même. Il vaut
mieux rendre le lait acide par l'addition du bacille acide lactique avant de le donner, mais quelquefois, lorsqu'on ne peut

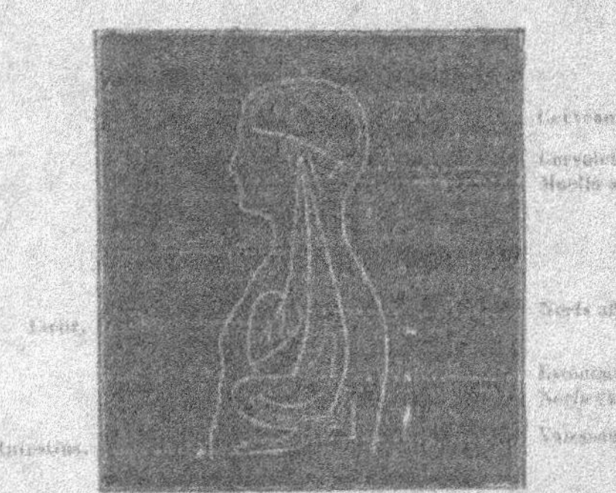

Fig. 106. — Diagramme pour montrer le mécanisme nerveux par lequel l'action
du cœur peut être déprimée par irritation de l'estomac. L'irritation réflexe du
nerf vague peut rendre l'action du cœur doublement faible, ou calmante et
faible.

pas le faire, on donne le bacille acide lactique sous forme de
tablettes, mais cette méthode ne donne pas d'aussi bons résultats. Il est très important d'avoir une race pure de bacille, car
si on a le bacille butyrique qui lui est adjoint, il rend non seulement le lait désagréable au goût et à l'odeur, mais aussi très
irritant pour l'estomac et l'intestin. Il faut faire le lait aigri
chaque fois en ajoutant des bacilles en tablettes au lait frais ;
mais au lieu de cela, il vaut mieux lorsqu'on a obtenu une fois
une bonne qualité de lait aigri, en ajouter un peu au lait frais
au lieu de se servir de tablettes neuves (8).

DÉSINFECTANTS INTESTINAUX. — Les mêmes désinfectants qui
sont utiles pour l'estomac le sont aussi pour l'intestin. Un des
plus puissants est le mercure sous ses diverses formes. Une
solution de perchlorure de mercure est quelquefois utile aux

doses de 2 à 4 grammes répétés toutes les six heures. Elle a un goût désagréable, aussi est-il préférable de le donner sous forme de pilule à la dose de $0^{gr},002$ à $0^{gr},004$ au lieu de la solution. Le calomel ou le mélange de chaux et mercure agit quelquefois tout à fait bien par suite de la transformation de petites parties en perchlorure. Une dose de $0^{gr},0065$ de calomel toutes les heures, ou une dose de $0^{gr},02$ de mélange de chaux et de mercure, est quelquefois très utile, surtout si le foie est tuméfié et sensible. Le naphtol rend service pour l'intestin comme pour l'estomac. Le salol est un désinfectant intestinal utile à la dose de $0^{gr},25$ ou $0^{gr},50$ en cachet, environ toutes les six heures. Il n'est pas décomposé par les acides, mais il se décompose en phénol et en acide salicylique en présence des alcalins; aussi ne faut-il pas le donner en même temps. Si les selles ont une très mauvaise odeur, on peut la faire disparaître plus vite par la naphtaline que par tout autre médicament. Mais elle a une odeur si désagréable et si pénétrante que le seul moyen de l'administrer est de la donner en poudre ; on la place dans un gros cachet, on recouvre le cachet et on l'avale immédiatement. Alors même qu'elle est mise en cachet, l'odeur pénètre à travers le cachet.

CARMINATIFS. — Ce sont des médicaments qui font disparaître la flatulence soit de l'estomac, soit de l'intestin. Les plus communément employés sont les huiles essentielles données en petite quantité sous forme de pilules ou plus souvent dissoutes dans l'alcool ou l'eau sous forme d'alcools ou d'eaux distillées. Les essences dont on se sert dans ce but sont les essences d'aneth (peucedanum graveolens), d'anis, de camomille composée, de cajeput, de carvi, de girofle, de cannelle, de coriandre, de lavande, de menthe poivrée, de menthe verte, de noix de muscade, de piment, de romarin, de térébenthine. Les alcools sont ceux d'ammoniaque aromatisée, d'ammoniaque avec assa fœtida, d'éther, d'éther composé, d'anis, de cajeput, de camphre, de chloroforme, de cannelle, de genièvre com-

posé, de lavande, de menthe poivrée, de menthe verte, de
noix de muscade et de romarin. Les eaux distillées sont celles
d'aneth, d'anis, de camphre, de carvi, de chloroforme, de cannelle, de fenouil, de menthe poivrée, de menthe verte, de
piment. En outre, on peut encore mentionner la teinture composée de cardamome et la teinture de gingembre. L'assa fœtida
est un des carminatifs les plus énergiques, mais son odeur est
désagréable. Souvent une pilule de galbanum composé est très
très utile dans la flatulence intestinale. Quand il y a une énorme
distension intestinale, le remède le plus utile qu'on puisse
employer est l'assa fœtida en lavement. On le préparait autrefois en mettant jusqu'à 1^{gr},80 d'assa fœtida dans 120 grammes
d'eau distillée, mais il est plus commode d'ajouter une
cuillerée à café de teinture d'assa fœtida à 120 grammes d'eau
amidonnée.

De l'eau d'aneth sous forme de lavement fait disparaître quelquefois rapidement la flatulence intestinale. On peut la donner
soit seule aux doses de 120 grammes ou plus, ou mélangée
avec 250 à 500 grammes d'eau amidonnée et l'injecter immédiatement. Le plus commun de tous les carminatifs est probablement l'eau de menthe, et son action est souvent beaucoup
aidée par l'addition d'un verre à vin d'une solution de 0^{gr},60 à
0^{gr},80 de bicarbonate de soude, ou d'une demi-cuillerée à café
d'alcool d'ammoniaque aromatisé. On peut répéter cette dose
tous les quarts d'heure, si cela est nécessaire, jusqu'à ce que
l'on soit soulagé. Un autre remède très en vogue est le sirop ou
la teinture de gingembre aux doses d'une demi à une cuillerée
à thé dans un verre d'eau (ou V à X gouttes de la teinture
forte, ou de l'essence, comme on l'appelle ordinairement,
donnée de la même façon. V à X gouttes de cajeput données
de la même façon, ou même sur un morceau de sucre qu'on
laisse fondre dans la bouche sont parfois très utiles. Un autre
remède agréable consiste en 2 à 4 grammes de teinture composée de cardamome dans 30 grammes d'eau chloroformée, et
il agit encore mieux, si on ajoute X gouttes d'alcool d'éther.

L'eau distillée d'aneth est universellement employée comme carminatif chez les enfants, et est à mon avis trop négligé à ce point de vue chez les adultes. On peut la donner seule ou associée à quelques-uns des alcools carminatifs ou aux teintures déjà mentionnées.

ADJUVANTS DES CARMINATIFS. — Quelquefois on peut soulager la flatulence en introduisant un long tube de caoutchouc dans le rectum et si possible, jusqu'au niveau de la courbure sigmoïde. Pour cette opération, je crois qu'un long tube pour l'estomac est meilleur que les tubes pour le rectum, ou même que les sondes, parce que les tubes pour le rectum ont ordinairement un bout pointu qui ne trouve pas aussi bien sa voie en haut dans l'intestin que l'extrémité émoussée du tube pour l'estomac. Souvent un tube d'un fort calibre passe plus facilement qu'un tube de petit calibre, car ces derniers se replient et se butent dans le rectum. L'accumulation de gaz dans l'intestin est souvent due en partie, tout au moins, à l'affaiblissement du pouvoir d'expulsion de la paroi musculaire de l'intestin. On a constaté, que cette parésie intestinale, qui se produit très souvent et donne souvent lieu à des interventions opératoires, peut être calmée ou même disparaître par l'emploi de corps pituitaire, que l'on peut donner soit par la bouche, soit encore mieux en injections à la dose de VII à XV gouttes d'un extrait à 20 p. 100. Il vaut mieux faire l'injection dans les muscles, car si on la fait dans la peau, elle peut déterminer de la suppuration de la peau et une contraction vaso-motrice.

NARCOTIQUES. — Un des symptômes les plus pénibles dans les diverses maladies du cœur et des vaisseaux est l'insomnie. Le sommeil semble dépendre d'un état de repos des vaisseaux cérébraux, et peut être obtenu par l'action des médicaments qui diminuent leur activité fonctionnelle, même lorsque la circulation cérébrale ne change pas. D'après Bouchard, (2) l'alternance du sommeil et de l'état de veille est due à la formation

dans le corps de certaines substances qu'on ne peut appeler
toxines, mais à qui on réserve le nom de leucomaïnes. Celles-ci
se formant dans la journée ont une action soporifique, de sorte
que leur accumulation pendant la nuit produit le sommeil. Pendant la nuit, ces substances narcotiques sont éliminées, et il
se forme des substances excitantes de sorte que peu à peu l'effet
narcotique disparaît, et l'action excitante prédomine, ce qui fait
que la personne s'éveille. Parmi les produits narcotiques qui
se forment, il y a de l'acide lactique et des lactates qui
sont des déchets musculaires ; mais certainement, ils ne sont
pas les seuls. L'état des cellules nerveuses dépend beaucoup
de la circulation. Cela a été démontré par Friedlander (10) :
lorsqu'un lapin a reçu une dose d'alcool isopropyle, il s'endort
immédiatement, lorsqu'on lui tient la tête haute et que la circulation est diminuée, mais il se réveille de suite, si on lui met la
tête basse de sorte que la circulation est augmentée dans le
cerveau. Chez l'homme, Durham (11) a observé que le cerveau
devient anémique pendant le sommeil et se congestionne pendant l'état de veille. La circulation dans le cerveau est probablement réglée par la propriété contractile des carotides et de
leurs branches. Lorsque les carotides sont sclérosées et que
ainsi elles perdent leurs propriétés contractiles, l'insomnie se
produit comme conséquence, et dans un cas d'insomnie persistante, j'ai vu le sommeil revenir lorsque les vaisseaux sont
devenus moins rigides sous l'action combinée du massage local
et de l'emploi de l'iodure de potassium. Lorsque la tension est
très élevée, le sang tend à se précipiter dans les carotides
malgré leur contraction, et c'est pourquoi les hypertendus ont
une tendance à avoir de l'insomnie. Le même état peut se produire chez les sujets qui présentent une diminution de leur
pouvoir vaso-moteur, ce qui fait que la pression est basse, mais
le pouvoir contractile des carotides est affaibli et l'insomnie
peut être associée aussi bien à l'hypotension qu'à l'hypertension.
Lorsque l'action du cœur est stimulée par une température
élevée, comme dans la fièvre ou par l'effet de médicaments tels

que la caféine, la circulation est activée dans le cerveau, et il en résulte de l'insomnie. Il y a soixante ans, le seul soporifique connu était l'opium, et quand ils l'administraient, les médecins reconnaissaient l'importance de la circulation, parce que si la circulation était calme, ils donnaient l'opium seul, mais s'il existait en même temps de la fièvre, ils donnaient en même temps un tartre émétique. Dans la poudre de Dower, qui était alors très en vogue, le tartre émétique était remplacé par l'ipécacuanha, et elle reste encore un excellent remède, parce qu'un des dangers qu'on redoute encore actuellement avec l'opium est son action déprimante sur le centre respiratoire, et cet inconvénient est contre-balancé tout au moins à un certain point par l'ipécacuanha qui a un effet stimulant sur ce centre. Dans les cas où les reins sont sérieusement malades de sorte que leurs propriétés d'excrétion sont très diminuées, de petites doses d'opium produisent des résultats inattendus, et une dose qui ordinairement serait parfaitement normale, pourrait entraîner des conséquences fatales. Les cas dans lesquels cela se produit sont ceux qui s'accompagnent de la diminution de leur pouvoir excréteur, mais la simple présence de l'albumine dans l'urine dans un cas de maladie mitrale ne doit pas être considérée comme une contre-indication de l'opium.

Bibliographie

1. LUDWIG. Wagner's Handwörterbuch der Physiologie, 1844, Bd II, pp. 628 et suiv.
2. BOWMANN. Phil. Trans., 1842, vol. CXXXII, p. 57.
3. MEYER et GOTTLIEB. Exper. Pharmakologie, 1910, p. 297.
4. Ibid., p. 298.
5. FLEISSNER. Recherche non publiée : voir Meyer et Gottlieb, p. 299.
6. LOCKE. Practitioner, 1886, vol. XXXVII, p. 170.
7. METCHNIKOFF. The Prolongation of Life, trans. by P. Chalmers Mitchell (London, Heinemann), 1907.

8. Pour la bibliographie, voir Martindale et Wescott, Extra-Pharmacopœia,
   15ᵉ éd., p. 902, vol. I, pp. 15 et suiv.
9. Bouchard, Compte rendu, 1886, vol. CII, pp. 669, 727, 1127.
10. Friedlænder, Ueber den Isopropyl Alcohol, Dissert., Berlin, 1888.
11. Durham, Guy's Hospital Reports, 1860, vol. VI, p. 419 ; Psychological
    Journal, vol. V, pp. 74 et suiv. Brit. and For. med. Chir. Rev., 1866,
    vol. XXVII, pp. 244 et 332.

CHAPITRE XVI

TRAITEMENT DES MALADIES AIGUES DU CŒUR

Dans le traitement de toute maladie du cœur, qu'elle soit aiguë ou chronique, il faut toujours se rappeler qu'il y a une tendance naturelle vers la guérison, et qu'il faut favoriser autant que possible cette tendance en veillant sur :

1° Le repos ;

2° La nutrition ;

3° L'élimination.

Le repos pour le cœur a la plus grande importance, mais il ne faut pas oublier que pour le cœur comme pour une entorse du cou-de-pied, trop de repos peut gêner la nutrition. La nutrition du cœur dépend en partie de son activité, en partie de l'état de ses vaisseaux et en partie de la nature du sang qui lui est fourni. Dans les états aigus, il y a une tendance à un excès d'activité du cœur ; et par conséquent, il faut prescrire le repos absolu ; dans les états chroniques, il faut conseiller une certaine dose d'exercice, à la fois pour augmenter l'apport du sang au cœur, comme cela a été décrit (p 127) et à cause de l'influence qu'elle exerce sur les autres parties du corps, en facilitant la digestion, l'assimilation et la désassimilation Dans beaucoup de cas de maladies du cœur, il faut prêter plus d'attention à la digestion et à l'élimination qu'à l'emploi des médicaments qui agiront directement sur le cœur.

MALADIES CARDIAQUES AIGUES. — Peu de malades succombent à une myocardite aiguë, à une endocardite ou à une péricardite, mais la grande majorité des cas de maladie organique du cœur ne meurent pas à la première attaque, et ce n'est qu'après une période plus ou moins prolongée, durant quelquefois pendant beaucoup d'années, ils succombent aux conséquences d'une maladie valvulaire qui s'est produite pendant cette attaque. L'endocardite, la péricardite et la myocardite se développent souvent au cours d'un rhumatisme aigu ou d'une fièvre infectieuse, et il est donc très important de surveiller les premières manifestations d'une affection cardiaque et de faire le nécessaire pour prévenir les conséquences graves. Lorsque le premier bruit du cœur devient faible et imperceptible, ou que le pouls commence à s'affaiblir considérablement, qu'il devient rapide ou irrégulier, il faut immédiatement avoir l'attention dirigée du côté du cœur, et quelquefois le thermomètre peut rendre de grands services en faisant découvrir le mal. Si comme il arrive souvent, on ne prend la température que matin et soir, on peut obtenir une courbe trompeuse, parce qu'elle peut sembler parfaitement normale ; mais dans l'endocardite, souvent la température s'élève pendant la journée, et on ne peut s'en apercevoir que si on prend la température toutes les quatre heures.

Les maladies cardiaques semblent certainement augmenter beaucoup, mais il est difficile de dire jusqu'à quel point cela est dû aux progrès des moyens d'investigation, grâce à l'amélioration des études médicales et au perfectionnement des moyens de diagnostic, et aussi jusqu'à quel point est arrivée cette augmentation actuellement.

Il est bien possible, cependant, que la différence du traitement actuel du rhumatisme aigu et du traitement il y a cinquante ans, soit la cause de l'augmentation des maladies du cœur. Autrefois un cas de rhumatisme aigu était traité par les alcalins, habituellement sous forme de citrate de potasse, et par l'application de vésicatoires sur toutes les articulations atteintes, mais l'évolution de la maladie était lente, et le séjour au lit était nécessairement très prolongé. Actuellement, par le traitement avec de hautes doses des composés salicyliques, la douleur des articulations disparaît rapidement, et le malade peut souvent quitter son lit au bout de quelques jours au lieu de semaines ou de mois. Il est fort probable que l'effort se levant si tôt produit sur le cœur, affaibli par la maladie, et peut-être aussi par les médicaments employés, soit responsable jusqu'à un certain point du développement de la maladie. Certains cas d'influenza semblent bien confirmer cette opinion : car j'ai souvent observé des malades qui ont présenté des symptômes d'affaiblissement de la circulation après l'influenza, et ces symptômes qui ont duré deux ou trois années et même davantage sont souvent survenus après de légères attaques d'influenza dans lesquelles le malade n'avait pas gardé le lit ou seulement très peu de temps. Je crois aussi fort probable que si les muscles volontaires n'étaient pas aussi affaiblis par une attaque de fièvre typhoïde, cette maladie serait suivie de symptômes cardiaques beaucoup plus qu'elle ne l'est actuellement.

Comme Caton [2] l'a très bien fait remarquer, l'excitation cardiaque qui existe au cours de l'endocardite facilite la pénétration des microbes pathogènes dans les valvules et cause la maladie valvulaire. Il est donc de la plus haute importance que le malade soit condamné au repos absolu. Les règles de ce repos ont déjà été indiquées plus haut (v. p. 191).

Repos — Toute excitation tend à accélérer l'action du cœur et à élever la pression sanguine : il faut donc soigneusement éviter toute espèce d'excitation. Même toute excitation agréable, telle que la visite de personnes aimées doit être exactement dosée, et si on permet à des amis de rendre une visite, on doit

leur recommander de ne pas laisser parler le malade, de parler
eux-mêmes et d'éviter soigneusement tout sujet qui pourrait
être une cause d'excitation. La grande difficulté qu'on rencontre
le plus souvent est de pouvoir maintenir au lit le malade assez
longtemps, parce que le traitement moderne par les salicylates
diminue plus rapidement les douleurs que l'ancien traitement,
et il est d'autant plus difficile d'obtenir un repos prolongé au
lit comme on le faisait autrefois. Caton recommande, et je crois
avec raison, qu'on doit continuer à garder le repos pendant
trois mois pour éviter tout risque de rechute et les désordres
valvulaires qui peuvent en résulter.

VÊTEMENTS. — Un autre point important est d'éviter qu'une
partie quelconque du corps prenne froid, ce qui augmenterait
la tension et pourrait amener une aggravation. Pour cela, on
a l'habitude de mettre les malades atteints de rhumatisme aigu
dans des couvertures de laine au lieu de draps de coton ou de fil.
Caton (3) recommande l'emploi d'un long peignoir de flanelle
qui enveloppe tout le corps et les membres du malade et
empêche tout risque de prendre froid. Comme les malades
atteints de rhumatisme articulaire aigu transpirent abondamment, au point que leurs vêtements deviennent humides et
doivent être changés, il est préférable qu'ils portent des vêtements qui s'ouvrent dans le dos et qu'on peut fermer avec des
attaches ou des boutons plats, ce qui permet de les changer et
de les fermer beaucoup plus facilement que s'ils sont ouverts
par devant.

Il faut se servir d'un urinal au lieu d'un bassin de lit, qui
ne doit être employé que lorsque cela est absolument nécessaire, et avec toutes les précautions déjà indiquées (v. p. 194).

LOTIONS. — Par suite de la transpiration, les malades sont
imprégnés d'une sorte de liquide gluant, et ne sont pas à leur
aise, aussi faut il les éponger une ou deux fois par jour, et même
plus souvent. Pour le faire, il faut déranger le malade le moins

possible, et ne découvrir que le strict nécessaire ; on commence par éponger une petite partie du corps à la fois, on la sèche, puis on la recouvre, et la garde-malade doit veiller à ce que les fenêtres soient fermées et qu'aucun courant d'air ne vienne frapper le malade pendant l'opération. Il est important que la température du malade ne s'élève pas trop haut, parce que la température élevée du corps augmente l'activité du cœur, et cela est naturellement très préjudiciable. Un des meilleurs moyens pour empêcher l'ascension de la température est d'éponger le corps et les membres avec de l'eau à une température chaude et agréable, puis au lieu de sécher la surface en l'essuyant, de l'éponger avec une éponge sèche pour enlever l'eau ; puis de recouvrir le malade avec un cerceau sur lequel on pose une couverture ordinaire. De cette façon, l'eau qui est à la surface de la peau du malade s'évapore, et tend à diminuer la température sans le refroidir. Si la température est très élevée, on peut laisser l'extrémité du cerceau à découvert, de façon à ce que l'air puisse pénétrer plus facilement, et l'évaporation se faire plus rapidement. Si les articulations sont très douloureuses, il faut les protéger avec un cerceau particulier, et si elles sont entourées de coton, il faut le laisser en place et le maintenir par des bandes serrées en avant, et non par un seul long bandage entourant tout le membre.

Si le lit est trop dur et que le malade ne soit pas à son aise, et que la douleur et l'agitation en soient augmentées, de même aussi un lit trop mou n'est pas bon, et j'ai vu un malade couché sur un lit de plumes mou où il ne se trouvait pas bien, se sentir mieux à l'aise quand on eut mis un matelas dur au-dessus de ce lit de plumes. Cette disposition donne la mollesse nécessaire sans être trop lâche. Quelques malades refusent d'avoir des lits à eau ou des oreillers à eau, parce qu'il est difficile de maintenir une température agréable, et à cause du malaise qu'ils éprouvent par les oscillations de l'eau au moindre mouvement. Ces deux inconvénients sont évités si l'on emploie des coussins à air, ou des lits à air au lieu de lits à eau.

Régime. — Pendant l'état fébrile, le régime doit être surtout lacté, et si on ne supporte pas bien le lait pur, on peut le mélanger avec de l'eau de Vichy, ou du soda water, ou une solution de bicarbonate de potasse. S'il y a la moindre tendance à la flatulence, une simple solution de bicarbonate de soude ou de bicarbonate de potasse peut être donnée à la place du lait. On a conseillé d'ajouter 0^{gr},50 à 0^{gr},90 de sel ordinaire par litre de lait. Les aliments spécialisés dont il existe un grand nombre, peuvent être employés en même temps que le lait, ou d'une façon alternante, si on constate qu'ils conviennent bien. Parfois ils ont de la tendance à produire plus de flatulence que le lait, mais d'un autre côté, ils sont quelquefois mieux digérés, parce qu'ils forment moins de caillots dans l'estomac que le lait. Lorsque l'on doit continuer le régime lacté un certain temps, cela devient très fastidieux pour le malade, mais on peut remédier à cet inconvénient en parfumant le lait avec du thé, du café ou du chocolat. L'avantage de cette addition est que cela est plus agréable au malade, mais il faut veiller à ce que le mélange de ces substances avec le lait ne donne pas trop d'excitation au cœur. Si le malade le désire, on peut donner avec le lait, des biscottes, des biscuits ou du pain avec un peu de beurre, mais il faut les manger très lentement et bien les mastiquer. Pour varier le régime lacté, on peut donner du bouillon de bœuf, de mouton ou de poulet, soit seul soit avec de la biscotte ou du pain, comme il a été dit plus haut. Ces bouillons de viande doivent être très légers, et si on les fait avec des extraits de viande, il faut qu'ils soient d'une couleur jaune paille.

Quand l'état fébrile cesse, le régime peut être augmenté en donnant du poisson, des œufs à la coque ou pochés ou en omelette, et des gelées de viande, si le malade les aime. Il faut avoir soin de n'augmenter le régime que très graduellement et s'empresser de le restreindre, si on s'aperçoit que cette augmentation est nuisible.

BOISSONS. — Quand le malade est très altéré, le lait dilué est à la fois un aliment et une boisson, et s'il réclame davantage à boire, il n'y a rien de mieux à lui donner que la vieille boisson impériale. Il y a différentes manières de la préparer : la base en est de 4 à 8 grammes de tartrate acide de potasse ajoutée à 600 grammes d'eau. On la parfume avec du sirop de limons, ou du jus de citron avec du sirop, ou seulement du sucre. Pour moi, je préfère la formule employée à Saint-Bartholomew Hospital : une cuillerée à café de tartrate acide de potasse avec un demi-citron et du sucre pour donner du goût, et un demi-litre d'eau bouillante. Agiter de temps en temps jusqu'à ce qu'elle soit refroidie et filtrer.

STIMULANTS. — D'une façon générale, il faut mieux ne pas donner de stimulants aux malades, mais si le pouls est flasque et que la digestion se fasse mal, on peut donner du whisky ou du cognac autant qu'il est nécessaire, en quantité variant de 30 à 200 grammes dans les vingt-quatre heures. Il vaut mieux mettre la quantité dans une bouteille graduée toutes les vingt-quatre heures, de sorte qu'on voit immédiatement la quantité qui a été employée ; il est préférable de ne pas donner une forte dose à la fois, et de donner souvent de petites quantités 4 à 8 grammes avec le lait.

FLATULENCE. — L'effet de la flatulence sur le cœur est quelquefois très pénible et doit être évité autant que possible. Le lait ne produit pas la flatulence au même degré que les hydrates de carbone ; par contre, si la flatulence est pénible, il faut mettre le malade, pour quelque temps tout au moins, au régime lacté absolu. Si on donne une alimentation solide, il vaut mieux la donner séparément et mettre au moins un intervalle d'une heure entre les deux. La production de gaz dans l'estomac et les intestins peut être diminuée par les antiseptiques, et lorsqu'ils existent, leur expulsion peut être obtenue par l'emploi des carminatifs (p. 295).

MÉDICAMENTS. — Le salicylate de soude est le remède par excellence du rhumatisme aigu : le salicylate naturel est meilleur que l'artificiel. Il faut le donner à la dose de 0^{gr},60 à 0^{gr},90 toutes les quatre heures, ou si la température est élevée ou la douleur très vive, toutes les trois heures, ou même plus fréquemment. Quelques malades n'aiment pas le goût du salicylate, mais son goût quelque peu douceâtre et fade peut être masqué par un peu de teinture d'écorce d'oranges amères, ou d'extrait liquide de réglisse, ou quelque autre substance parfumée. Quand il survient du bourdonnement d'oreilles, il faut diminuer la dose ou sauter une ou deux doses. S'il semble exercer une action trop déprimante sur le pouls, on peut ajouter à chaque dose de 4 à 8 grammes d'ammoniaque aromatique, et s'il y a quelque indice d'affaiblissement du cœur, V à VII gouttes de teinture de noix vomique ou de solution de strychnine, ou bien V gouttes ou même davantage de teinture de digitale. Si on désire obtenir une action plus rapide, on peut faire une injection hypodermique de deux milligrammes de sulfate de strychnine.

À mesure que la température baisse et que la douleur s'atténue, la dose de salicylate doit être graduellement abaissée à 0,60, 0,40 et 0,30 toutes les six ou huit heures, mais il est nécessaire de continuer de petites doses pendant une semaine ou une dizaine de jours quoique les symptômes aient tout à fait disparu, et si on voyait quelque indice faisant prévoir une rechute, il faut immédiatement revenir à des doses plus fortes et plus fréquentes.

ÉLIMINATION. — Il est important que l'intestin soit toujours débarrassé pour éviter toute accumulation de quelque nature que ce soit, et on l'obtient facilement par des préparations de séné ou de cascara ; il est aussi nécessaire de stimuler le foie, et pour cela on peut donner tous les deux soirs 0,06 à 0,12 de calomel que l'on fait suivre d'un purgatif salin le lendemain matin. Il arrive parfois que lorsque les malades sont couchés, les purgatifs salins n'agissent pas aussi bien, et, lorsque cela arrive, il faut leur ajouter quelque autre purgatif, comme la mixture composée de séné de la Pharmacopée.

APPLICATIONS LOCALES. — Avant l'introduction des salicylates, les articulations gonflées et douloureuses du rhumatisme articulaire aigu étaient souvent traitées par l'application d'une bande de vésicatoire large de 2 à 2 centimètres et demi ; autour du membre, juste au-dessus et au-dessous de la jointure, et ce traitement semble être jusqu'à un certain point un traitement sérothérapeutique, parce qu'il avait pour effet d'augmenter l'alcalinité de l'urine.

ENDOCARDITE. — Quand, dans un cas de rhumatisme aigu, le pouls devient excessivement rapide et que la température s'élève sans cause apparente, il faut penser à une endocardite, et il faut rechercher s'il s'est développé soit une dilatation, soit un souffle à l'un des orifices. Si on vient à constater ces phénomènes, il faut exagérer encore les précautions qui ont été mentionnées au sujet du repos, et si au niveau du cœur, il existe un malaise ou des palpitations, il faut mettre une vessie de glace sur le cœur, et faire les lavages tièdes à l'éponge sur le reste du corps, tels qu'ils ont été décrits. Si on applique directement la vessie de glace sur la peau, elle peut produire une sensation de froid qu'on évitera en interposant une flanelle. Si la douleur est très vive, le meilleur moyen de la soulager est d'appliquer sur la région du cœur une demi-douzaine de sangsues. La poudre de Dower à la dose de 0gr,60 a le double effet de soulager la douleur et de faire baisser la température, mais si la douleur est intense, une injection de morphine de 0,007 à 0,02, soulagera beaucoup plus rapidement. Si le pouls devient très petit, irrégulier et que le cœur présente des signes de dilatation aiguë, on peut donner de la digitale à la dose de V gouttes toutes les deux ou trois heures, en surveillant soigneusement son action. Si la température a tendance à s'élever malgré l'application de la vessie de glace ou les lavages à l'éponge, on peut donner 0gr,20 à 0gr,60 cent. de phénacétine, ou 0gr,30 d'antifébrine. Je crois que la phénacétine a une action moins déprimante que l'antipyrine ou l'antifébrine, aussi faut-il la préférer, et en même temps, quelques stimulants cardiaques comme l'éther, l'ammoniaque ou la strychnine, soit par la bouche, soit en injections sous-cutanées, peuvent être employés autant qu'il est nécessaire.

Péricardite. — Lorsqu'on entend au niveau du cœur un frottement qui indique le début d'une péricardite, le traitement est le même que pour l'endocardite. La diminution ou l'absence du choc de la pointe avec augmentation de la matité, surtout vers la droite, indique le commencement d'un épanchement péricardique, et il faut appliquer sur la région précordiale une série de vésicatoires de la largeur d'une pièce d'un franc. On peut en placer quatre ou cinq à la fois, et au bout de deux jours, un même nombre sur des parties saines de la peau. Quelquefois la douleur peut être très diminuée par l'ionisation salicylique (1). Si l'épanchement ne disparaît pas, on peut donner 0,30 à 0,60 d'iodure de potassium et de digitale pour faciliter la résorption et augmenter l'action des reins. Toutes les préparations de digitale peuvent être employées, mais personnellement, j'ai une préférence, peut-être non justifiée, pour l'infusion de digitale à la dose de 4 à 8 grammes. Si l'épanchement continu à s'accroître, et gêne l'action du cœur, rendant le pouls petit et plus rapide, la respiration difficile, la face cyanosée, il faut faire disparaître l'épanchement soit par aspiration, soit par une incision. On peut introduire une aiguille aspiratrice dans le 4e ou 5e espace intercostal, au niveau de la ligne mamelonnaire. Avant de faire cette intervention, il faut délimiter soigneusement la matité cardiaque pour s'assurer qu'elle est bien due à l'épanchement, et non simplement à la dilatation cardiaque.

Endocardite et péricardite septique. — Bien que le rhumatisme articulaire aigu soit la cause la plus fréquente des maladies du cœur, cependant l'endocardite et la péricardite peuvent survenir à la suite de l'invasion du sang par divers micro-organismes, et les streptocoques, les staphylocoques, les gonocoques et différentes espèces de bacilles, peuvent causer des maladies aiguës du cœur.

Vraisemblablement l'amygdale est la porte d'entrée de ces microbes. Chez les sujets exposés aux amygdalites, il faut conseiller l'ablation des amygdales. Quelquefois ces cas ont un début très insidieux, et on ne les découvre que par hasard en examinant le cœur à la suite d'un frisson subit ou d'une syncope. Dans ces cas, le traitement est tout à fait celui qui a été décrit, et il faut examiner soigneusement l'urine au point de vue des micro-organismes, et si on n'en trouve pas, il faut aussi examiner la sécrétion des amygdales et les crachats. On a besoin d'au moins dix centimètres cubes de sang pour cet examen, et on doit les retirer d'une veine directement en se servant d'un instrument stérilisé. En général, les médicaments ne sont guère utiles. J'ai cependant vu quelques cas guérir, soit par l'administration toutes les deux heures de 0,90 à 1 gr ,20 de benzoate de soude. J'ai vu aussi des améliorations par l'huile d'eucalyptus. La dose moyenne indiquée dans la Pharmacopée des États-Unis est de I à VIII gouttes, les manuels anglais recommandent une dose moindre, mais il faut donner des doses élevées, si on veut obtenir un résultat, et on l'administre en émulsion avec un mucilage.

TRAITEMENT DE LA CONVALESCENCE DES MALADIES AIGUËS DU CŒUR. — Quand la température est devenue tout à fait normale et que les douleurs ont disparu, on peut augmenter le régime en permettant un peu de poisson, comme de la sole et du merlan. S'ils sont bien supportés, on peut donner de l'aigrefin ou de la morue. Il vaut mieux que ces poissons soient bouillis et quand ils sont bien supportés, la sole peut être donnée frite, en ayant soin de la débarrasser de la peau avant de la manger ;

puis on peut donner une aile de poulet, et quelques jours plus tard, on peut essayer un petit peu de viande, en commençant par une côtelette, ou une petite tranche de mouton pour arriver peu à peu à donner du bœuf. On peut en même temps donner au début du pain grillé, puis de la pomme de terre bouillie ou en purée. Les légumes verts ont une tendance à donner de la flatulence, cependant en même temps, ils sont utiles en ce qu'ils varient le régime soit par leur effet laxatif sur les intestins, telles sont les purées de navets, de carottes, les épinards, les choux-fleurs, les choux de Bruxelles, ou les asperges suivant la saison. Les petits pois, même s'ils sont frais, et très mous doivent être mastiqués avec soin, car on a une tendance à les avaler en entier, et ils peuvent déterminer de la flatulence.

Bibliographie

1. LAUDER BRUNTON, Edin. Med. Journ., 1897, mai 1, p. 466.
2. R. CATON. The Prevention of Valvular Disease of the Heart C.C. J. Clay et Sons. London, 1909, p. 12.
3. Ibid., p. 35.
4. MACKINTOSH. Brit. Med. Journ., 1913, vol. II, p. 1205.

CHAPITRE XVII

PRINCIPES GÉNÉRAUX DU TRAITEMENT DES MALADIES DU CŒUR

Le cœur n'est pas un organe isolé. — Son activité est en rapport avec la bonne qualité du sang. — Ce qu'il faut pour l'assurer. — Digestion. — Assimilation. — Métabolisme. — Sécrétion. — Mastication. — Digestion gastrique. — Sécrétions interne et externe. — Substances. — Hormones. — Chaînes. — Digestion intestinale. — Absorption et assimilation. — Action du foie. — Défécation. — Métabolisme. — Exercice. — Excrétion. — Intestin. — Foie. — Reins. — Peau

PRINCIPES GÉNÉRAUX DU TRAITEMENT DES MALADIES DU CŒUR. — Dans les maladies aiguës du cœur, la durée n'est pas longue, et l'attention du médecin se dirige surtout sur l'organe atteint : mais le cas est différent dans les autres formes qui peuvent durer plusieurs années. Dans le traitement de ces maladies du cœur, qu'elles soient organiques ou fonctionnelles, il faut toujours se rappeler que le cœur n'est pas un organe isolé et qu'il fait partie du corps, et que la nutrition, l'activité fonctionnelle et l'efficacité du cœur dépendent de l'état du sang qu'il a à faire circuler dans le corps (cf. p. 123), aussi bien que de l'activité variable des systèmes nerveux et musculaire qu'il est appelé à parcourir. L'état du sang est en rapport avec la façon efficace dont s'exécutent les processus de la digestion, de l'assimilation, du métabolisme des tissus et de l'excrétion par l'intestin, les reins et la peau. Le métabolisme des tissus a, sans aucun doute, beaucoup de rapport avec l'état du sang et dépend surtout des sécrétions des glandes sans conduit excréteur. A l'heure actuelle, nos connaissances sur leurs fonctions, l'action et la réaction de leurs sécrétions les unes sur les autres sont encore très incomplètes, et quoique actuellement on commence à se servir des glandes desséchées ou de leurs produits comme médicaments dans les troubles de la circulation, nous devons encore, à notre époque, compter plus sur les anciens remèdes pour venir en aide : 1° à la digestion; 2° l'assimilation 3° l'excrétion que sur les plus récents qui modifient les tissus; lorsqu'une personne inexpérimentée commence à conduire un cheval et trouve que l'animal ne marche pas régulièrement comme il le fait habituellement, qu'il jette la tête en haut et en bas, qu'il s'agite d'un côté et de l'autre, que quelquefois, il va très vite et que d'autre fois il s'arrête presque complètement, elle tire sur les rênes et se sert du fouet, tandis qu'une personne plus âgée et ayant de l'expérience commencerait par se demander : pourquoi l'animal fait-il cela? Elle regarderait la bouche du cheval pour voir si le mors ne le blesserait pas, si le harnais ne lui léserait pas la peau, et s'il n'aurait pas une pierre dans son sabot. Elle essayerait de faire d'abord cesser toutes les causes qui peuvent gêner le cheval avant de tirer sur les rênes ou de se servir du fouet. De même, un jeune médecin qui est appelé pour traiter quelque irrégularité du cœur est enclin à avoir recours à la digitale, au strophantus, à la noix vomique ou à quelque médication analogue : un médecin ayant plus d'expérience commencerait à se demander : pourquoi le cœur est-il irrégulier? et vraisemblablement, il trouverait que l'irrégularité est due à un excès d'acidité dans l'estomac, à de la flatulence gastrique ou intestinale, ou à quelque trouble de la fonction du foie comme l'indique la sensibilité à son niveau avec peut-être des selles décolorées et une légère teinte ictérique des conjonctives. Il commencerait par tâcher de remédier à tous ces troubles avant d'avoir recours aux médicaments qui ont une action plus puissante sur le cœur, et dans la majorité des cas, le résultat serait beaucoup plus satisfaisant que s'il avait commencé à se servir immédiatement de ces remèdes.

Digestion. — La première partie du processus digestif est la mastication, et un grand nombre de cas de dyspepsie dépendent soit du manque de dents, soit de l'existence de dents cariées, soit d'une trop grande précipitation à avaler la nourriture, de sorte qu'il n'y a pas le temps nécessaire pour faire une bonne mastication. Une mauvaise disposition des dents est souvent pire que le manque de dents car, comme le montre la figure 107, les dents qui restent, empêchent que les mâchoires se recouvrent exactement, et il ne se fait plus de broiement à leur surface. Dans ce cas, il faut faire mettre des dents artificielles. Lorsque les dents sont cariées, il faut les obturer si cela est possible, parce que la cavité cariée forme un réservoir pour les microbes de toutes sortes, qui infectent les aliments dans leur passage de la bouche à l'estomac. La pyorrhée est aussi une autre cause fréquente d'infection des aliments et même, j'ai vu un cas d'endocardite ulcéreux fatal, dans lequel je suis sûr que les microbes infectieux avaient été absorbés au niveau des alvéoles dentaires. Il est difficile de faire quelque chose pour cet état, sauf qu'on doit nettoyer très soigneusement les dents et faire un traitement par la vaccine, ou dans les cas très avancés, pratiquer l'extraction des dents. Peut-être la méthode la plus simple, qui peut être employée par le malade lui-même, est de badigeonner les gencives au niveau de leur jonction avec les dents, ou de se laver souvent la bouche avec une solution d'eau oxygénée. Les amygdales sont souvent une source d'infection, et s'il existe une tendance à avoir des amygdalites, il faut les badigeonner chaque soir, ou matin et soir avec une solution à parties égales de glycérine, d'acide tannique et de teinture d'iode. Si les amygdales sont très développées et sujettes à de fréquentes inflammations, il faut en faire l'ablation. Une mastication hâtive est une cause excessivement commune de dyspepsie, surtout

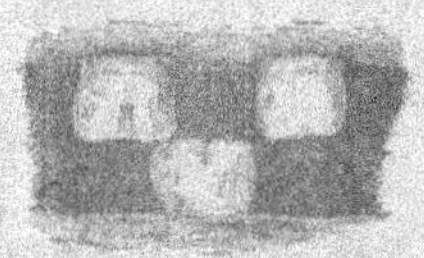

Fig. 107. — Dents défectueuses montrant comment elles empêchent les mâchoires de s'appliquer exactement l'une sur l'autre et de présenter une surface pour permettre le broiement.

chez les gens occupés ou chez ceux qui ont un tempérament
nerveux. S'ils commencent à songer à quelque travail à faire,
ils sont enclins à avaler leurs aliments sans penser à ce qu'ils
font. Pour ces sujets, c'est une bonne chose de suivre la règle
observée par le regretté Gladstone qui, je crois, sur le conseil
du regretté Sir Andrew Clarke, faisait travailler chaque dent et
mastiquait chaque bouchée de viande trente-deux fois en comptant les mastications. L'avantage d'une mastication aussi complète est que non seulement les aliments sont très finement
divisés, mais plus la mastification est longue, plus abondante
est la sécrétion de salive. Cette pratique aide à la digestion à la fois
directement en transformant l'amidon en sucre, et aussi indirectement en stimulant la digestion gastrique. Une autre pratique
qui permet une mastication très complète, consiste à ne pas boire
et manger en même temps. Beaucoup de gens ont l'habitude de
mastiquer très imparfaitement la nourriture, et de la noyer
dans beaucoup de liquide soit du thé, du café, de l'eau, du vin,
ou de l'alcool pendant le repas. Lorsqu'on ne boit pas en man-
geant, cela devient presque impossible : la nourriture doit alors
être divisée très complètement et mélangée à la salive.

Dans les cas de mauvaise digestion, une règle importante
est de ne boire que très peu ou pas du tout pendant les repas.

Lorsqu'on ingurgite du liquide à la fin d'un repas, on diminue
l'inconvénient d'une mastication imparfaite, mais si à ce
moment on avale une grande quantité de liquide, on contrariera
la digestion dans l'estomac en diluant le suc gastrique et en
affaiblissant aussi son pouvoir digestif.

Il est évident qu'il faut éviter de prendre une trop grande
quantité de nourriture qui distendrait l'estomac mécaniquement
et, si cela est nécessaire, les repas doivent être moins abondants et répétés plus fréquemment. Il faut éviter tous les
aliments qui peuvent déterminer de la flatulence tels que
choux, pâtisseries et sucre, et de même tout ce qui peut faire
mal au malade.

Comme l'a montré Paulow (1), un aliment sans goût et non

appétissant n'excite ni l'insalivation ni la sécrétion gastrique, tandis que la nourriture appétissante et de bon goût stimule ces deux fonctions, de sorte que la façon dont les aliments ont été cuits et présentés au malade est presque aussi importante que leur nature.

Il est curieux de remarquer comme souvent un repas formé d'aliments très simples, comme une tranche de mouton bouilli avec une pomme de terre, ou un morceau de pain rassis mangé chez soi peut causer du malaise et de la douleur, alors qu'un copieux dîner de table d'hôte peut être avalé avec plaisir et sans inconvénient. Mais, si les sujets ont une tendance à avoir de la flatulence ou de mauvaises digestions, ils ne doivent prendre que peu ou pas de liquide à leur repas; il est évident que, comme le corps renferme beaucoup d'eau, il est indispensable de prendre pendant la journée de l'eau sous une forme ou sous une autre. La manière la meilleure est de la prendre sous forme d'eau chaude, aussi chaude qu'on peut la boire sans inconvénient, avec une tranche de citron flottant à la surface pour masquer la fadeur de l'eau elle-même. L'eau ne doit pas être bue à grandes gorgées, elle doit être bue à petits coups et lentement. Le meilleur moment pour prendre de l'eau est, lorsque la digestion est terminée, c'est-à-dire trois ou quatre heures après un repas. Ainsi, si on a déjeuné à 8 heures, on peut prendre l'eau entre onze heures et midi, si on a pris le lunch à une heure, on peut avaler l'eau entre 5 et 6 heures. A ce moment, l'eau peut être bue seule, ou légèrement parfumée avec du thé, ou bien on peut boire l'eau d'abord, et prendre ensuite une tasse de thé ordinaire. L'eau seule vaut mieux, parce que la tasse de thé donne quelquefois lieu à de l'acidité et de la flatulence; mais sa propriété rafraîchissante est si marquée que dans quelques cas, il faut le permettre, et alors ce doit être du thé de Chine. Si on n'aime pas l'eau chaude ni le thé, on peut simplement parfumer l'eau avec quelque extrait de viande, ou bien on peut substituer du bouillon léger, un potage de julienne, ou de bouillon de bœuf, de mouton, de poulet, à condition qu'il ne soit pas trop fort. On doit aussi boire de l'eau avant de se mettre au lit.

L'eau prise de cette façon non seulement fournit aux besoins de l'organisme, mais elle fait un lavage du contenu de l'estomac après chaque repas, de sorte qu'il ne reste pas d'aliment qui fermente dans l'estomac. Lorsque l'estomac n'est pas parfaitement débarrassé par le lavage, les restes de la nourriture fermentent, et la partie du repas qui reste ainsi en arrière fait développer la fermentation dans le repas suivant, de sorte qu'il s'établit une mauvaise digestion qui peut persister un certain temps.

DIGESTION GASTRIQUE. — Dans l'estomac, les hydrates de carbone peuvent encore subir une certaine transformation en sucre, grâce à la salive avec laquelle ils ont été mélangés dans la bouche, mais à mesure que le suc gastrique est sécrété en plus grande abondance, l'action de la salive diminue, et ce sont surtout les aliments protéiques qui sont digérés dans l'estomac. La rapidité de la digestion gastrique ne dépend pas seulement de la quantité de suc gastrique ou de pepsine qu'il renferme, mais aussi de l'activité motrice de l'estomac, grâce à laquelle le suc gastrique se mélange au contenu de l'estomac. Des pensées agréables pendant que l'on mange augmentent le suc gastrique, alors même que la nourriture ne pénètre pas dans l'estomac, tandis que des émotions pénibles ont un effet opposé (2). Les extraits de viande, les albumoses et les peptones, aussi bien que le pain ont une action excitante (3), de sorte que la pratique de commencer un repas avec une petite quantité de soupe est physiologiquement correcte, mais la soupe ne doit pas être trop forte ni prise en trop grande quantité.

Suivant quelques physiologistes, les alcalins diminuent la sécrétion du suc gastrique, tandis que les acides l'excitent (4), mais cette conception ne s'accorde pas avec l'expérience clinique, parce que de petites doses d'alcalins, telles que 0gr,60 de bicarbonate de soude, donnés un peu avant un repas sont habituellement plus efficaces que des quantités semblables d'acides minéraux pour diminuer la dyspepsie : cela est probablement dû à la légère action irritante des alcalins sur la paroi de l'estomac, ce qui active la circulation et diminue la douleur et la distension. Dans le cas des carbonates et des bicarbonates, l'acide carbonique est mis en liberté, ce qui aide à l'action carminative et augmente les mouvements de l'estomac. Les alcalins peuvent aussi aider en rendant le mucus moins épais, ce qui permet au suc gastrique d'arriver plus aisément au contact des aliments. Néanmoins, de petites quantités d'acide chlorhydrique, comme X à XV gouttes d'une solution d'acide chlorhydrique, (Pharmacopée anglaise) données après le repas, en même temps que quelque préparation de pepsine, viennent beaucoup en aide aux digestions affaiblies. Il y a nombre d'années, j'étudiai comparativement la force de plusieurs espèces de pepsine du commerce, et à ma grande surprise, je constatai que quelques spécimens qui donnèrent de très bons résultats au point de vue clinique, contenaient très peu de pepsine, mais une grande quantité de rennine.

Les mouvements péristaltiques de l'estomac sont excités par les infusions amères (5) et par l'acide carbonique (6), de sorte que la pratique de donner des amers dans la dyspepsie est bien fondée. Le pylore est très sensible à la réaction du suc gastrique : aussi une légère acidité du côté de l'estomac vers l'anneau pylorique forme l'excitation qui relâche le tonus du pylore, et permet au contenu de l'estomac de passer dans le duodénum. L'acidité du côté duodénal du pylore produit la fermeture de la valvule pylorique, de sorte que l'ouverture et la fermeture du pylore sont produites par l'acidité relative du contenu intestinal ou stomacal de chaque côté. On voit donc qu'une trop grande acidité ou une trop grande alcalinité peuvent toutes deux déterminer le spasme du pylore avec rétention du contenu de l'estomac (7). Lorsque la rétention se fait de cette manière, il se forme de l'acide lactique en plus grande quantité par décomposition des hydrates de carbone, la distension devient plus marquée et finalement le vomissement peut se produire. Par suite, une trop grande acidité du suc gastrique doit être combattue par l'emploi des alcalins à hautes doses. Si une solution alcaline est bue à petits coups, il n'y a pas à craindre qu'il se produise une alcalinité telle du contenu stomacal, qu'elle cause un spasme du pylore. En outre, cependant, de l'excitation chimique, le pylore réagit aussi à l'excitation mécanique (8), et si d'énormes fragments de nourriture ont été avalés et restent dans l'estomac sans être digérés, ils irritent le pylore par les tentatives qu'ils font pour passer dans le duodénum, et ils déterminent ainsi du spasme et de l'irritation. Par exemple, le fromage qui est un aliment très utile dans beaucoup de maladies de cœur, parce qu'il contient des aliments protéiques sans aucun des produits solubles de décomposition albuminoïde comme il y en a dans la viande, est souvent regardé comme très indigeste. La raison en est que le fromage est un mauvais absorbant, et que le suc gastrique ne peut l'attaquer que par ses bords. S'il est finement divisé il se digère très facilement, mais s'il est avalé en gros fragments, il peut rester dans l'estomac pendant des heures n'ayant que ses bords digérés, et ne passera pas par le pylore. La conséquence en est que le fromage pris de cette façon restera dans l'estomac jusqu'à ce que celui-ci devienne très acide, et lorsque le vomissement se produit, tout ce que l'on trouve est digéré sauf les fragments de fromage. C'est pour cela que l'on dit souvent « le fromage digère tout sauf lui-même ». Il est important que cela soit bien connu, car dans les cas d'hypertension où la viande doit être proscrite, le fromage forme un élément très utile du régime.

L'épaississement de la muqueuse à la suite de congestion, comme on la voit se produire par le retour en arrière du sang dans les insuffisances mitrale et tricuspide, diminue la lumière du pylore, comme cela se voit dans la figure 108, et si l'ouverture est déjà petite, la différence que détermine la congestion sera relativement très grande. Le catarrhe de la membrane muqueuse a le même effet, et en outre la grande quantité de mucus sécrété augmente l'acidité du contenu gastrique et favorise la fermentation. Dans ce cas, les préparations de bismuth avec les alcalins sont très utiles.

Il y a souvent des cas dans lesquels le catarrhe gastrique et la dyspepsie qui en dépend semblent dépendre d'un catarrhe nasal, le mucus provenant du nez avec les microbes qu'il ren-

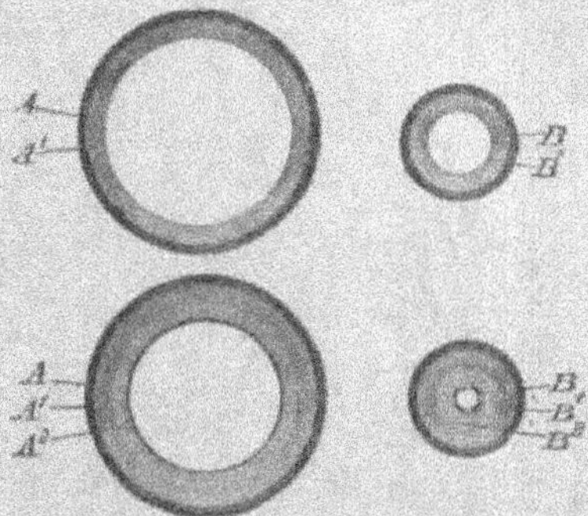

Fig. 108. — Diagramme pour représenter l'effet du gonflement des membranes muqueuses dans un grand et dans un petit orifice.

A et B sont les tuniques musculaires; A' et B' normales; A'' et B'' les membranes muqueuses gonflées.

ferme étant avalé constamment et infectant ainsi l'estomac. Dans ces cas, le traitement dirigé contre l'estomac seul n'est pas très utile, et il n'y a d'amélioration que si on s'occupe du nez.

SÉCRÉTIONS INTERNE ET EXTERNE. — On a découvert dans ces dernières années que les processus physiologiques sont beaucoup plus complexes qu'on ne le supposait, et que les glandes à sécrétion, en même temps qu'elles éliminent sur une surface libre une sécrétion active comme le suc gastrique, envoient aussi en arrière dans le sang d'autres substances qui influencent les autres glandes et organes. Les principes actifs ou enzymes par lesquels les molécules chimiques complexes comme celle des éléments protéiques se désagrègent, existent dans les glandes et les tissus sous des formes inertes comme des zymogènes qui n'agissent que lorsqu'ils se dissocient et laissent échapper les enzymes actives. On peut les comparer à un canif qui ne peut faire ni du bien ni du mal, tant que la lame n'est pas ouverte : à ce moment, il pourra couper et une enzyme active désagrégera

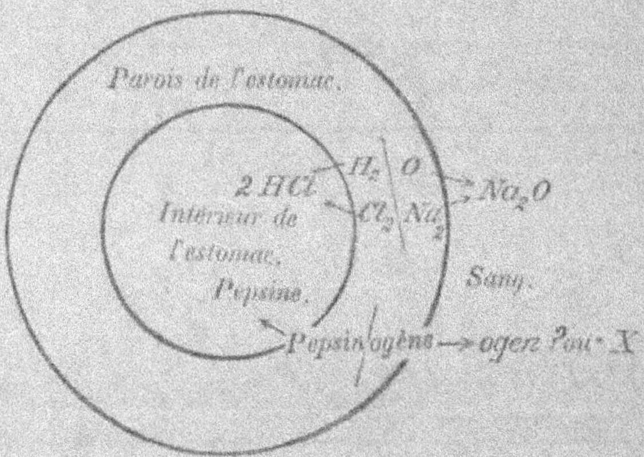

Fig. 199. — Diagramme montrant les modifications chimiques dans l'estomac pendant la sécrétion.

les molécules. Si la lame est de nouveau fermée, il devient inerte, et vraisemblablement, il y a une formation d'enzymes actives pour devenir des zymogènes inertes. La pepsine et l'acide ne se trouvent pas dans l'estomac à jeun, mais dans les couches les plus profondes de la membrane muqueuse, on trouve le pepsinogène et le chlorure de sodium. Lorsque la sécrétion commence, le chlorure de sodium se désagrège et forme avec l'eau l'acide chlorhydrique, tandis que le sodium passe dans le sang et augmente son alcalinité, de sorte que l'urine sécrétée au maximum de la digestion gastrique est ordinairement neutre ou alcaline, quelquefois au point qu'elle est comme laiteuse au moment de l'émission par suite de la précipitation des phosphates alcalins dans la vessie (1). Lorsque le chyme acide passe dans l'intestin, l'acide est absorbé, l'alcalinité du sang et de l'urine est diminuée, mais dans les cas de sténose pylorique, l'alcalinité de l'urine peut être plus ou moins persistante.

Le pepsinogène se dissocie aussi et la pepsine est sécrétée dans l'estomac (12). En même temps, il est probable que quelque chose que j'ai marqué par X sur le diagramme, retourne dans la circulation générale et agit sur les autres glandes (13).

Actuellement, nous ne savons pas exactement ce qu'est X dans le cas de l'estomac, mais pour l'intestin, tandis que le suc intestinal se déverse dans le canal intestinal, un corps, appelé sécrétine, est envoyé dans le sang qui, allant au pancréas l'excite et le fait sécréter (14). Ces substances qui vont d'une glande dans le sang et activent les zymogènes dans une autre glande, sont appelées hormones (ὁρμάω, exciter). Toutes n'ont pas une action excitante, quelques-unes ont une action empêchante au lieu d'activante, et pour ces dernières, on a proposé le nom de Chalones (χαλάω, relâcher) (16).

Le terme de « substances autocoïdes » a été conseillé pour désigner à la fois les hormones et les chalones (7).

Comme l'action d'un organe est ainsi si étroitement liée à celle des autres, il est évident qu'il est nécessaire de s'occuper de tous les organes dans la mesure du possible, et de ne pas confiner son attention à un seul, même si cet organe est aussi important que l'est le cœur.

DIGESTION INTESTINALE. — Lorsque le chyme acide quitte l'estomac pour pénétrer dans l'intestin, il excite la membrane muqueuse et la fait sécréter, et en même temps que les glandes intestinales déversent le liquide digestif dans l'intestin, elles envoient dans le sang des hormones qui excitent la sécrétion pancréatique, et celle-ci coulant dans le duodénum, termine la digestion des substances protéiques qui a commencé dans l'estomac, et celle des hydrates de carbone et des graisses (18)

ABSORPTION ET ASSIMILATION. — L'absorption se fait surtout

dans le gros intestin, et elle ne consiste pas dans le simple
passage des substances solubles de la cavité intestinale dans
les vaisseaux sanguins et lymphatiques de la paroi intestinale.
Car les substances protéiques comme les albumines, qui par
elles-mêmes ne sont pas nocives, se dissocient par la digestion
en albumoses, qui sont des poisons violents et causent la mort
rapidement si on les injecte dans les veines. Mais pendant
l'aborption par l'intestin, il paraît se produire un processus
synthétique par lequel les albumoses toxiques se transforment
de nouveau en albumines non nocives avant d'arriver au sang.

AUTO-INTOXICATION — Le processus de désintégration des
protéines dans l'intestin ne s'arrête pas toujours à la formation
des albumoses, car une partie d'entre elles se dissocie encore,
sous l'influence soit des sucs digestifs, soit des microbes se
trouvant dans l'intestin, en amino-acides et en toxamines, corps
alliés à l'ammoniaque par leur nature chimique et très toxiques
(20). Quelques-uns d'entre eux agissent sur le cœur et les vaisseaux, et peuvent non seulement élever la pression sanguine,
mais produire des troubles cardiaques et vasculaires qui sont
simplement dus à l'auto-intoxication et non à une affection
organique (21)

Lorsque le contenu intestinal reste longtemps dans l'intestin
avant d'être évacué, cela favorise la production de poisons par
les microbes, aussi est-il désirable que l'intestin fonctionne
régulièrement.

ACTION DU FOIE — Le danger de maladie ou de mort par
auto-intoxication est considérablement diminué par le foie, à
travers lequel doit passer tout le sang provenant de l'intestin
avant d'arriver à la circulation générale. Le foie empêche que
l'organisme soit envahi par la grande quantité de sucre que les
aliments amylacés produisent en le transformant en glyco-
gène et en l'emmagasinant pour quelque temps et pour le verser
dans la circulation suivant les besoins. Mais le foie semble

aussi avoir la propriété de transformer les urates en urée : car Stokvis (22) a constaté que la pulpe de foie prise pendant la digestion a cette propriété, tandis que prise à l'état de jeûne elle ne la possède pas. Ces expériences ont été confirmées par Brunton et Bokenham (23) et par Viener (24). Lorsque cette fonction ne s'exécute pas parfaitement, les urates apparaissent dans l'urine.

Outre ces fonctions qui sont en rapport avec la digestion ordinaire de la nourriture, le foie empêche le passage des poisons du système porte dans la circulation générale. Il détruit réellement quelques-uns d'entre eux (25), pour les autres, il les arrête dans leur trajet de la veine porte à la veine cave, et il les excrète dans la bile, qui les ramène de nouveau dans le duodénum (26).

Là, ils peuvent être balayés avec le contenu intestinal et expulsés avec les fèces, ou bien ils sont absorbés de nouveau et retournent au foie. Ils peuvent ainsi aller et venir dans la circulation entéro-hépatique sans produire beaucoup d'effet (fig. 105) jusqu'à ce qu'ils soient expulsés par un purgatif, ou qu'ils s'accumulent de telle façon que le foie ne peut plus les arrêter suffisamment, et qu'ils pénètrent dans la circulation générale où ils produisent des symptômes d'intoxication. La bile est sécrétée à une pression très faible, et le principal facteur de son expulsion du foie est la pression à laquelle cet organe est soumis du fait du diaphragme et des parois abdominales. Dans la marche ordinaire, cette pression est si faible que le foie n'est pas du tout comprimé et que la bile a tendance à rester dans les canaux biliaires. Mais si on fait des mouvements d'ascension et que l'on penche le corps en avant de façon à toucher les orteils avec les doigts, lorsque le diaphragme est déprimé dans une forte inspiration, le foie est comprimé, la bile en est évacuée, et par une série d'exercices semblables, tous les symptômes connus sous le nom « d'état bilieux » peuvent disparaître.

Lorsque le malade est trop faible pour faire ces exercices, un massage bien fait du foie donne d'excellents résultats.

DÉFÉCATION. — Dans les cas de maladie du cœur, il est souvent très important d'éviter de faire des efforts en allant à la selle. Dans un autre mémoire[1], j'ai fait remarquer que l'anus est en avant de l'axe du bassin, et que les efforts d'expulsion tendent à chasser la masse fécale contre le plancher du bassin juste au-dessus du coccyx. Lorsque ce point offre une bonne résistance, l'expulsion d'une grosse masse fécale est très facilitée. Habituellement il vaut mieux par le régime et les laxatifs tâcher d'avoir des selles molles, et si on n'y réussit pas, il est préférable d'employer un lavement que de permettre de faire un effort qui peut être suivi de conséquences sérieuses et même fatales (Cf. p. 141).

MÉTABOLISME. EXERCICE. — Nous avons déjà vu comment l'activité d'une glande met en jeu celle d'une autre glande, et que les sécrétions internes des glandes thyroïdes (28) et pituitaires (29) influencent à un degré énorme la croissance et le développement des corps en général. Chaque organe pendant son activité fonctionnelle semble produire des substances qui sont utiles à d'autres organes, mais qui sont toxiques pour lui-même, si elles sont retenues dans cet organe (30). Il est donc nécessaire que le sang circule librement à travers l'organe non seulement pour lui fournir les éléments renouvelés de sa nutrition et des hormones, mais aussi pour faciliter l'écoulement des déchets de la nutrition. Claude Bernard (31) a montré que lorsque la glande sous-maxillaire se met à sécréter sous l'influence de l'excitation du nerf de la corde du tympan, l'artère afférente à la glande se dilate en même temps ; et Ludwig et Sadler (32) ont montré que lorsque par suite d'une excitation, les muscles se contractent, leurs artères se dilatent de façon qu'il passe une plus grande quantité de sang. L'exercice des muscles leur fournit donc du sang, augmente leurs propriétés contractiles et entretient leur nutrition, tandis que les muscles qui ne travaillent pas deviennent mous et flasques

1. *Disorders of Assimilation* (London, M. Millan et Cⁱᵉ, 1901, p. 251.

et perdent une grande partie de leur pouvoir contractile. Le cœur est un muscle, et est soumis aux mêmes lois de nutrition que les autres muscles. Lorsqu'un cœur affaibli doit éviter tout effort, sa nutrition s'améliore pas un exercice modéré, et une inactivité absolue, lorsqu'elle n'est pas nécessaire, est mauvaise pour le cœur du malade comme pour son état général.

Comme je l'ai déjà dit (p. 194), si le malade ne peut pas faire de l'exercice, on peut y suppléer jusqu'à un certain point par un massage systématique.

EXCRÉTION. — L'excrétion des déchets de nutrition formés par chaque organe au cours de son activité fonctionnelle est effectuée par le sang et la lymphe qui s'en écoulent, mais si ceux-ci ne sont pas plus ou moins constamment éliminés du sang, ce dernier en sera peu à peu surchargé et perdra ses propriétés vivifiantes. Il est donc essentiel pour le bien-être du malade de surveiller attentivement le fonctionnement des organes excrétoires, intestin, foie, reins et peau. On a déjà insisté sur la nécessité de prendre de l'eau, mais suivant les malades, il y a une grande différence pour la quantité d'eau qu'ils prennent naturellement : en effet, si quelques-uns se sentent facilement altérés et boivent beaucoup d'eau, d'autres en absorbent tellement peu que leurs selles sont dures, leur bile épaisse, leur peau sèche et leur urine peu abondante et concentrée. Dans ces cas, il faut insister pour leur faire prendre davantage d'eau et leur prescrire une quantité minimum. Les organes éliminateurs doivent être stimulés autant qu'il est nécessaire par des laxatifs, des excitants du foie, des diaphorétiques et des diurétiques.

Bibliographie

1. PAWLOW. The Work of Digestive Glands, traduit par W. H. Thompson, 2ᵉ édit., 1910 (London, Griffin et Cⁱᵉ, pp. 52, 95) ; voir aussi Pawlow et

Schumona Simanovskaia, Zentralbl. f. Physiol., 1889, vol. III, p. 113; Arch. f. Anat. u. Physiol., 1895, p. 53; Chischin, Inaug. Diss., 1894, Saint-Petersbourg; Cf. Jahresb. u. d. Fortsch. d. Thier-Chemie, 1895, Bd XXXIV, p. 347; Bidder et Schmidt, Die Verdauungssäfte und der Stoffwechsel, 1852, Leipzig; Richet, Le suc gastrique chez l'homme et les animaux, Paris, p. 113.

2. PAWLOW, Op. cit., p. 103.

3. PAWLOW, Op. cit., p. 116-19. Schiff, Leçons sur la Physiologie de la Digestion, 1867, t. II, p. 205; Chischin, op. cit.; Edkins, Journal of Physiol., 1906, vol. XXXIV, p. 139.

4. PAWLOW, Op. cit., pp. 232, 244.

5. BATELLI, Dissert., 1896 (Genève).

6. SCHIERBECK, Skand. Arch. f. Physiol., 1894, Bd III; Meyer et Gottlieb, Exper. Pharmakologie, 1910, p. 159.

7. CANNON, Mechanical factors of Digestion, 1911 (London, Arnold), pp. 96 et suiv.; Moritz, Verhandl. d. deut. Naturforscher and Aerzte, 1895, p. 25.

8. CANNON, Amer. Journ. of Physiol., 1898, vol. I, p. 369; Cohnheim, Munich, Med. Wochens., 1907, vol. LIV, p. 2582.

9. HEIDENHAIN, Arch. f. d. ges. Physiol., 1875, Bd X, pp. 581 et suiv.; Langley, Journ. of Physiol., 1882, vol. III, p. 269; Moore, Recent advances in Physiol.; edit par L. Hill, 1908 (London, Arnold), pp. 108-9.

10. VOIT, Sitzungsb. d. K. bayer. Akad. d. Wissensch. zu München, 1869, Bd II, p. 483; Cahn, Zeitschr. f. physiol. Chem., 1886, Bd X, p. 522; Gruber, Beitrag. zur Physiol. (C. Ludwig, z. s. Geburtstag gewidm.), I, 1887; pour les théories d'origine, voir Schäfers Textbook of Physiol., 1898, vol. I, pp. 380-3.

11. MALY, Ann. d. Chem., 1874, Bd CLXXIII, p. 232; Quincke, Jahresb. u. d. Fortschr. d. Thier-Chem., 1874, Bd IV, p. 241; Stein, ibid., 1876, Bd IV, p. 161.

12. GRÜTZNER, Arch. f. diges. Physiol., 1878, Bd XVI, p. 105. Langley, Journ. of Physiol., 1882, vol. III, pp. 278 et suiv.

13. EDKINS, Journ. of Physiol., 1906, vol. XXXIV, p. 141; Starling, Recent advances in Physiol. of Digest., 1906 (London : Constable), p. 75.

14. BAYLISS et STARLING, Journ. of Physiol., 1902, vol. XXVIII, p. 325.

15. STARLING, Recent Advances in Physiol. of Digestion, 1906 (London Constable), p. 90; Bayliss, Nature of Enzyme Action, 1908, London, Longmans, Green.

16. W.-H. HARDIE, voir Schafer, Brit. Med. Journ., 1913, vol. II, p. 380.

17. SCHAFER, Physiol. Sect. XVII, Internat. Congres of Médicine, London, Brit. Med. Journ., 1913, vol. II, p. 380.

18. STARLING, Op. cit., p. 88.

19. Pour plus de détails, voir Lauder Brunton, Introduction to Modern Therapeutics, 1892 (London, Mac Millan et Cie), p. 46; von Noorden,

Metabolism and Practical Medicine, édit. par Walker Hall, 1907 (London, Heinemann, vol. I, pp. 15-64).

20. MOORE. Schafer's Textbook of Physiology, 1898, vol. I, pp. 426 et suiv. ; Abderhalden, Zeitschr. f. physiol. Chemie, 1905, vol. XLIV, p. 17 ; von Noorden, op. cit., vol. I, pp. 9-13.

21. ACHELTEM. Centralblatt. f. d. med. Wissensch., 1880, vol. XVIII, p. 577 ; Schmidt Mülheim, Arch. f. Anat. u. Physiol. Phys. Abt., 1880, p. 45 ; Lauder Brunton, Disorders of Digestion, 1886, pp. 247, 284, ibid., Introd. to Modern Therapeutics, 1892, pp. 48, 55, 57.

22. STOKVIS. Donder's Archiv., 1860, p. 260.

23. BRUNTON and BOKENHAM. Archiv. d. Sciences. Biolog. de Saint-Pétersbourg, t. XI, supplément, Pawlow's Festschrift, 1904.

24. WERTHER. Zentralblatt. f. Physiol., 28 janv. 1905, p. 690 ; cf. Lauder Brunton, ibid., 1905, Bd XIX, n° 1.

25. ROGER. Action du foie sur les poisons, 1887, Paris ; Lauder Brunton, Disorders of Digestion, 1888, pp. 17-35, Rothberger u. Winterberg, Arch. int. de Pharmacodyn., 1905, Bd XV ; Dilling, Biochemie Journal, 1909, vol. IV, p. 233.

26. LUSSANA. Lo Sperimentale, 1872, t. XXIX ; Lauder Brunton, Disorders of Digestion, 1888, p. 201 ; Langer, Zeitschr. f. exp. Path. u. Ther., 1906, Bd III.

27. HERMANN's Handbuch. d. Physiol., 1888 (Leipzig ; Vogel, Bd V, Theil I, p. 270. Noel Paton, Schafer's, Textbook of Physiol., 1898, vol. I, p. 567.

28. SCHAFER. Schafer's Textbook of Physiol., 1898, vol. I, p. 937 ; Pembrey, Recent Advances in Physiol., 1908, p. 575.

29. OLIVER and SCHAFER. Journ. of Physiol., vol. XVIII, p. 277 ; Dale, Biochem. Journ., 1909, vol. IV, p. 247 ; Mackenzie, Quart. Journ. of exp. Physiol., 1911, vol. IV, p. 305 ; Pick, Deut. med. Wochensch., 1911, pp. 1930, 1978, 2086 ; Wiggers, Amer. Journ. med. sciences, 1911, vol. CCXI, p. 502. Cushing, Pituitary Body and its Disorders, 1912 (Lippincott).

30. Pour la bibliographie, voir Swale Vincent, Internal secretions and the ductless Glands, 1912 (London, Arnold) ; Biedl, Internal secretory Organs, traduits par L. Foster, 1912 (London, J. Bale, and sons and Danielson) ; Martindale and Westcott, Extra Pharmacopeia, 1912, 15° éd., vol. I, pp. 943 et suiv.

31. CLAUDE BERNARD. Journ. de la Physiol., 1858, pp. 233, 649 ; V. Frey, Ludwig's Arbeiten, 1876, Bd XI, p. 89 ; Langley, Journ. of Physiol., 1889, vol. X, p. 315.

32. LUDWIG et SADLER. Ludwig's Arbeiten, IV, Jahrg. für. 1869 (Leipzig ; Hirzel, 1870), p. 77.

CHAPITRE XVIII

TRAITEMENT DES MALADIES VALVULAIRES CHRONIQUES

Rétrécissement aortique. — Insuffisance aortique. — Rétrécissement mitral. Insuffisance mitrale.

RÉTRÉCISSEMENT AORTIQUE. — Lorsque l'orifice aortique est rétréci, il offre une plus grande résistance à l'action du ventricule qui, par suite, subit une hypertrophie compensatrice. Lorsque celle-ci est bien établie, il peut se faire que le malade ne présente aucun symptôme, et le seul traitement nécessaire est d'empêcher tout grand effort ou toute surexcitation du cœur par des exercices violents, par le chagrin ou les stimulants, ou de s'opposer à toute toxémie d'une espèce quelconque, soit par alimentation trop copieuse, soit par constipation ou par infection microbienne. Lorsque la compensation est parfaite, le malade peut ne présenter aucun symptôme anormal pendant longtemps, et on ne reconnaît cet état que par un bruit systolique au niveau de l'aorte. Mais dès que le cœur commence à fléchir, le système nerveux présente bientôt des signes d'un apport imparfait du sang destiné à le nourrir, sous forme de vertige, de tendance à la syncope en se mettant dans la position debout, des phosphènes devant les yeux et du mal de tête. Souvent ces symptômes sont le premier indice qu'il se passe quelque chose d'anormal ; puis surviennent de l'oppression et de la douleur au niveau du cœur. Cette douleur peut être seulement un malaise sourd se produisant par l'effort ou l'excitation, ou bien elle peut devenir intense sous forme d'angine de poitrine.

Comme ces symptômes indiquent que le cœur n'est plus capable de suffire à sa tâche, il faut diminuer le travail qu'il a à faire en faisant baisser la tension d'une façon générale et en évitant toute élévation inutile par un exercice corporel ou une émotion. On peut faire diminuer la tension en proscrivant l'usage de la viande rouge et des extraits de viande, en facilitant la fonction éliminatrice du foie, de l'intestin, des reins, par l'administration de vaso-dilatateurs, par l'emploi des bains de Nauheim et en diminuant toute irritabilité nerveuse au moyen de sédatifs. Tant que les valvules mitrales restent suffisantes, il peut n'y avoir que peu ou pas d'oppression, mais aussitôt que le ventricule commence à céder et que les valvules deviennent insuffisantes, (fig. 24, p. 62) alors apparaissent des signes de congestion pulmonaire et de stase veineuse.

Insuffisance aortique. — Dans cet état aussi, il peut n'y avoir que peu ou pas de symptômes, aussi longtemps que la compensation est parfaite, et on ne le reconnaît que par le souffle diastolique. Et ici, je crois qu'il est nécessaire de dire un mot sur le point où on entend le souffle d'insuffisance aortique. On l'entend habituellement d'une façon bien marquée au niveau des valvules aortiques, ou mieux faudrait-il dire, au niveau du cartilage aortique ; il se propage en bas le long du sternum ; mais quelquefois, on ne l'entend pas à la base, mais seulement à l'extrémité inférieure du sternum, surtout du côté gauche. Souvent l'existence de l'insuffisance aortique se reconnaît à la pâleur particulière de la face et aux mouvements apparents des artères carotide et temporale.

Les sujets atteints d'insuffisance aortique sont plus exposés à la mort subite que ceux qui souffrent d'une autre quelconque maladie du cœur excepté, peut-être, ceux qui ont de l'angine de poitrine. Aussi faut-il conseiller à ces malades d'avoir toujours ou des cartes de visites, ou un portefeuille avec leur adresse, de façon à ce qu'on puisse faire leur identification en cas de mort en dehors de chez eux. Tant que la lésion valvulaire est bien compensée, il n'est pas nécessaire de mettre les malades au lit. Il suffit de les prévenir qu'ils doivent éviter des efforts brusques, une fatigue excessive ou toute grande excitation. Beaucoup d'entre eux peuvent marcher plus de 25 milles par jour sans inconvénient, et même avec un avantage réel, mais 20 mètres de course précipitée pour attraper un train peuvent être fatales.

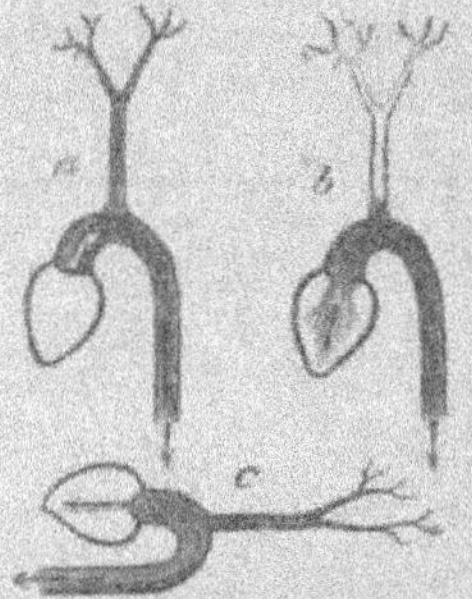

Fig. 110 — Diagramme pour montrer comment se produit la syncope dans les cas d'insuffisance aortique.

a, représente le cœur normal avec la carotide pleine et l'apport normal de sang au cerveau ; en *b*, la carotide est vide, de sorte que la syncope se produira du fait que le sang revient dans le ventricule en même temps qu'il est chassé en avant dans l'aorte ; *c*, représente l'insuffisance aortique dans la position couchée, la carotide est bien pleine et la quantité de sang retournant dans le cœur est beaucoup moindre.

Le point le plus important du traitement est d'entretenir le cœur en bon état. Pour cela, des séries de bains de Nauheim et des exercices avec une résistance graduée sont quelquefois très utiles (9). Dans cette forme de maladie du cœur, la différence entre la pression systolique et la pression diastolique est plus grande que dans toute autre maladie du cœur. Pendant la diastole le sang revient en arrière dans le cœur en même temps qu'il va en avant dans les vaisseaux. Il y a ainsi une tendance de la pression diastolique à tomber très bas, et si cet abaissement est trop prononcé, il peut donner lieu à une syncope, qui peut être fatale.

Plus la durée de la diastole est longue, plus la pression s'abaisse, et par suite, si le pouls a été ralenti par la digitale, il faut faire attention plus que d'habitude pour éviter de déterminer une syncope en passant brusquement de la position couchée à la position debout, dans laquelle le sang tend à retomber rapidement dans le cœur et à produire l'anémie du cerveau (fig. 110).

Il existe un danger spécial dans ces conditions, si le malade

se lève brusquement pour uriner, parce que comme la vessie
se vide, la pression dans les vaisseaux de l'abdomen est diminuée, et de cette façon la pression sanguine tend à baisser.

Pour empêcher la pression diastolique de tomber trop bas,
les artérioles et les capillaires se contractent, mais cette contraction peut aussi donner lieu à une élévation de tension pendant la systole, parce que le ventricule contient une grande
quantité de sang qui lui est venue en partie des oreillettes et
qui a été en partie rendue par l'aorte, et il a à chasser ce sang en
avant en luttant contre la résistance qu'opposent les vaisseaux
contractés. Le ventricule tend à céder devant l'effort, et ainsi
il se dilate. Les deux indications du traitement sont donc :
premièrement, de s'opposer à la dilatation en favorisant la
nutrition cardiaque ; et secondement, à empêcher un effort systolique trop grand en dilatant les capillaires. Quelques résultats
intéressants ont été obtenus expérimentalement par Cloetta (2)
qui produisait une insuffisance aortique chez les lapins. A
quelques-uns d'entre eux, il ne donnait aucun médicament, et
chez ceux-là, le cœur s'hypertrophiait considérablement, mais
perdait sa force et son endurance. Lorsqu'il les traitait par la
digitale immédiatement après la lésion, et continuait ce traitement pendant une année, l'hypertrophie était beaucoup moins
prononcée, et le cœur était presque aussi fort que chez un
lapin normal. Ces expériences semblent montrer que de petites
doses de digitale, telles que V gouttes de teinture de digitale
trois fois par jour, données d'une façon continue dès que l'on
a découvert la lésion, continuées pendant quelques mois, et
reprises dès que la moindre tendance à la dilatation apparaît,
sont très utiles pour empêcher que le ventricule fléchisse, et
maintenir le malade en bonne santé. La digitale peut être combinée à la strychnine ou à la caféine, et si elle élève trop la tension, on peut donner en même temps un vaso-dilatateur tel que
le nitrite de soude. Si on donne la digitale seule à doses telles
qu'elle élève la tension, elle peut évidemment être nuisible en
augmentant l'effort que le ventricule a à faire, et si elle amène

un fort ralentissement du pouls, la tension au cours de la diastole prolongée peut s'abaisser au point de déterminer une syncope fatale. Au lieu de la digitale, on peut se servir de strophantus. L'état vertigineux, les palpitations, la douleur cardiaque doivent être traités dès qu'ils se produisent.

Bien que la mort subite arrive souvent au cours de l'insuffisance aortique, il y a cependant un mode d'évolution encore plus fréquent, c'est que le ventricule gauche cède devant l'effort qu'il a à faire : alors les valvules mitrales deviennent insuffisantes, de sorte que l'on a toutes les conséquences que nous avons décrites comme résultant de la pression en retour sur le cœur et les poumons. Quand cela se produit, le traitement est le même que dans les cas de maladie mitrale grave.

RÉTRÉCISSEMENT MITRAL. — Lorsque cette lésion n'existe qu'à un très léger degré, elle peut ne gêner en rien l'action du cœur, bien qu'il existe un souffle présystolique caractéristique de sa présence, mais si l'obstruction est très marquée, elle produit une congestion de la circulation pulmonaire avec oppression, toux et souvent hémoptysie. Dans beaucoup de cas, les valvules non seulement empêchent le sang de s'écouler en avant, mais aussi elles laissent se produire de l'insuffisance. Le rétrécissement mitral est beaucoup plus difficile à traiter que l'insuffisance mitrale, parce que dans l'insuffisance, on peut obtenir une amélioration en fortifiant le cœur et en augmentant ainsi la possibilité de l'écoulement en avant et en diminuant l'écoulement en arrière, en faisant contracter l'orifice mitral (fig. 24, p. 62). Dans le rétrécissement mitral, les médicaments ne peuvent pas faire disparaître la gêne de la circulation, bien que quelquefois elle puisse être améliorée. Quelques malades sont absolument condamnés à l'inaction, et cette situation est si pénible, que, il y a quelques années, je suggérai l'idée qu'il pouvait être possible de sectionner les valvules rétrécies et de transformer ainsi le rétrécissement en une insuffisance pure. J'avais même commencé à faire quelques expériences sur ce sujet, mais une maladie grave qui dura plus de deux ans m'a empêché de les continuer.

INSUFFISANCE MITRALE. — Le traitement de l'insuffisance mitrale dépend beaucoup de l'étendue de la lésion. Cette affection est beaucoup plus fréquente qu'on ne le croit habituellement, et beaucoup de sujets peuvent aller et venir avec une légère insuffisance que l'on ne soupçonne pas, jusqu'au jour où à propos d'un examen médical, on constate par hasard un souffle indiquant une insuffisance mitrale. Ils ne présentent aucun symptôme, se sentent très bien et sont capables d'endurer une somme énorme de fatigue. Quelques malades ont eu leur vie complètement brisée parce qu'on leur a dit qu'ils doivent abandonner leur profession, et mener une vie d'invalides, et qu'ils ne pouvaient faire le moindre exercice sans danger pour leur cœur. Quelquefois on donne cet avis, mais il n'est pas suivi, et je me rappelle ce cas d'un médecin qui avait été reçu docteur quelque temps avant la guerre de Crimée. A la suite d'un examen médical, on lui avait dit qu'il avait une insuffisance mitrale, qu'il n'avait pas deux ans à vivre et qu'il devait avoir soin d'éviter toute espèce d'efforts. Comme sa vie devait être courte, mon ami se dit que peu importait ce qu'il pouvait faire, et il s'engagea pour faire la guerre de Crimée. Il fit son service pendant toute cette guerre, puis pendant toute la campagne dans la Révolte des Indes, et vécut en bonne santé jusqu'à soixante-cinq ou soixante-dix ans. Dans les cas d'insuffisance mitrale, ce n'est pas tant les signes physiques qu'il faut considérer au point de vue de la vie du malade, que l'effet de la lésion sur l'état du malade, et on peut le déterminer jusqu'à un certain point, en observant l'influence sur le pouls et la respiration que produit l'ascension d'un escalier, ou comme dans les observations de Tait Mackenzie (1), en imitant le mouvement d'une course rapide sans bouger de place.

Habituellement, aux malades qui ont une légère insuffisance mitrale, on dit et avec raison qu'ils n'ont pas de maladie de cœur, mais que leur cœur est faible et qu'ils doivent éviter toute cause qui peut l'obliger à faire un effort.

En général, c'est là tout ce qui est nécessaire, mais lorsque surviennent la dyspnée ou les symptômes de stase veineuse, il faut un traitement plus actif, et alors la digitale, le strophantus et leurs succédanés sont indiqués. Pour de pareils cas, les bains et les exercices connus sous le nom de traitement de Nauheim (p. 200) rendent service ; si cela est possible, une saison faite à Nauheim est préférable à celle qu'on peut faire chez soi, non seulement parce qu'à Nauheim tout est organisé pour le traitement des maladies du cœur, mais aussi parce que là les malades ont le repos mental et physique qui est si essentiel pour une cure, et qu'il est souvent difficile d'avoir chez soi.

Bibliographie.

1. L.-L.-Thorne. Nauheim Treatment of Diseases of Heart and Circulation, 3e édit., 1909 (London, Bailhail, Tindall et Cox).
2. Cloetta. Arch. f. exp. Path. u. Pharm., 1901, Bd LIX, p. 209.
3. Lauder Brunton, Lancet, 1902, vol. 1, p. 352.
4. Tait Mackenzie. Arch. Journ. of Med. sciences, 1913, vol. CXLIV, p. 69.

CHAPITRE XIX

TRAITEMENT DES SYMPTOMES
ET DES MALADIES FONCTIONNELLES

Traitement des symptômes s'observant dans les maladies du cœur et des maladies fonctionnelles du cœur. — Palpitations. — Effet des bains chauds. — Maladie de Graves. — Tachycardie par effort. — Tachycardie paroxysmale. — Bradycardie. — Maladie de Stokes-Adams. — Syncope et tendance à la syncope. — Vertige. — Choc. — Insomnie. — Causes et traitement. — Hypnotiques. — Pouls intermittent et irrégulier. — Douleur cardiaque. — Traitement d'un accès d'angine de poitrine. — Régime dans l'angine. — Angine abdominale. — Asthme cardiaque. — Traitement du mal de tête. — Bouffées de chaleur et rougeur morbide. — Maladie de Raynaud. — Engelures. — Urticaire chronique. — Hypotension. — Hypertension. — Traitement de l'état sénile des vaisseaux. — Hémorrhagie cérébrale. — Thrombose cérébrale.

PALPITATION. — La palpitation peut se produire dans les cas de maladie organique du cœur, mais elle survient même plus fréquemment comme trouble fonctionnel, et dans tous les cas, la première chose à faire est de trouver sa cause, et de la faire disparaître. Dans les cas où elle dépend de l'abus du tabac, du thé, du café ou de l'alcool, il faut diminuer la quantité ou les proscrire entièrement. Même dans les cas de maladie organique du cœur, alors même qu'il est impossible de guérir la lésion, on peut soulager le symptôme, car il peut dépendre de causes étrangères à la maladie du cœur. Il peut être en rapport avec la position, et des malades qui ne présentent pas de palpitations dans la station debout peuvent en avoir quand ils sont couchés. Quand ils sont couchés sur le côté gauche, la pointe du cœur vient près de la paroi thoracique et peut se heurter contre elle (p. 143) (1). Chaque fois qu'elle frappe les côtes, l'effet sur le cœur est le même que si le ventricule était frappé

par les côtes, et alors le cœur est excité et peut devenir irrégulier. Lorsqu'ils sont couchés sur le côté droit, le cœur tend à
tomber loin de la paroi thoracique et à reposer sur le coussin
formé par le poumon droit, de sorte que beaucoup de personnes peuvent se coucher sur le côté droit et non sur le côté
gauche. Dans quelques cas, ils sont obligés de rester couchés
sur le dos, et cette position semble troubler la circulation au
point de causer des cauchemars. Souvent cela indique une
gêne de circulation dans les poumons, parce que le rêve que
fait le malade éveillé est qu'il est poursuivi par quelque animal,
ou qu'il est soumis à quelque autre effort brusque, et lorsqu'il se
réveille, il a la même sensation d'oppression et son cœur bat
comme s'il se sauvait en courant devant un bœuf furieux ou
s'il avait à faire un violent effort.

Lorsque la palpitation dépend d'une distension de l'estomac
qui repousse le cœur en haut (2), et amène ainsi sa pointe
contre la paroi thoracique, on obtient un soulagement immédiat
par l'emploi des carminatifs qui déterminent l'expulsion des
gaz (p. 185).

Lorsque la palpitation est très forte, elle peut quelquefois
être soulagée par l'application du froid sur la poitrine au moyen
d'une vessie de glace, ou de tubes de caoutchouc repliés à travers lesquels circule de l'eau froide. Pour éviter la sensation
de froid, il faut envelopper la vessie de glace de flanelle, avant
de l'appliquer sur la poitrine. J'ai vu l'application de liniments
stimulants sur la région cardiaque provoquer des palpitations,
mais une pression légère sur cette région avec la main calme
le cœur. Une pression légère constante par l'application d'un
emplâtre a un effet quelque peu semblable, et un emplâtre bella-
doné semble avoir une action plus ou moins spécifique et
meilleure que le simple emplâtre adhésif (p. 215).

S'il y a hypertension, il faut faire baisser la tension par
l'administration de nitro-glycérine ou de quelque autre vaso-
dilatateur, et on donne en même temps de petites doses de
digitale ou de strophantus qui raffermissent l'action du cœur et

donnent ainsi du soulagement. S'il y a un peu d'excitation mentale (cf. fig. 54 p. 135) ou de l'agitation, on peut donner des bromures de potassium, de sodium et d'ammonium (3), habituellement à de fortes doses, comme 1,20 ou 1,80 à la fois ; on masque leur goût avec de la saccharine. Ainsi on peut prescrire 0,40 à 0,60 de chacun des trois bromures avec V à X gouttes d'une solution de saccharine à 1 p. 100 et 2 à 4 grammes d'alcoolature de citron dans une potion de 15 grammes ; si on la prend dans un demi-verre d'eau gazeuse, le goût n'est pas désagréable.

La palpitation peut être très souvent associée à quelque trouble des organes du bassin ; il faut soigner tout ce qui peut être anormal, traiter toute lésion locale, et il faut éviter toute excitation.

Dans ces cas là la valériane est très utile, et voici une excellente formule que je dois au regretté Sir John Russell Reynolds.

Teinture de valériane		4 grammes.
Teinture de lavande composée		XX gouttes.
Alcool rectifié	Q. s. p.	8 grammes.

Cette dose à prendre dans 30 grammes d'eau

Si l'on mesure ainsi le médicament, c'est pour être assuré de l'exactitude de la quantité à prendre. On peut la prendre au moment de se mettre au lit pour empêcher la palpitation de se produire et pour provoquer le sommeil ; on peut aussi la donner à d'autres moments, mais il ne faut pas en prendre trop souvent, car elle pourrait devenir un besoin impérieux comme toutes les autres formes d'alcool.

Dans les cas où la palpitation est liée à l'anémie, il faut traiter cet état par des préparations ferrugineuses seules ou associées à l'arsenic. Lorsqu'il y a une grande débilité, la strychnine ou la noix vomique sont très utiles et peuvent être données sous la forme de pulvis mirabilis (p. 360) immédiatement après le repas. Son action est complexe, parce qu'elle agit sur tout le système nerveux, excitant le cerveau la moelle et le cœur. Dans beaucoup de cas, on peut la donner à de plus hautes doses, mais il y a des cas où elle fait plus de mal que de bien, et plus spécialement chez les sujets très nerveux qui présentent une sensibilité excessive des organes sexuels.

EFFET DES BAINS CHAUDS. — L'effet de la chaleur est de dilater les vaisseaux (p. 76) et en même temps d'exciter le cœur. Il faut donc éviter les bains chauds chez les personnes sujettes à la palpitation, parce qu'ils peuvent déterminer un accès.

MALADIE DE GRAVES. — Dans la maladie de Graves, nous constatons souvent une très forte palpitation, associée avec une rapidité excessive du cœur, et quelquefois nous constatons cet état sans aucune saillie des globes oculaires. Comme je l'ai dit plus haut (p. 135), la palpitation peut être provoquée par une administration trop prolongée de glande thyroïde. Le meilleur traitement de la maladie de Graves est sans doute le repos prolongé au lit, et un des plus beaux succès que j'ai vu est le cas d'une dame qui heureusement devint enceinte immédiatement après le début de la maladie. Elle fut confinée au lit pendant neuf mois, et guérit parfaitement.

Quelquefois la palpitation comme la tachycardie que l'on voit dans cette maladie sont soulagées pour quelque temps par l'application de froid sur le cœur. Lorsque l'on ne supporte pas le repos au lit, on peut permettre un exercice modéré ; surtout au grand air, mais sans arriver jusqu'à la fatigue. On doit éviter au malade tout épuisement comme tout effort et tout ce qui peut causer de l'excitation. On doit lui conseiller un régime mixte et le tabac, le thé, le café, l'alcool doivent être proscrits ou tout au moins permis avec beaucoup de modération. Le sel ordinaire à la dose de 4 grammes trois fois par jour semble être utile, et je crois avoir constaté un résultat très net de l'administration de chlorure de calcium à la dose de 0.30 à 0.60 trois fois par jour. On le donne soit dans du lait, soit dans de l'eau chloroformée ou de la saccharine qui masque le goût. Kocher (4) recommande les phosphates à hautes doses.

Comme ces malades sont habituellement très émotifs, les bromures de potassium, de sodium, d'ammonium ou de strontium, soit seuls, soit combinés, sont souvent utiles en calmant l'irritabilité nerveuse, l'agitation et l'insomnie qui souvent coexistent (5).

On peut employer aussi la valériane soit seule, soit suivant la formule rapportée plus haut, ou en même temps que les bromures. On a beaucoup essayé la digitale et ses succédanés, mais les résultats sont souvent décevants. La belladone à la dose de V à X gouttes est quelquefois très utile. La capsule surrénale a une action antagoniste de celle de la thyroïde et j'ai vu son administration donner de bons résultats. On peut la donner sous forme d'une solution de chlorydrate d'adrénaline aux doses de I à XXX gouttes d'une solution à I p. 100 trois fois par jour, ou de comprimés d'hemisine, en commençant par un tiers de milligramme trois fois par jour.

Si le malade est capable de faire de l'exercice, on peut lui conseiller de faire un exercice modéré au grand air ; et si le malade paraît trop faible pour faire beaucoup d'exercice, on peut le remplacer jusqu'à un certain point par un léger massage ; si les autres moyens échouent, et que la palpitation soit très pénible, il faut mettre le malade au lit et l'y maintenir, adoptant ainsi le traitement régulier de Weir Mitchell (6).

Le sérum, le sang desséché, et le lait desséché d'animaux thyroïdectomisés ont été employés, et parfois avec de bons résultats. On peut donner du sérum anti-thyroïde, on commençant par une dose de V gouttes par jour et en augmentant jusqu'à XXX gouttes ; le sang desséché dans des capsules de 5 grammes, trois fois par jour ; et le lait desséché, avec du sucre de lait pour augmenter ses qualités de conservation, à la dose de 5 à 10 grammes par jour ; dans quelques cas, on a donné jusqu'à 30 grammes. L'administration de ferment pancréatique en même temps que le sérum anti-thyroïde a été recommandée en se basant sur la théorie que le ferment pancréatique agit comme une hormone pour le sérum anti-thyroïde et augmente son activité.

TACHYCARDIE D'EFFORT. — Un exercice exagéré semble être quelquefois suivi par une action rapide du cœur, qui, au lieu de cesser, une fois l'exercice terminé, peut persister des jours et même des semaines. Vraisemblablement ces cas sont dus à un certain degré d'effort cardiaque, et doivent être traités comme tels.

TACHYCARDIE PAROXYSTIQUE. — Dans la tachycardie paroxystique, les battements du cœur, qui auparavant peuvent avoir été parfaitement normaux, deviennent brusquement excessivement rapides, trois ou quatre fois plus qu'auparavant. Il semblerait que dans ces cas, chaque cavité du cœur est capable de donner une excitation indépendante à la contraction dans sa totalité, de sorte que le pouls peut sauter brusquement de 60 à 240. Nous ignorons la pathogénie de cas pareils (7), mais ils sont souvent associés à un certain degré de dégénérescence graisseuse du cœur. Pendant l'accès, ils sont soulagés par des applications froides sur le cœur, quelquefois par la boisson d'eau glacée, de façon à obtenir l'effet du froid directement sur le cœur par l'estomac, et quelquefois par un stimulant énergique, comme du café très fort. L'accès peut quelquefois être arrêté par l'administration d'un émétique, comme 20 grammes de sulfate de zinc, ou bien on peut employer de la moutarde et de l'eau. Dans l'intervalle, de petites doses de strophantus, digitale, strychnine et ésérine peuvent être utiles pour fortifier le cœur. S'il existe de l'hypertension, on peut employer les vaso-dilatateurs, et si ces symptômes se présentent chez des goutteux, il faut leur prescrire un régime non azoté. Dans quelques cas, l'accès de tachycardie semble être dû à une action réflexe provenant de l'estomac, et le bismuth, le bicarbonate de soude, la pepsine ou les autres ferments digestifs rendent service pour diminuer la dyspepsie, tandis que les bromures amoindrissent l'irritabilité réflexe, et l'acide cyanhydrique dilué agit comme un sédatif gastrique local. On peut quelquefois arrêter un accès, en excitant le nerf vague; soit directement par compression, ou d'une manière réflexe, comme de la façon suivante.

Le Dr Auguste Waller a constaté que le meilleur moyen de

Fig. 111. — Méthode diagrammatique pour montrer les relations de temps des pouls et des contractions des différentes parties du cœur entre elles dans la tachycardie.

J U G. est le pouls de la veine jugulaire; A, est l'impulsion auriculaire; V, l'impulsion ventriculaire; A. V, le temps de la transmission auriculo-ventriculaire. La plus ou moins grande obliquité montre quel temps plus ou moins long est nécessaire pour la transmission d'une impulsion de l'oreillette au ventricule. a, onde auriculaire; c, onde carotidienne ou le commencement de la systole ventriculaire; v, terminaison de la systole ventriculaire; le diagramme représente les divers types de tachycardie.

La ligne supérieure I représente la tachycardie simple non paroxystique montrant l'accroissement graduel et la diminution graduelle de l'allure du cœur.

La ligne moyenne II représente la tachycardie paroxystique avec la contraction auriculaire persistante et se terminant dans un blocage du cœur auriculo-ventriculaire.

La ligne inférieure représente la tachycardie paroxystique avec les fibrillations auriculaires et le type ventriculaire du pouls veineux. (D'après Hirschfelder.)

comprimer le nerf vague est d'appuyer le pouce sur la carotide près de l'angle de la mâchoire inférieure et à une courte distance au-dessus et au-dessous, les doigts étant placés derrière le cou. Cette compression ralentit le pouls, l'affaiblit et peut le rendre irrégulier. Cet état s'accompagne d'un malaise au niveau de la région précordiale. On éprouve le besoin d'air et la respiration est lente et pénible; il y a aussi des nausées et même des vomissements. L'estomac est plus affecté par la compression pratiquée un peu plus bas au-dessous, près du maxillaire. Si l'on comprime les deux nerfs vagues, il peut se produire une syncope avec perte de connaissance. Le Dr Waller essaya de comprimer les deux nerfs vagues avec bon résultat dans la tachycardie, la migraine et le vomissement.

Le nerf vague peut être excité d'une manière réflexe par une profonde inspiration, surtout par le bâillement ou par une profonde inspiration suivie d'une expiration forcée, les bras étant placés très serrés sur la poitrine pour augmenter l'effort respiratoire.

BRADYCARDIE. — Un pouls lent peut être d'origine congénitale, et dans ce cas, il n'y a pas à s'en occuper. Lorsqu'on le constate occasionnellement, il est généralement dû à quelque irritation du nerf vague, qui peut cependant avoir son influence augmentée par un état d'affaiblissement du cœur. Les deux indications du traitement sont d'abord de faire disparaître toute irritation du nerf vague, et deuxièmement, de fortifier le muscle cardiaque. Le nerf vague peut être irrité à ses racines par l'augmentation de la pression dans le cerveau, comme par exemple dans la méningite ou l'hypertension du mal de Bright chronique, ou par l'action de médicaments comme la digitale, et peut être par les toxines qui se forment dans l'intestin. Dans les cas d'hypertension, il faut faire baisser la pression par le traitement approprié (p. 275), et si l'on soupçonne qu'il y a des toxines, on doit essayer de diminuer leur formation dans l'estomac et l'intestin, et de les faire disparaître par une bonne purgation, surtout des sels mercuriaux. Si les substances toxiques sont la digitale et le tabac, il faut cesser leur emploi ; et de même le thé et le café, si on a quelque raison de croire qu'ils en sont la cause. Lorsque le pouls lent est dû à une action inhibitrice réflexe provenant de l'estomac, il faut calmer l'irritabilité de la membrane muqueuse par l'emploi des alcalins et du bismuth. En même temps, on peut donner du bromure de potassium pour diminuer l'irritabilité nerveuse. Si l'accès est très grave, on peut avoir avantage à ajouter au bismuth de petites doses d'opium. Le pouls lent dû à la faiblesse cardiaque, s'observe dans la convalescence des fièvres et de quelques états fébriles, surtout la diphtérie, l'influenza et la myocardite chronique. Dans ces cas, le traitement consiste à fortifier le cœur autant que possible au moyen d'exercices gradués, de toniques, surtout la noix vomique, la strychnine et le fer.

MALADIE DE STOKES-ADAM. — Quand cette maladie est due à une lésion du faisceau auriculo-ventriculaire (10), le traitement n'a d'utilité que si la lésion est d'origine spécifique. Dans ce cas, il faut donner de l'iodure de potassium à hautes doses, et si on ne réussit pas, en donnant ce médicament seul, il faut donner en même temps du mercure, soit par la bouche, soit en frictions. L'iodure de potassium peut être donné jusqu'à à 3.60 ou davantage, trois fois par jour (voir p. 278). Dans quelques cas, l'atropine donnée à doses suffisamment fortes pour paralyser le nerf vague, améliore la circulation dans tout le corps et dans le cœur lui-même, de sorte que ce n'est pas seulement un remède palliatif mais un remède curatif. La digitale, bien qu'elle puisse produire le bloquage du cœur, a cependant donné des succès dans certains cas, sans qu'on puisse dire si cet effet est dû à son action excitante sur le cœur ou non. La tendance à la syncope peut quelquefois être évitée en s'asseyant avec la tête en bas entre les genoux, de façon à accroître la circulation cérébrale, et parfois l'inhalation d'oxygène semble très utile pendant l'accès. On a dit que le carbonate d'ammoniaque peut faire avorter les accès.

SYNCOPE ET ÉVANOUISSEMENT. — C'est un état dans lequel il semble que les jambes du malade ne peuvent plus le porter, et le malade désire, soit s'asseoir, soit s'étendre. Il s'accompagne parfois de sensation de froid, et de sueur froide. Dans quelques cas, la vue s'obscurcit et devant les yeux apparaît un nuage noir qui ne permet plus de distinguer les objets. En même temps, des bruits de cloche ou des bourdonnements sont entendus dans la tête, et, dans cet état, le malade peut encore avoir sa connaissance. Si cet état s'accentue davantage, le malade perd connais-

sance, et tomberait par terre s'il n'était pas aidé. Ces symptômes
sont dus à un apport insuffisant de sang au cerveau, dû, soit
à une faiblesse du cœur, soit à la dilatation des vaisseaux, surtout ceux de l'abdomen, de sorte que la pression sanguine
baisse trop pour pouvoir maintenir la circulation cérébrale. Ces
symptômes peuvent quelquefois être évités mécaniquement
en plaçant la tête en bas à un niveau tel que le sang peut y
arriver, soit en faisant asseoir le malade avec sa tête entre les
genoux, ou en l'étendant par terre. On peut procurer du soulagement en élevant la pression sanguine, soit en excitant le
cœur ou en déterminant la contraction des vaisseaux, ou en
faisant les deux. Un des moyens les plus communément employés
est d'exciter la muqueuse nasale par du carbonate d'ammoniaque (sel anglais) (1), ou par de l'acide acétique fort (vinaigre
aromatique). Ces substances agissent par les branches nasales
du trijumeau, et déterminent une excitation réflexe du système
vaso-moteur, avec contraction des vaisseaux sanguins abdominaux et par suite une élévation de la pression sanguine. Si on
éponge la face et les oreilles avec de l'eau froide ou de l'eau de
Cologne, on obtient un effet analogue. Le cœur et le système
vaso-moteur peuvent être excités d'une manière réflexe au
moyen de cognac, d'ammoniaque, ou de quelque autre alcool
fort, ou par des boissons chaudes, spécialement du café chaud ;
quelquefois on réussit en avalant de petits fragments de glace,
ou en buvant de l'eau glacée par petites gorgées. Des applications chaudes sur les mains et l'estomac, des flanelles chaudes,
ou des sacs d'eau chaude, viennent en aide à la circulation, et on
peut y ajouter de vigoureuses frictions sur toutes ces parties.
Une syncope peut se produire dans les cas d'insuffisance aortique et être fatale. Dans ces cas, le système veineux est parfois sinon toujours très engorgé, et si on voit le malade immédiatement, une saignée peut rendre service. L'inhalation
d'oxygène pourrait aussi faire du bien, si on avait de l'oxygène
sous la main, et on pourrait aussi essayer la respiration artificielle.

VERTIGE. — Lorsque la circulation est troublée à un degré moindre que celui qui détermine la syncope, il se produit du vertige même chez les personnes jeunes et bien portantes, mais ce syndrome est souvent dû chez les gens âgés à quelque épaississement des canaux semi-circulaires ou des vaisseaux qui s'y rendent (vertige labyrinthique). Dans ces cas, le vertige peut se produire sous une forme grave dans tout mouvement brusque de la tête, en haut, en bas ou sur les côtés. Dans un cas bien marqué que j'ai eu l'occasion d'observer, le vertige se produisait seulement lorsque la tête était portée en arrière et vers la gauche. On pouvait la mouvoir dans toute autre position sans le moindre effet, mais dès que l'on faisait le mouvement indiqué plus haut, il se produisait un vertige intense. Dans ce cas, l'athérome qui était probablement la cause du vertige s'étendit ensuite aux autres artères et le malade finit par mourir d'angine de poitrine. Quand le vertige est dû à de l'hypotension, les mêmes remèdes que ceux pour la syncope rendent service. Dans le cas d'athérome avec hypertension, les nitrites, les iodures et les bromures sont tous utiles, mais il faut veiller à ce que le foie et les intestins fonctionnent très régulièrement pour éviter l'accumulation des toxines. Il est parfois bon de prévenir les malades âgés qui présentent ce symptôme d'éviter de traverser seuls les rues, car un mouvement brusque de la tête pour faire attention à un véhicule qui vient, peut causer un vertige tel qu'ils peuvent tomber devant la voiture et avoir un traumatisme sérieux et même fatal.

CHOC. — Les opérations qui produisent un choc lorsque l'anesthésie est imparfaite, peuvent être faites sans aucun inconvénient, si l'anesthésie est complète (12). Une grande cause de mort par choc est que des petites opérations douloureuses sont faites avec une anesthésie imparfaite. On a recommandé comme préventif l'administration de l'atropine pour paralyser le nerf vague. Lorsque le choc s'est produit, les mêmes moyens qui ont été recommandés pour la syncope sont indiqués, et en même temps une injection intra-veineuse d'adrénaline ou de pituitrine aura pour effet de stimuler le cœur et de fortifier les vaisseaux. Comme la rapidité d'action est très nécessaire dans de pareils cas, le moyen le plus rapide pour donner le médicament est de l'avoir tout préparé dans de petites ampoules contenant la dose qu'on peut injecter immédiatement avec une seringue hypodermique.

Insomnie. — Bien que l'insomnie puisse se produire en dehors de toute maladie du cœur, elle existe souvent au cours de ces maladies, et forme un de ses symptômes les plus pénibles. On a déjà étudié la relation entre l'insomnie et la circulation cérébrale (p. 165), mais il faut se rappeler que, en dehors de la circulation, les cellules cérébrales elles-même réagissent très facilement aux excitations qui leur parviennent d'un point quelconque du corps. Leurs dendrites ont des mouvements amiboïdes et peuvent s'allonger ou se rétracter. Très probablement, les diverses fonctions du cerveau dépendent de cette propriété, qui joue le même rôle que la correspondance téléphonique. Lorsque les dendrites d'une cellule s'allongent et se joignent à ceux des autres cellules, la communication s'établit entre elles, et il se forme des lignes d'action ou des suites de pensées. D'autre part, si les dendrites sont rétractées, les cellules nerveuses sont isolées, l'activité motrice cesse comme dans le choc, et l'activité mentale est en suspens comme dans le sommeil.

Les excitations qui stimulent l'activité cérébrale peuvent venir des nerfs de sensibilité générale, ou de sensibilité spéciale ou des viscères. La susceptibilité du cerveau pour de telles excitations dépendra à la fois de la quantité et de la qualité du sang qu'il reçoit, et des poisons narcotiques circulant dans ce sang diminueront ou même aboliront complètement son excitabilité, tandis que d'autres substances comme les principes actifs du thé ou du café, peuvent augmenter son excitabilité au point que le sommeil est impossible.

Lorsque le cerveau est dans un état d'excitabilité, des excitations minimes qui, en temps ordinaire, ne seraient pas ressenties, ont d'autant plus d'effet qu'elles maintiennent un malade éveillé, et qu'il faut les rechercher avec soin pour les éliminer.

Il faut éviter toute impression énergique ou désagréable sur les nerfs sensoriels : une lumière trop éclatante ne doit pas venir frapper les yeux ; la chambre doit être tranquille, et s'il y a beaucoup de trafic dans la rue ou devant la maison, le bruit doit en être atténué en mettant de la paille ou du tan. En même temps, les bruits monotones, comme la lecture à haute voix sont très soporitiques. Il ne doit y avoir aucune odeur dans la chambre, et on doit vider les chaises percées dès que l'on s'en est servi. Même les fleurs, qui pendant la journée donnent de la gaîté à la chambre du malade, doivent être enlevées pendant la nuit. Si on a un mauvais goût persistant dans la bouche, il faut le faire disparaître en lavant la bouche avec une lotion à l'eau oxygénée. La douleur dentaire doit être diminuée par un lavage de la bouche avec une solution de bicarbonate de soude, qui neutralise les acides de la bouche qui irritent les terminaisons nerveuses. Au lieu de cette solution de bicarbonate de soude, on peut frictionner les gencives avec du laudanum et aussi entre les dents, et avoir soin de placer un tampon de coton dans toute dent cariée.

Le froid aux pieds est une cause fréquente d'insomnie, et on peut y remédier en les enveloppant dans de la flanelle sèche chaude, et en plaçant à leur niveau un sac de caoutchouc rempli d'eau chaude et recouvert de flanelle. De tels sacs sont préférables aux cruches en grès que l'on emploie souvent, car on peut plus facilement les appliquer aux pieds, sur l'abdomen, à la nuque et à toute autre partie du corps qui peut être froide. Mais, il faut avoir grand soin que ces sacs ou ces cruches soient soigneusement enveloppés de flanelle, car j'ai vu de mauvaises brûlures causées par le manque de cette précaution. Quelquefois au lieu de mettre les pieds dans la flanelle ou de les placer contre des sacs d'eau chaude, il vaut mieux les mettre, ou à la

fois, dans de l'eau froide, puis de les frictionner avec quelque
étoffe rude, tel que le loffah, et les sécher ensuite avec une serviette chaude. Lorsqu'on met les pieds dans de l'eau chaude,
les vaisseaux de la peau se dilatent immédiatement, les pieds
deviennent rouges et chauds, mais cet effet passe rapidement,
les vaisseaux de la peau se contractent et les pieds redevien-
nent pâles et froids. La dilatation des vaisseaux causée par la
friction et l'eau froide dure davantage que celle due à ce qu'on
les met dans l'eau chaude.

Parfois au lieu d'avoir de l'insomnie parce qu'il fait froid, le
malade ne dort pas parce qu'il a trop chaud. Si la chambre à
coucher n'est pas trop froide pour permettre qu'on le fasse
sans inconvénient, on enlève toutes les couvertures du lit, sauf
le drap pendant dix minutes ou un quart d'heure, ce qui fait
disparaître cette sensation de chaleur, et le malade s'endort.
Si le malade est assez fort pour se promener en chemise de nuit
dans la chambre pendant que le lit est aéré et refroidi, cela
vaut encore mieux. Quelquefois les malades se plaignent du
poids des couvertures, et dans ce cas, la substitution d'un édre-
don aux couvertures peut être d'un grand confort. Pour les
malades qui sont assez bien pour cela, un bain tiède est un
adjuvant précieux pour produire le sommeil, et cette influence
calmante est même plus prononcée chez les enfants que chez
les adultes. Il doit être tiède et non chaud, parce qu'une température trop élevée excite le cœur et, produit la palpitation
(p. 340) et empêche le sommeil au lieu de le déterminer. L'eau
tiède dilate les vaisseaux de la peau, et en attirant le sang dans
les tissus cutanés, il diminue la quantité de celui qui circule
dans le cerveau (p. 17). Mais son action principale semble être
de ramollir la peau, d'enlever la transpiration et de calmer les
nerfs cutanés. Au lieu d'un bain tiède, on peut faire des lotions
à l'éponge sur le corps et les membres, soit au moment habituel
de se mettre au lit, soit même pendant la nuit, si le malade ne
dort pas. Même des lotions à l'éponge faites simplement sur la
face, les mains et les pieds sont souvent suffisantes. Si le

malade a de la fièvre, c'est une bonne méthode que de faire
des lotions à l'éponge sur toute la surface du corps avec de
l'eau tiède, qu'il ne faut pas complétement assécher, mais qu'il
faut éponger avec une serviette douce, de façon à laisser un peu
de moiteur à la peau, comme si le malade avait eu une légère
transpiration. On ne remet pas au malade ses vêtements de
nuit, mais on place sur tout son corps un long cerceau, ou
deux petits placés bout à bout. Par-dessus on jette un simple
drap ou une couverture, de façon que l'humidité de la fièvre du
malade puisse s'évaporer et refroidir le corps, le processus de
refroidissement étant plus accentué, parce que l'eau tiède dilate
les vaisseaux cutanés, et en attirant ainsi le sang à la surface
du corps, aide au refroidissement. Si le malade a beaucoup de
fièvre, il vaut mieux laisser l'extrémité du cerceau ouverte, de
façon à permettre à l'air de circuler plus librement au-dessous.
Mais, un fait qui semble montrer que l'effet calmant de la
lotion à l'éponge est surtout dû à son effet calmant sur les nerfs
cutanés plutôt qu'à une action quelconque sur la circulation
et la température, c'est qu'un léger massage a le même effet.
Il doit consister en frictions excessivement douces sur le dos,
les membres et le corps, et toute friction énergique est généralement inutile ou nuisible, sauf si le malade a « des impa-
tiences », et alors, un léger pétrissage de quelques muscles,
surtout ceux du mollet, peut rendre service. Quelquefois des
frictions sur la tête, ou le brossage des cheveux avec une brosse
molle peuvent être d'un aide précieux. Les enfants semblent
faire naturellement le massage de leurs globes oculaires lorsqu'ils dorment en fermant leurs poings, et en frictionnant les
globes oculaires avec leurs articulations phalangiennes, et une
friction douce des paupières fermées avec l'extrémité du doigt
suivant une direction circulaire a quelquefois un effet singuliè-
rement calmant. Toute source d'irritation locale doit être calmée,
telles que les ulcérations dues au séjour prolongé au lit, les
placards d'eczéma, le prurit et les hémorroïdes (13). Le prurit
anal est une cause puissante d'insomnie.

Si le rectum est plein, le prurit est habituellement pire, de sorte qu'un lavement d'eau tiède doit être conseillé dans ce cas, et ensuite on place un suppositoire d'hamamelis seul, ou avec de la ciguë, de la cocaïne ou du bismuth.

Le prurit peut parfois être rapidement soulagé en appliquant à l'anus une éponge imbibée d'eau aussi chaude qu'on peut la supporter. Au lieu d'eau simple, on peut employer des solutions fortes de carbonate ou de bicarbonate de soude et de potasse. Parmi les autres lotions utiles, on peut mentionner les solutions d'acide borique à 4 p. 100, de phénol à 2 ou 3 p. 100, les solutions alcooliques de coaltar 1 à 5 p. 100. Si le prurit est très intense, on peut augmenter la force de ces solutions, cependant si elles sont trop fortes, elles déterminent de la douleur. Leur efficacité peut être accrue en leur incorporant 2 p. 100 de cocaïne. Après le lavage, on peut saupoudrer avec du calomel, ou enduire avec une pommade au calomel. D'autres pommades utiles peuvent être faites avec la ciguë, de la cocaïne, de l'acide phénique, du résinol, de l'acide borique, du salicylate de méthyle et du menthol, du calomel, du bismuth, du sous-acétate de plomb et de l'hamamelis.

Lorsque les autres remèdes échouent, on peut quelquefois soulager le prurit en badigeonnant le pourtour de l'anus à la teinture d'iode, et la douleur que cela détermine peut être atténuée en appliquant une solution de cocaïne avant, et une pommade à la cocaïne après.

Les cas rebelles sont quelquefois guéris par les rayons X.

Si malgré le traitement, la flatulence ou l'acidité persistent, il faut mettre le malade au régime lacté absolu pour plusieurs jours.

Le lait seul peut devenir très désagréable, mais si on le parfume avec un peu de thé, de café ou de cacao, on peut le prendre plus facilement. Le lait aigri recommandé par Metchnikoff renferme une grande quantité de chaux et peut agir par suite comme astringent. Il peut former de gros caillots dans l'estomac, si on ne l'a pas peptonisé auparavant. Ces caillots sont très indigestes : ils peuvent passer dans l'intestin et déterminer de grosses selles très dures. C'est surtout le cas si on prend le lait en grande quantité à la fois, et sur le Continent, dans les stations de cure de lait, on conseille au malade entre chaque prise de lait, de mastiquer un petit morceau de biscuit dur. L'effet constipant est diminué par la peptonisation, mais si on ajoute trop de pepsine, cela peut quelquefois causer de la diarrhée. La formation de selles dures et constipées peut être en partie empêchée par l'administration de 15 grammes de paraffine tous les soirs en se mettant au lit.

Il faut surveiller soigneusement l'estomac et les intestins. Si l'on surcharge l'estomac par un repas trop copieux, s'il y a de la constipation ou de la distension par flatulence, cela peut empêcher le sommeil. Il faut conseiller de ne pas prendre de repas important, s'il ne s'écoule pas au moins trois ou quatre heures avant de se coucher ; il faut empêcher les accumulations fécales par des lavements ou des laxatifs (p. 308), et la flatulence par les carminatifs (p. 295). Un état très acide du contenu de l'estomac peut empêcher le sommeil et doit être combattu par l'emploi des alcalins (p. 292). Si un estomac trop plein empêche le sommeil, de même un estomac très vide a le même effet ; une alimentation légère, tiède et bien digestible, en quantité suffisante détermine le sommeil. La chaleur tend à dilater les vaisseaux de l'estomac et à vider ainsi l'aire cérébrale (p. 17), mais si l'alimentation est trop chaude, la chaleur est transmise par le diaphragme au cœur, peut accélérer ses battements, et en activant ainsi la circulation, elle excite le cerveau au lieu de le calmer. Le lait peptonisé ou les nombreuses spécialités alimentaires peuvent être données au moment de se coucher ; et quelques-unes peuvent être conservées dans des bouteilles « thermos » ou dans ces appareils pour réchauffer la nourriture des enfants, et être données par intervalle pendant la nuit, si le malade est réveillé.

Un cataplasme chaud sur l'abdomen ou une compresse abdominale fait dilater les vaisseaux abdominaux. La compresse peut être faite soit à l'eau froide, soit à l'eau chaude. On la prépare en tordant une serviette imbibée d'eau chaude ou d'eau froide, en la pliant à la dimension voulue et la recouvrant de toile cirée, et en plaçant au-dessus une couche de coton ou de tissu Gamgee, et en le fixant avec une bande. Une compresse humide sur tout le corps a parfois une action semblable, mais je crois qu'il ne faut pas prendre les bras, parce que la sensation d'être ligoté est fort désagréable, et peut déterminer des efforts qui peuvent être très nuisibles. Je crois que c'est là la cause de mort subite qui a été quelquefois la conséquence de l'application de cette toile mouillée.

Parfois l'insomnie peut être due au manque de tonicité dans les carotides, de sorte qu'au moment où le malade s'étend, le sang se précipite avec force dans le cerveau et le sommeil devient impossible. Dans quelques-uns de ces cas, le même manque de tonicité se produit dans d'autres vaisseaux du corps, et le malade s'assoupit toutes les fois qu'il se lève sur son séant. Pour cet état, le meilleur remède est la digitale à la dose de V à VI gouttes, associée à des doses de 1gr,20 à 1gr,80 de bromure de potassium, sodium ou ammonium. J'ai vu un cas dans lequel l'insomnie persistante semblait due à l'athérome des artères carotides que l'on sentait comme des tuyaux de pipe sous les doigts. Après une friction par l'iodure de potassium et un massage léger sur les artères, cette dureté diminua beaucoup, et on put retrouver le sommeil.

HYPNOTIQUES. — On peut diviser les hypnotiques en : 1° ceux qui agissent sur la circulation ; 2° ceux qui agissent sur les cellules cérébrales ; 3° ceux qui agissent sur les deux. Parmi ceux qui agissent sur la circulation, je crois que la digitale doit être placée bien en avant au premier rang par son effet fortifiant sur le cœur et sa propriété de donner de la tonicité aux vaisseaux. La strychnine agit probablement de la même façon. Il y a quelques années, j'ai publié un cas dans lequel l'insomnie persistante était due à un travail mental continu très pénible, et

on ne pouvait pas recommander les hypnotiques ordinaires [12].
Une forte dose de noix vomique donnée au moment du coucher
modifie l'état du malade et transforme une sensation d'extrême
fatigue qui s'accompagne généralement d'insomnie ou d'un
mauvais sommeil en celle de fatigue simple dans laquelle le
sommeil est naturel et reposant. Tous les alcools dilatent les
vaisseaux, diminuent la pression sanguine et finalement diminuent l'activité des tissus nerveux, quoique au début ils paraissent avoir une action excitante. Pour cela 15 à 30 grammes de
vieux whisky ou de cognac dans 60 ou 120 grammes d'eau au
moment de se coucher est même plus efficace comme hypnotique que le lait tiède dont il a déjà été parlé. Mais au lieu
d'ajouter l'alcool à de l'eau, on peut le mélanger à du lait tiède,
et cette combinaison est très utile. Parmi les autres substances
appartenant à la série des alcools, la plus utile est la paraldé-
hyde (15) qui, aux doses de 2 à 4 grammes, donne un sommeil
reposant et présente probablement moins de danger que tout
autre hypnotique. Il vaut mieux la donner le soir avec un peu
d'alcool et d'eau. Son grand inconvénient est son odeur désagréable et âcre qui persiste dans la respiration du malade pendant plusieurs heures après qu'elle a été absorbée.

Le chloral a une action déprimante jusqu'à un certain point
sur le cœur, aussi faut-il être très prudent en le donnant aux
malades qui ont un cœur faible. D'autre part, chez les sujets
avec hypertension et cœur énergique, cet effet du chloral sur la
circulation vient en aide à son action hypnotique.

Bien que Oscar Liebreich (16) ait abandonné l'idée qui l'avait
conduit à employer le chloral comme hypnotique, c'est-à-dire
qu'il se décomposait en présence du sang alcalin et mettait
en liberté du chloroforme qui agirait ensuite sur le système
nerveux, il était cependant resté convaincu que si le malade
faisait usage du chloral pendant un certain temps, il serait nécessaire de lui faire prendre aussi des alcalins.

L'effet fatal dû à une trop haute dose du chloral, comme cela
arrive quelquefois à la suite d'une idiosyncrasie du malade,

est en grande partie dû à la dilatation des vaisseaux périphériques et à la perte de chaleur consécutive du corps. On peut l'éviter en appliquant des sacs d'eau chaude, ou des flanelles chaudes sur tout le corps (17).

On emploie peu le butyl-chloral comme hypnotique. Le chloral en présence des alcalis se décompose en acide formique et chloroforme, et ne peut pas ainsi être mélangé à de l'ammoniaque, mais un composé de chloral et d'ammoniaque, appelé chloralamide a été introduit avec l'idée que l'ammoniaque contre-balancerait l'effet déprimant du chloral sur le cœur. Aux doses de 2 à 3 grammes, il rend quelquefois service, mais comme le chloral, il est décomposé par les alcalins.

Le chloralose est un composé de chloral et de glucose, que l'on donne à la dose de $0^{gr},20$ à $0^{gr},75$ cent. ; on n'est pas d'accord sur son innocuité ni sur son action déprimante sur le cœur (18).

On a introduit dans l'arsenal thérapeutique, sous des noms variés, beaucoup de mélange de chloral avec d'autres hypnotiques, mais quant on veut prescrire un mélange, il faut mieux formuler les différentes proportions de chaque médicament qui est indiqué pour le malade que de donner une spécialité sont la composition est inconnue ou que l'on a oubliée.

Un autre groupe d'hypnotiques dans lequel le soufre au lieu du chlore est combiné à un radical alkyl contient le sulfonal, le trional et le tétronal. La dose pour le sulfonal est de $0^{gr},60$ à $1^{gr},80$; pour le tétronal, qui est le plus toxique, elle est de $0^{gr},50$ à $1^{gr},20$. Le sulfonal (20) est celui que l'on emploie le plus des trois, mais il est peu soluble, et il vaut mieux le donner avec du cognac et de l'eau chaude. Il s'élimine lentement et si on en donne trop souvent, il peut se faire une accumulation.

Un autre groupe d'hypnotiques est constitué par les substitutifs de l'urée. L'uréthane (21) (carbamate d'éthyle) est peu actif et sans inconvénient aux doses de $0^{gr},60$ à $3^{gr},60$. L'hédonal (22) est très voisin de l'uréthane, mais s'il est aussi peu actif, il n'est pas agréable à prendre et peut produire des symptômes désagréables. Le véronal (23) a été un hypnotique très à la modé aux doses de 0gr,15 cent. à 0gr,60 cent., mais on a observé des cas d'empoisonnement fatal même avec ces faibles doses. Le médinal est le sel de soude du véronal, et étant un sel plus soluble, son action est plus rapide. L'adaline (24) aux doses de 0gr,30 à 0gr,60 cent. trois fois par jour est un sédatif très utile ; aux doses de 0gr,60 à 1 gramme, prise avec une boisson chaude une demi-heure avant de se coucher, elle est un hypnotique rapide, et convient aux cas de maladie du cœur.

Dans beaucoup de cas de maladies du cœur, il se produit une forme très pénible d'insomnie. La malade est excessivement assoupi, mais au moment où il s'endort, il a la sensation d'un malaise interne, et il se réveille en sursaut. On peut essayer divers hypnotiques, mais le remède par excellence dans cet état est l'opium ou la morphine. Celle-ci peut être donnée soit par la bouche soit en injection sous-cutanée, et l'opium, par la bouche ou le rectum. Un excellent moyen est d'aspirer XXX à LX gouttes de teinture d'opium dans une seringue à glycérine pouvant contenir 10 grammes, puis de la remplir avec de l'eau et l'injecter dans le rectum.

Cette méthode a sur celle de l'administration par la bouche l'avantage qu'on peut s'assurer, avant l'injection, que le rectum est vide et que l'absorption se fera rapidement, tandis que l'estomac peut contenir une grande quantité d'aliments solides ou liquides, avec lesquels l'opium sera si dilué qu'il ne produira aucun effet. Parfois ni l'opium ni la morphine ne semblent produire l'effet attendu, même si on les donne à haute dose, et dans ces cas quelques bouffées de chloroforme peuvent être données juste pour permettre au narcotique de produire de l'effet.

Et ici je tiens à dire que je ne pense pas que la présence de l'albumine dans les urines contre-indique l'emploi soit de l'éther, soit de la morphine. La susceptibilité des malades vis-à-vis de ce médicament varie tellement qu'il n'est pas possible de fixer une dose, mais habituellement on peut commencer avec 0,014 ou 0,016 de morphine en injection sous-cutanée, et aug-

menter prudemment la dose jusqu'à ce qu'on ait obtenu l'effet
désiré. Et même s'il paraissait dangereux d'augmenter la dose,
il faut se rappeler que c'est courir un risque que de suspendre
le médicament, car l'épuisement du malade à la suite d'une
insomnie persistante ne peut qu'aboutir à une terminaison
fatale.

Pouls irrégulier et intermittent. — Dans les cas où l'intermittence et l'irrégularité dépendent de lésions mécaniques en
dehors du cœur, comme dans les cas d'adhérences du péricarde,
le traitement le plus efficace est probablement de fortifier le
cœur, de façon à le rendre capable de vaincre cette résistance
surajoutée par des toniques et des exercices gradués. Quoique
cela ne soit pas à recommander, il semblerait qu'un exercice
violent occasionnel ait eu l'effet de restaurer l'état normal du
cœur. Dans les cas de bloquage du cœur vrai, il y a peu de
chance de le faire disparaître à moins qu'il soit d'origine syphilitique, auquel cas le mercure et les iodures pourraient rendre
service.

Les mêmes résultats que ceux liés à un bloquage du cœur
imparfait peuvent se produire même par un affaiblissement des
excitations envoyées par le nodule ventriculaire. Je crois avoir
vu ce résultat se produire d'une façon temporaire à la suite de
l'administration d'une dose excessive d'un mélange d'aspirine,
de phénacétine et d'antipyrine pour calmer une névralgie. Cet
affaiblissement est une cause de pouls intermittent. Le traitement consiste naturellement à fortifier le cœur par la strychnine,
la caféine, la digitaline et le strophantus, et probablement
aussi le camphre. Dans le cas où la maladie du cœur est organique, comme dans le rétrécissement ou l'insuffisance mitrale,
ces états doivent être traités suivant leur gravité (voir p. 330).
Dans la grande majorité des cas, cependant, même s'il existe
une maladie organique, l'intermittence ou l'irrégularité du cœur
dépend de quelque excitation réflexe des nerfs cardiaques, et
surtout du nerf vague. On a déjà dit plus haut que ce nerf

peut être excité d'une manière réflexe par un organe quelconque du corps, et une des sources les plus fréquentes d'une pareille excitation est la dilatation de l'estomac ou des intestins par des gaz, ou la présence à leur intérieur de quelques substances irritantes. Très souvent, l'administration de carminatifs faisant expulser la flatulence, peut faire disparaître rapidement l'intermittence ou l'irrégularité. Cet effet est beaucoup aidé, si on administre en même temps des bromures pour diminuer l'action réflexe. S'il existe beaucoup d'irritation dans l'estomac, un émétique, ou simplement de l'eau chaude, ou de l'eau chaude avec de la moutarde, peuvent procurer du soulagement en faisant disparaître l'irritation. D'autres carminatifs peuvent être employés pour chasser la flatulence (page 295), et je donne ici deux formules qui peuvent servir comme exemple.

Bicarbonate de soude.	gr. 30
Liqueur d'Hoffmann	V gouttes.
Extrait de chloroforme.	V —
Teinture de cardamome composée.	V —
Eau de menthe.	Q. s. p. 30 grammes.

à prendre seul ou avec de l'eau toutes les dix ou quinze minutes jusqu'à cessation de la flatulence.

Esprit d'ammoniaque aromatique.	XV gouttes.
Esprit de chloroforme.	X —
Teinture carminative	X —
Eau	Q. s. p. 15 grammes.

à prendre seul ou dans de l'eau toutes les cinq minutes jusqu'à disparition de la flatulence.

Un autre moyen utile est de donner environ un tiers d'une cuillerée à café de bicarbonate de soude dans un verre d'eau, ou dans de l'eau avec de la menthe, et de recommander au malade de le boire lentement à petites gorgées, autant que cela sera nécessaire. Mais pour calmer la palpitation d'une manière permanente, il faut tâcher que la digestion se fasse bien et empêcher toute fermentation de l'estomac. Il faut se rappeler que le sang qui vient de l'estomac doit passer par le foie avant d'arriver à la circulation générale, et que le foie et les intestins ont besoin d'être surveillés aussi bien que l'estomac. On peut souvent soulager la palpitation beaucoup mieux par des médicaments qui agissent sur le tube digestif que par ceux qui ont une action directe sur le cœur et les vaisseaux. Un des meilleurs remèdes que je connaisse pour calmer l'irritation fonctionnelle de l'estomac est celui que mon vieux maître, le Dr Warburton Begbie, avait l'habitude d'appeler la « poudre merveilleuse ». Voici sa composition :

Sous-nitrate de bismuth	0gr,60
Bicarbonate de soude	0gr,60
Poudre de noix vomique	de 0gr,03 à 0gr,10
Poudre de rhubarbe	de 0gr,08 à 0gr,20
Poudre de cannelle composée	0gr,20

à prendre avant chaque repas.

Le grand inconvénient de cette poudre était son mauvais goût, mais on peut le faire disparaître en mettant la noix vomique et la rhubarbe dans un cachet, et en donnant les autres ingrédients dans une solution qu'on peut parfumer avec quelque substance carminative. On prend le cachet et la solution en même temps, et comme ils se mélangent dans l'estomac, on obtient l'effet désiré sans que le malade ait à percevoir le mauvais goût. Si le cœur est affaibli, on a tout avantage à ajouter III ou IV gouttes de teinture de digitale ou de strophantus à la solution, et si le malade est anémique, on peut donner soit à part, soit en même temps, quelque préparation ferrugineuse.

Douleur cardiaque. — J'ai déjà dit que la douleur dans la région cardiaque peut être quelquefois due à la leucorrhée. Je ne saurais dire si elle est due à une action réflexe ou à un état de dépression générale, mais habituellement, elle cède rapidement à l'emploi du fer, la préparation que je prescris le plus souvent est XV gouttes d'une solution de perchlorure de fer dans une infusion de quassia trois fois par jour. J'ai vu la douleur de la région cardiaque persister chez un malade pendant des années. Elle était probablement liée en quelque sorte à l'innervation cardiaque, car chez ce malade la pression était très basse et le pouls était quelquefois intermittent. Elle était très augmentée avant ou pendant le changement de temps, et dans ce cas un traitement anti-rhumatismal combiné aux toniques est peut-être le meilleur. J'ai aussi vu durer plusieurs mois une douleur de la région cardiaque qui était probablement due à une névralgie intercostale. Le malade avait eu auparavant un zona, mais on ne constata aucune vésicule au point où était ressentie la douleur. Dans ces cas, il faut essayer un traitement local par une pommade sédative au niveau du point irrité, et lorsqu'il coexiste un zona, j'ai vu les vésicatoires et un cautère placés au niveau des racines des 2e, 3e et 4e nerfs dorsaux du côté malade, donner le meilleur résultat. On peut aussi employer le traitement électrique soit sous forme de courant statique, soit par ionisation médicamenteuse.

TRAITEMENT D'UN ACCÈS D'ANGINE DE POITRINE. — L'indication du traitement est naturellement de soulager le cœur en dilatant les vaisseaux coronaires (26) (cf. p. 157) aussi bien que ceux de la circulation générale, et cela se fait très rapidement par l'emploi du nitrite d'amyle (27). Le nitro-butyl et les autres nitrites organiques (28) ont le même effet, mais le nitrite d'amyle semble de beaucoup donner les meilleurs résultats. La nitro-glycérine (29) agit également bien, quoique pas aussi rapidement, et convient mieux. Elle a aussi l'avantage de dilater les vaisseaux pour un temps beaucoup plus long que le nitrite d'amyle. On peut la donner en solution avec un peu de cognac ou d'éther, ou bien le malade peut porter avec lui des comprimés de nitro-glycérine, contenant chacun un demi-milligramme mélangé à du chocolat; il vaut mieux en général ne pas avaler tout le comprimé, mais le grignoter lentement jusqu'à ce que la douleur ait cessé. Si un demi-comprimé suffit, il est inutile d'en prendre davantage; mais si un ne suffit pas, on peut en prendre autant qu'il est nécessaire. Je n'ai jamais vu de mauvais effet par suite d'une dose excessive soit de nitro-glycérine, soit de nitrite d'amyle, excepté du mal de tête, du vertige ou une tendance passagère à la syncope. Pendant l'accès d'angine de

poitrine, la douleur est souvent soulagée par l'expulsion spon-
tanée de gaz de l'estomac, et un mélange de carminatifs avec
de la nitro-glycérine, comme le suivant, est parfois très utile.

Solution à 1 p. 100 de nitro-glycérine	1 goutte.
Esprit d'ammoniaque aromatique	XV —
Liqueur d'Hoffmann	X —
Esprit de chloroforme	X —
Eau de menthe poivrée	25 à 30 grammes.

à donner cette dose toutes les cinq à dix minutes jusqu'à soulagement.

Lorsque l'accès est excessivement grave, il se peut qu'un élément névralgique soit surajoutée à l'état physique, et je crois
que parfois il peut se produire d'une manière indépendante. En
tout cas, une injection sous-cutanée de un à deux centigrammes
de morphine peut être parfois nécessaire, pour diminuer la
douleur et soulager le malade, et quelques bouffées de chloroforme atténueront la douleur jusqu'à ce que la morphine ait
eu le temps de produire son effet.

S'il est nécessaire, on doit augmenter la morphine jusqu'à
ce que la douleur soit soulagée. Le danger dû à l'attaque est
de beaucoup supérieur à celui qui résulte d'une dose excessive
de morphine. On peut avoir besoin d'une dose, qui, en temps
ordinaire, pourrait être regardée comme extrêmement dange-
reuse, et si on ne la donne pas en quantité suffisante, la morphine est inutile.

RÉGIME ET ALIMENTATION DANS L'ANGINE. — Dans l'intervalle des
accès, la tension doit être maintenue très basse par un régime,
autant que possible végétarien, en veillant à ce qu'il se digère
bien et ne donne pas lieu à de la flatulence. Il faut proscrire,
le thé, le café, et naturellement les extraits de viande qui contiennent des substances puriques et peuvent élever la pression
sanguine. Les intestins doivent être tenus libres, et il faut donner
des mercuriaux une, deux, trois fois par semaine au moment
du coucher, et le lendemain matin un purgatif salin, pour éliminer de l'organisme toutes les substances qui peuvent élever

la pression sanguine. Beaucoup de substances ayant une action toxique sont absorbées par le foie et excrétées dans la bile. Elles sont de nouveau réabsorbées dans le duodénum, retournent au foie et sont de nouveau excrétées. Cela peut durer longtemps dans la circulation entéro-hépatique jusqu'à ce que, ou bien elles s'accumulent au point de passer dans la circulation générale et d'agir sur le système nerveux, le cœur, ou d'autres organes, ou bien elles sont chassées par les purgatifs mercuriels et salins (p. 290). Le nitro-érythrol (30) aux doses de 0,03 cent. trois fois par jour, ou davantage si cela est nécessaire, peut quelquefois maintenir pendant des années en bon état, un malade qui, autrement, aurait des accès d'angine de poitrine. Les hippurates de sodium ou d'ammonium recommandées par Oliver (36) aux doses de 0,30 cent. à 1 gr. 80 trois fois par jour sont utiles quelquefois pour diminuer la tension. L'iodure de potassium, aux doses de 0,30 à 1 gr. 80 trois fois par jour est très bon, si le malade le supporte. C'est un fait curieux que des malades qui ne peuvent prendre de petites doses ne sont pas incommodés par des doses de 10 grammes. Si on ne supporte pas l'iodure de potassium, de sodium ou d'ammonium, il faut essayer les composés iodiques organiques, tels que l'iodo-protéine, l'iodoglidine, la saiodine, la tirodine, l'iothion ou l'iohydrine. La guipsine, qui est une préparation provenant du gui, a été trouvée utile par quelques observateurs (p. 278). La dose habituelle est de une à six pilules, ou de deux injections intramusculaires par jour. Peut-être les échecs de cette médication dans certaines mains sont-ils dus à une trop faible dose. Le traitement électrique peut aussi donner de bons résultats (cf. Hypertension, p. 371).

Mais tous ces sujets doivent faire attention de se reposer au moins une demi-heure après chaque repas, et lorsqu'ils se lèvent, ils doivent le faire très lentement jusqu'à ce qu'ils commencent à avoir chaud. Lorsque les vaisseaux des muscles se dilatent, les malades peuvent souvent marcher très bien, même à une allure vive (cf. Influence de l'aire musculaire, p. 45).

ANGINE ABDOMINALE. — Un accès d'angine abdominale (31) doit être traité comme un accès d'angine de poitrine, mais dans l'intervalle, non seulement il faut surveiller soigneusement la digestion et le fonctionnement de l'intestin, mais on peut essayer de donner deux ou trois fois par jour, une dose de 0,50 cent d'antipyrine, à cause de son effet sur la moelle, qui est bien connue dans le soulagement du tabes.

ASTHME CARDIAQUE. — Quand le cœur droit est affaibli, on peut voir se produire les symptômes de l'asthme cardiaque. Le malade se trouve bien tant qu'il reste tranquille, mais le moindre effort détermine une accélération de la respiration, ou même de la dyspnée et du malaise. Cet état est surtout dû à la dégénérescence du côté droit du cœur, ce qui détermine une gêne dans la circulation de l'artère coronaire droite. Il peut être associé à de la dégénérescence graisseuse des deux côtés du cœur, mais il peut exister aussi dans le côté droit indépendamment du gauche (32). Le nitrite d'amyle n'est pas employé ici comme dans l'angine de poitrine, car la circulation pulmonaire ne semble pas être affectée par les nitrites au même degré que la circulation générale. L'inhalation de V gouttes d'iodure d'éthyle rend quelquefois service, mais l'inhalation d'oxygène procure parfois un grand soulagement, et dans un cas que j'ai vu récemment, la tension dans l'artère radiale s'éleva sous l'influence de l'oxygène à un degré que je n'aurais pas cru, si je ne l'avais pas vu. La tension, mesurée avec l'instrument de Potain, était à 75° au commencement de l'inhalation, et au cours de dix minutes d'inhalation, elle s'éleva rapidement pour atteindre 150. On peut avoir besoin d'injections de morphine, comme dans l'angine de poitrine. En même temps que l'oxygène, on peut donner de l'iodure d'éthyle ou du nitrite d'amyle (fig. 77, p. 199).

Dans l'asthme cardiaque, il est utile de faire un exercice modéré qui fait de l'entraînement pour le cœur, accroît sa nutrition et accélère ainsi la circulation à travers les poumons.

En même temps, l'iodure de potassium, la strychnine, la digitale, le strophantus sont utiles, aussi bien que le traitement d'OErtel (p. 205).

TRAITEMENT DU MAL DE TÊTE. — Le mal de tête est un terme général qui comprend beaucoup d'états différents. La partie de la tête qui est atteinte peut varier beaucoup, de sorte qu'à ce terme, on ajoute une qualification différente pour indiquer sa position, telle que frontale, temporale, occipitale, dans la région du vertex. De même, l'espèce de douleur est très variable. Parfois c'est une douleur sourde, pesante qui semble envahir toute la tête et pour ainsi dire empêche de penser, alors que d'autres fois la douleur peut être térébrante, lancinante, excessivement intense, limitée à un côté de la tête, ou à une région temporale, et même le cerveau peut être très lucide et même les facultés mentales peuvent être plus vives que d'habitude. La pathogénie de toutes ces espèces de mal de tête n'a pu encore être déterminée avec certitude. J'ai déjà décrit à la page 151, ce que je crois être la pathogénie de la migraine et quelques autres formes de mal de tête peuvent aussi dépendre d'une congestion vasculaire en un point, et d'une contraction vasculaire dans un autre. Quelle que puisse être la cause immédiate de la douleur, il semble très probable que dans beaucoup de cas, elle est due à de la toxémie, l'action des toxines se portant sur la tête à la suite de quelque source locale d'irritation. Lorsque, soit la toxémie soit l'irritation locale sont éliminées, la douleur peut cesser, bien que l'autre facteur, qui cause le mal de tête, reste le même. Parmi les causes les plus communes déterminant le mal de tête, il faut noter les efforts faits avec les yeux, due à l'inégalité de la longueur focale des yeux, l'astigmatisme ou la faiblesse de la convergence.

Les dents sont souvent une cause de mal de tête, et leur irritation peut provenir soit d'une carie qui laisse la pulpe découverte dans la cavité, soit à une inflammation des gencives, à la pyorrhée, ou à l'irritation des gencives ou des dents par une sécrétion acide de la bouche. Le nez est une cause fréquente de mal de tête, surtout au niveau du vertex, et il faut rechercher le catarrhe de l'arrière cavité des fosses nasales, et la possibilité de l'inflammation de l'antre et du sinus. Il ne faut pas oublier l'oreille, surtout s'il y a un écoulement ou s'il y a de la surdité, mais c'est là une cause moins fréquente. Les maux de tête dépendant des yeux sont souvent guéris par le port de lunettes appropriées ; ceux en rapport avec les dents par l'extraction des dents cariées, ou par le lavage de la bouche avec une solution de bicarbonate de soude, ou par une friction forte avec un mélange de bicarbonate de soude et de laudanum sur les gencives, ou par l'application d'un petit tampon de ouate soit sur, soit entre les dents. On peut traiter l'irritation dans le nez par les douches nasales ou les pulvérisations, mais si l'irritation persiste, il faut s'adresser à un spécialiste. Mais la double origine, locale et générale des maux de tête est démontrée par le fait que quelquefois, alors même que les sources locales d'irritation signalées ne sont pas modifiées, le mal de tête peut être soulagé en faisant éliminer les toxines de l'organisme au moyen d'une pilule mercurielle et de purgatifs salins. Le fait curieux à propos de ces accès est que quelquefois le malade semble n'avoir aucun souvenir de l'accès, quoique pendant son évolution la douleur ait semblé extrêmement vive. Dans ces cas, si l'on fait baisser la tension par des purgatifs mercuriels et salins, par les iodures et les nitrites, on fait disparaître le mal de tête. Pendant l'accès, les pieds sont quelquefois très froids, et un bain de pied très chaud ou des applications très chaudes sur les pieds peuvent le soulager. Un sac de caoutchouc rempli d'eau chaude et placé sur la nuque est quelquefois encore plus efficace. Des lotions froides sur le front sont très agréables au malade, car elles diminuent ordinairement l'acuité de la douleur. Si le mal de tête dure plusieurs jours consécutifs, des vésicatoires de la largeur d'une pièce de un franc placés aux tempes ou à la nuque soulagent la douleur. Les médicaments contenant un noyau de 6 atomes de carbone sont en général plus utiles que les autres ; tels sont le salicylate de soude, la phénacétine, l'antipyrine, l'antikamnia, l'aspirine, le pyramidon, la migrainine, etc. Ce qui convient à un malade ne réussit pas chez un autre, et ces médicaments ne sont pas toujours également efficaces chez le même malade à différents moments. Ceux qu'on emploie le plus sont généralement la phénacétine et l'antipyrine aux doses de 0,50 ou 0,60 cent., soit seuls, soit combinés à 0,10 cent. de caféine. Lorsque le mal de tête est tout à fait établi, il arrive que l'estomac n'absorbe pas ou seulement très peu, et les médicaments absorbés à ce moment n'ont aucun effet. Mais même alors que le mal de tête est très intense et s'accompagne de vomissements constants, 0,50 d'antipyrine avec 0,10 cent. de caféine peuvent être dissous dans 10 à 15 grammes d'eau et injectés dans le rectum. L'absorption par l'intestin ne semble pas cesser en même temps que celle par l'estomac, et par cette méthode, on peut obtenir du soulagement. On connaît mal la pathogénie du mal de tête qui se développe chez beaucoup de femmes au moment des règles, qu'elles soient bien portantes, ou qu'elles soient atteintes d'une maladie organique du cœur, mais il est probablement lié en grande partie à des modifications de la circulation intra-cranienne et probablement à des changements de pression dans les vaisseaux craniens. Un des remèdes les plus importants pour ce mal de tête est naturellement le repos, et on peut le soulager dans une certaine mesure par les médicaments que j'ai déjà mentionnés. Le massage peut aussi donner du soulagement.

Lorsque les malades sont sujets à se réveiller le matin avec un mal de tête léger, qui va en augmentant de plus en plus dans la journée, on peut souvent l'empêcher en prenant la veille au soir au moment du coucher 0,60 à 1,80 de salicylate de soude avec 0,90 à 1,80 de bromure de potassium et 2 à 4 grammes d'esprit d'ammoniaque aromatique.

Beaucoup de personnes sujettes au mal de tête savent quand il est sur le point de se développer, soit parce qu'il est habituellement consécutif à quelque effort inaccoutumé, à une excitation, ou à des efforts oculaires excessifs ou parce qu'ils ont un avertissement prémonitoire sous forme d'un état de bien-être inaccoutumé, de dépression ou d'instabilité (33).

Bouffées de chaleur et rougeurs morbides. — Ces deux symptômes, quoique non dangereux sont fort désagréables. Les remèdes les plus utiles pour les combattre sont la valériane, le sumbul et les bromures. On a recommandé de prendre matin et soir du valérianate de zinc, des pilules d'asa fœtida composée de 0,10 cent. chaque. Lorsqu'ils surviennent à la ménopause, on peut avec avantage prendre XV gouttes de perchlorure de fer trois fois par jour, et on peut aussi essayer des comprimés d'extrait d'ovaire.

Maladie de Raynaud. — Il m'a semblé que cette maladie est souvent associée avec une disposition rhumatismale, et j'ai employé avec avantage le salicylate de soude et le bromure, 0,60 cent. du premier et 0,90 du dernier, trois fois par jour, si le malade n'est pas très robuste. On peut aussi donner de la strychnine et de l'arsenic en solution à la dose de V gouttes immédiatement après le repas deux ou trois fois par jour. Comme le froid ramène les accès, il faut que la partie atteinte soit toujours maintenue aussi chaude que possible, et on doit porter des gants et des chaussettes de laine pendant la nuit. On peut au préalable frictionner les pieds avec une pommade au salicylate de méthyle ; on peut aussi donner de petites doses d'extrait thyroïde en commençant par 0,03 cent. chaque soir et en augmentant jusqu'à 0,30 cent.

Engelures. — Dans cette affection, j'ai constaté aussi de bons résultats de l'emploi de petites doses d'extrait thyroïde. Le lactate de calcium sous forme de comprimés de 0,30 cent. trois fois par jour, a été recommandé, et chez les personnes âgées, on peut conseiller un mélange de nitro-glycérine et de strophantus. Si les engelures viennent à s'ulcérer, la pommade boriquée est le meilleur des topiques. Quelquefois l'urticaire se produit à l'état aigu à la suite de quelque écart de l'alimentation, surtout si on absorbe des coquillages et spécialement des moules. On peut le soulager par l'emploi d'un émétique ou de purgatifs.

URTICAIRE CHRONIQUE. — C'est une indisposition très persistante et très pénible. Il faut prescrire des antiseptiques intestinaux (p. 294), et on a particulièrement recommandé l'ichthyol sous forme de capsules de 0.30 cent. trois fois par jour. Parfois la magnésie calcinée ou le carbonate de magnésie à la dose de 1 gr. 20 par jour procure du soulagement, et si cette médication ne suffit pas à entretenir la liberté du ventre, on peut ajouter du sulfate de magnésie. On peut soulager le prurit par les remèdes déjà mentionnés pour cette indisposition (p. 352). Si on découvre quelque source d'infection microbienne, on peut préparer une vaccine et vacciner le malade.

HYPOTENSION. — Une des causes les plus fréquentes est l'abus du tabac (p. 269), et si l'on supprime le tabac, la tension remonte graduellement. Comme je l'ai déjà dit (p. 148), lorsque l'hypotension est persistante il faut examiner soigneusement les poumons pour voir s'il n'y a pas quelque trace de tuberculose. Dans beaucoup de cas, elle s'associe à la neurasthénie, et le traitement doit avoir pour but d'améliorer la digestion pour faciliter l'assimilation de la nourriture, fortifier l'appétit en général par l'emploi de toniques et d'exercices gradués, éviter tout surmenage et surtout les chagrins autant que possible.

HYPERTENSION. — L'hypertension n'est pas une mauvaise chose dont il faut se débarrasser à tout prix. En cela, elle ressemble à la douleur, à la fièvre, à l'inflammation et à la suppuration. La douleur est un avertissement que donne la nature pour faire savoir qu'il y a quelque chose d'anormal : la fièvre est un moyen de défense de la nature contre les microbes qui ont envahi l'organisme et qu'il faut détruire.

L'inflammation, qui s'accompagne toujours d'une accélération de la circulation a pour but de réparer les tissus endommagés : la suppuration est l'indice du conflit entre les phagocytes de la défense et les microbes envahisseurs. Mais la douleur peut devenir assez intense pour être insupportable, et rendre la mort préférable à la vie. La température dans la fièvre peut s'élever à un degré assez élevé pour détruire immédiatement la vie, ou endommager sérieusement les organes vitaux. L'inflammation peut arriver à la destruction au lieu de la réparation des tissus, et la suppuration peut aboutir à une accumulation de pus qui nécessite une intervention chirurgicale pour s'en débarrasser. De même l'hypertension et l'hypertrophie cardiaque qui l'accompagne et aide à l'entretenir, sont une précaution prise par la nature pour maintenir la circulation malgré l'augmentation de la résistance, de sorte qu'elle est favorable à l'organisme et beaucoup de sujets hypertendus se distinguent par leur vitalité extraordinaire, leur énergie, leur puissance de travail et d'endurance, à la fois physique et mentale, parce que l'hypertension fait que tous les organes sont abondamment fournis de sang. Mais, néanmoins, l'hypertension est une source de danger, et elle peut déterminer la mort soit par défaillance cardiaque, ou plus communément, par la rupture d'un vaisseau dans le cerveau.

TRAITEMENT DE L'ÉTAT SÉNILE DES VAISSEAUX. — Quoique je ne sois pas complètement d'accord avec lui sur tous les points, je crois que mon ancien élève et vieil ami le Dr Haig (35) a rendu un très grand service en appelant l'attention générale sur les inconvénients d'un régime trop azoté. Dans les cas où la tension artérielle tend à s'élever beaucoup au-dessus de la normale, il faut donner un alimentation aussi peu riche que possible en aliments protéiques, et en rapport avec l'exécution normale des fonctions du corps. Les intestins doivent aussi être maintenus libres, soit par l'emploi de purgatifs salins ou par de petites quantités de substances laxatives comme le cascara, l'aloès, la rhubarbe donnés à chaque repas, de façon à ce que l'effet excitant naturel de la nourriture sur l'estomac et l'intestin soit accru. Il ne faut pas négliger de temps en temps un purgatif mercuriel, et je dois signaler ici que le danger du mercure dans l'albuminurie a été, à mon avis, très exagéré, et a parfois, d'après mon expérience, fait beaucoup de mal, car j'ai connu des praticiens qui ont été si effrayés par le mercure qu'ils ne voulaient pas le prescrire dans les cas de maladie du cœur, soit comme purgatif, soit en combinaison avec la digitale parce que l'urine avait présenté de l'albumine ; alors que dans ces mêmes cas, le mercure était le meilleur remède pour ramener la circulation à son état normal et faire disparaître l'albumine.

L'emploi continu des iodures est quelquefois très utile, et j'ai obtenu de bons résultats dans un grand nombre de cas d'hypertension en donnant chaque matin 0,60 cent. de nitrate de potasse, avec 0,03 à 0,12 cent. de nitrite de soude dans un verre d'eau ordinaire, ou dans un verre d'eau laxative. Cette méthode semble empêcher que la tension s'élève trop haut, et on peut continuer ce traitement avec avantage pendant des années.

Lorsque ce moyen est insuffisant, on peut ajouter 0,50 à 0,75 cent. de nitrite de soude toutes les quatre heures, ou du nitro-érythrol à la dose de 0,03 à 0,12 cent. ou 0,0006 de nitro-glycérine en comprimés ou en solution. L'hippurate d'ammonium recommandé par Oliver (36) peut aussi rendre service. Les courants de haute fréquence réussissent générale à abaisser la tension, tout au moins pour un certain temps.

Dans l'hypertension, on peut aussi conseiller la saignée. Le bon résultat de cette méthode pour soulager l'angine fut très net chez le malade que je pus ensuite soulager par l'emploi du nitrite d'amyle (37).

Si l'on surveille soigneusement la pression sanguine, et que par le régime et la médication, on la maintienne à un taux normal, je crois que l'on peut empêcher pendant des années la défaillance cardiaque ou l'apoplexie cérébrale qui, à un âge avancé de la vie, sont une fréquente cause de mort, et que non seulement on peut prolonger considérablement l'existence, mais aussi retarder le développement de la déchéance sénile et de la paralysie qui sont si pénibles pour les malades eux-mêmes et leurs amis.

Anévrisme. — Dans l'anévrysme, les indications sont : 1° diminuer la pression pour empêcher un plus grand développement de la distension ; 2° maintenir en bon état la nutrition générale, pour que l'artère malade soit aussi bien que le reste du corps, et s'opposer ainsi à ce qu'elle cède davantage ; 3° tâcher d'obtenir la guérison par la formation de caillots à l'intérieur du vaisseau si possible ; 4° soulager la douleur. Il faut éviter tout effort mental ou corporel et faire le nécessaire pour diminuer la pression (p. 275). Une certaine dose d'exercice sans effort a, je crois, l'avantage de maintenir le corps en bon état, et si on ne peut le faire, on peut le remplacer jusqu'à un certain point par le massage. La formation de caillots est très favorisée par un régime dans lequel le lait entre pour une grande part et par l'administration de sels de chaux comme le chlorure de calcium (39), à la dose de 0,50 cent. au plus trois fois par jour. Le remède le plus efficace pour soulager la douleur est l'iodure de potassium, à condition de le donner à hautes doses. Il est inutile de donner moins de 1 gramme trois fois par jour, et pour avoir un résultat, il faut prescrire 1,50 gr, ou même davantage trois fois par jour.

Hémorragie cérébrale. — Lorsqu'un vaisseau s'est rompu dans le cerveau, une des premières indications du traitement est de diminuer la pression sanguine pour empêcher autant que possible que l'hémorragie augmente. Le moyen le plus rapide pour obtenir ce résultat est probablement de pratiquer une saignée au coude, vieux remède trop négligé. Il arrive souvent, lorsque l'hémorragie est grave, que le sang devient veineux et ne peut pas s'écouler de la veine incisée. Dans ce cas, il faut recourir aux inhalations d'oxygène, si possible (p. 120). Le malade doit être maintenu au repos, dans la position couchée, mais légèrement tourné sur le côté, avec la tête un peu relevée, pour diminuer la pression dans les vaisseaux cérébraux. Des sacs ou des bouteilles d'eau chaude doivent être appliqués sur les mains et sur les pieds, et de la moutarde aux mollets pour attirer le sang du cerveau, mais il faut avoir soin de ne pas brûler la peau. Il faut donner un purgatif avec 0,30 cent. de calomel, ou une demie à 1 goutte d'huile de croton mélangée à XXX gouttes ou d'huile de ricin, ou d'huile d'amandes douces, ou d'huile d'olive que l'on place sur la langue. Si le malade s'améliore graduellement, le régime doit être surtout ou presque entièrement lacté pendant plusieurs jours, et si le coma persiste, il faut donner des lavements nutritifs. Après la guérison, le régime et la médication sont ceux de l'hypertension. Quand le malade après avoir repris connaissance, se plaint de mal de tête, on doit appliquer sur les tempes ou derrière les oreilles soit des sangsues, soit de petits vésicatoires de la largeur d'une pièce de un franc.

THROMBOSE CÉRÉBRALE. — Ici, il s'agit d'un état diamétralement opposé à celui de l'hémorragie, la pression sanguine étant très basse et le sang d'une qualité telle qu'il se forme facilement des caillots. Cependant pour le traitement, il faut aussi le repos absolu, mais au lieu de remèdes destinés à diminuer la pression, il est nécessaire de donner des excitants pour maintenir la circulation. Le meilleur de tous est peut-être la strychnine que l'on en donne à la dose de 1 à 2 milligrammes en injections hypodermiques. Pour diminuer la tendance à la formation de caillots, on peut donner de l'acide citrique ou du citrate de potasse, soit sous forme d'acide citrique à la dose de 0,50 cent. soit sous forme de jus d'un demi-citron, édulcoré si cela est nécessaire. Au point de vue théorique, le lait n'est pas indiqué, car il renferme une grande quantité de sels de calcium, et par suite facilite la coagulabilité du sang et la constipation. Il est nécessaire que les intestins fonctionnent régulièrement, mais il faut employer des purgatifs légers et non des purgatifs drastiques comme dans l'hémorragie cérébrale. Il est indiqué de donner du bouillon de bœuf et de bons potages, alors qu'il faut les proscrire dans l'hémorragie cérébrale. Dans les cas, où on soupçonne que la thrombose dépend d'une endartérite syphilitique, il faut donner de l'iodure de potassium et faire des frictions mercurielles, si cela est nécessaire. Même dans les cas où il n'y a lieu de soupçonner la syphilis, l'iodure de potassium peut être donné avec l'espoir qu'il amènera la résorption du thrombus.

Bibliographie

1. LAUDER BRUNTON « On Digitalis » Prix de Thèse (London, Churchill), réimprimé dans Collected Papers, First series (London, Mac Millan et Cⁱᵉ), p. 52.
2. BARCLAY, Brit. Med. Journ., 1912, vol. II, p. 778.
3. LAUDER BRUNTON, Practitionner, 1896, vol. LVII, p. 48.
4. ROCHER, Brit. Med. Journ., 1906, vol. I, p. 1266.
5. LAUDER BRUNTON, St Barth's Hosp. Journ., 1897, vol. V, p. 33.
6. WEIR MITCHELL, Fat and Blood, 4ᵉ éd., 1885 (Philadelphie) ; Hale White, Text book of Pharmacology and therapeutics, 1901 (London) ; Pentland, p. 906.
7. Pour la bibliographie, voir Martius, Tachycardie, 1895 (Stuttgart) ; Hirschfelder, Diseases of the Heart and aorta, 1910, p. 572.
8. HIRSCHFELDER, Op. cit., 1910, p. 562.
9. A. WALLER, Practitionner, 1870, vol. IV, pp. 194 et suiv.
10. GIBSON and RITCHIE, Edin. Med. Journ., 1909, New series, vol. II, pp. 315 et 507.
11. LAUDER BRUNTON, Practitionner, 1873, vol. IX, p. 246 ; réimprimés dans Collected Papers, First series, p. 407.
12. Ibid., p. 241, ibid. Brit. Med. Journ., 1873, vol. II, p. 695 et 1896, vol. II, p. 1088.

13. Lauder Brunton et d'autres : Brit. Med. Journ., 1905, vol. II, p. 1002.

14.   —   —   Practitionner, 1888, vol. XL, p. 98.

15. Cervello, Arch. f. exp. Path. u. Pharm., 1883, Bd XVI, p. 305 ; Rumke, Münch. Med. Wochensch., 1902, p. 1958.

16. O. Liebreich, Das Chloral, ein neues Hypnoticum und Anaestheticum, 3e Aufl., 1871, Berlin, p. 26 ; Hermann, Lehrbuch. d. exp. Toxicologie, 1874, Berlin, p. 271. Tomaszewicz, Pflüger's Archiv, 1874, Bd IX; p. 35. Archangelsky, Arch. f. exp. Path. u. Pharm., 1901, Bd XLVI, p. 347.

17. Brunton et Stuecken, Journ. of Anat. and Physiol., 1874, vol. VIII, p. 332 ; et Collected Papers, first series, p. 197.

18. Robert Jones, Lancet, 1913, vol. II, p. 712 ; W.-H. Wilcox, Brit. Med. Journ., 1913, vol. II, p. 662.

19. W.-H. Wilcox, Brit. Med. Journ., 1913, vol. II, p. 662.

20. Kast, Berl. klin. Wochenschr., 1888, p. 309 ; Baumann et Kast, Zeitschr. f. physiol. Chemie, 1890, Bd XIV, p. 52 ; Kast, Arch. f. exp. Path. u. Pharm., 1893, Bd XXXI, p. 69 ; voir aussi Merro, Deut. Med. Wochensch., 1894, n°s 34 et 30. Robert, Lehrbuch der Intoxicationen, 2te Aufl., 1906, Bd II, pp. 954-9.

21. Schmiedeberg, Arch. f. exp. Path. u. Pharm., 1866, Bd XX, p. 203.

22. Dreser, Versamml. d. Naturforscher und Aerzte, 1899. E. Müller, Münch. med. Wochenschr., 1901, n° X, p. 383. bibliographie, Voir aussi Brit. Med. Journ. Epit., 1905, vol. I, p. 34 ; et Brit. Med. Journ., 1909, vol. I, pp. 353-5.

23. E. Fischer et V. Mering, Therapie der Gegenwart, 1905, vol. XLV, p. 97 ; Anz, Hofman Inaug. Dissert. Giessen, 1906 ; pour la bibliographie récente, voir Martindale et Westcott, Extra Pharmacopoeia, 1912, 15e ed., p. 778.

24. Pharmaceut. Zeitung, 1910, p. 1029 ; Froehlich, Brit. Med. Journ. Epit., 1911, vol. I, p. 50. Kalischer, ibid., 1911, vol. II, p. 48.

25. Cantlie, Brit. Med. Journ., 1889, vol. I, p. 833.

26. Voegtlin et Macht, Journ. of Pharmakology and Exp. Therapeutics, 1913, vol. V, p. 82.

27. Lauder Brunton, Lancet, vol. II, p. 97 ; Reports of the Clinical Society, 1870, vol. III, réimprimés dans Collected Papers, First series, pp. 137-183.

28. D.-J. Leech, The Pharmacological Action and Therapeutic Uses of the Nitrites and Allied Compounds, 1892, pp. 113-6.

29. Brunton et Tait, St Barthol. Hosp. Reports, 1876, vol. XII, p. 144 ; Collected Papers, First series, p. 473 ; W. Murrell, Lancet, 1879, vol. I, pp. 80, 113, 151, 225, pour toute la bibliographie, voir D.-J. Leech, op. cit., p. 180.

30. Bradbury, Brit. Med. Journ., 1897, vol. I, p. 907. Voir aussi Brit. Med. Journ., 1898, vol. I, pp. 18, 431 et 1899, vol. I, pp. 256, 1088 ; Russell,

Brit. Med. Journ., 1909, vol. II, pp. 1110, 1314. Brunton, Lancet, 1905,
vol. II, p. 1132.

31. LAUDER BRUNTON. International Clinics, 1889. Eighth series, vol. III,
p. 111 ; Huchard, Maladies du cœur et de l'aorte, 1899, 3e éd., vol. II,
p. 19

32. LAUDER BRUNTON. Practitionner, 1905, p. 735

33.   —   —   St. Barth. Hosp. Reports, 1883, vol. XIX, p. 329.

34. A.-E. WRIGHT. Lancet, 1897, vol. I, p. 303 ; Luff, Brit. Med. Journ.,
1909, vol. I, p. 201 ; Addis, Berl. Med. Journ., 1909, vol. I, p. 999
(bibliographie).

35. HAIG. Diet and Food, 1re édit. (London, Churchill), 1902.

36. OLIVER. Blood and Blood Pressure, 2e édit., 1908, pp. 210-11 ; Barr, Brit.
Med. Journ., 1907, vol. I, p. 57.

37. LAUDER BRUNTON. Clin. Soc. Rep., vol. III, 1870, Collected Papers, First
series, p. 186.

38. LAUDER BRUNTON. Lancet, 1906, vol. II, p. 1330 ; ibid. Birmingham
Medical Review, 1909, vol. XIV, New series, p. 191

39. A.-E. WRIGHT. Brit. Med. Journ., 1891, vol. II, p. 1306 ; 1893, vol. II,
p. 223 ; 1894, vol. I, p. 237, vol. II, p. 57 ; Lancet, 1896, vol. I,
p. 153, vol. II, p. 807 ; 1897, vol. I, p. 303 ; 1905, vol. II, p. 1096.
Dixon, Brit. Med. Journ., 1909, vol. II, p. 540. Mayo Robson Lancet,
1902, vol. I, p. 1024 ; Lauder Brunton, Brit. Med. Journ., 1907, vol. I,
p. 610 ; J. Barr, Brit. med. Journ., 1907, vol. I, p. 717 ; W. Blair Bell,
Brit. med. Journ., 1907, vol. I, p. 920 ; Addis, Brit. Med. Journ., 1909,
vol. I, p. 997 ; Collingwood, Brit. Med. Journ., 1910, vol. I, p. 707

* 9 7 8 2 3 2 9 2 3 1 4 4 0 *